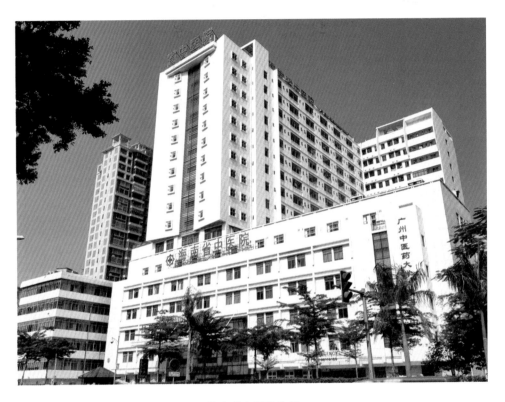

海南省中医院外景

昌，志於教授研究仲
景醫學數十年持之
以恆，於撰教著書述之
作，於今應用「傷寒雜病
論」研究大成，經方新論
等十餘部浮譽巨著，而曰：

　　志于道　據于德
　　依于仁　進于藝

昌君踐行聖人之言，天
下伯樂之選進驥海南，
乃以醫德仁心行于天下
者也，特為之頌。

　　　江南老漚湯槐
　　　辛丑冬畫春

海南医论 医案选集

吕志杰◎主编

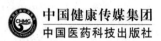

中国健康传媒集团
中国医药科技出版社

内容提要

本书分为上下两部分。上篇内容涉及经方、用药、养生等，下篇为医案，涉及内、外、妇、儿各科病案，治之以效法经方为多。全书之医论求精入里，医案求真务实，适合在校学生、初步临床、注重经方者以及中医、西医中各科临床工作者参阅。

图书在版编目（CIP）数据

海南医论医案选集 / 吕志杰主编 . —北京：中国医药科技出版社，2019.11
ISBN 978-7-5214-1347-2

Ⅰ.①海… Ⅱ.①吕… Ⅲ.①医论—汇编—中国—现代 ②医案—汇编—中国—现代 Ⅳ.① R249.7

中国版本图书馆 CIP 数据核字（2019）第 206094 号

美术编辑　陈君杞
版式设计　南博文化

出版　**中国健康传媒集团** | 中国医药科技出版社
地址　北京市海淀区文慧园北路甲 22 号
邮编　100082
电话　发行：010-62227427　邮购：010-62236938
网址　www.cmstp.com
规格　710×1000mm $^1/_{16}$
印张　18 $^3/_4$
字数　304 千字
版次　2019 年 11 月第 1 版
印次　2019 年 11 月第 1 次印刷
印刷　北京市密东印刷有限公司
经销　全国各地新华书店
书号　ISBN 978-7-5214-1347-2
定价　**69.00 元**

获取新书信息、投稿、为图书纠错，请扫码联系我们。

编委会

编写说明

我2012年于河北中医学院退休以后，受到陈少仕院长的诚挚邀请，以特聘专家的身份，远赴海南省中医院工作。这片美丽的海岛，为我几十年积累的学识提供了全新的应用天地。我每周门诊、查房或特约会诊，并定期学术讲座，生活得充实而快乐！但也不忘故乡母校之情，每年春夏回河北半年，为学生上选修课、定期国医堂出诊、潜心著述不止。自2018年始，我大部分时间都在海南了，因为我被选定为"第六批全国老中医药专家学术经验继承工作指导老师"而尽职尽责。

我之所以在海南省中医院扎下根，这与陈院长的敬重和厚爱密切相关。他的魄力，不仅彻底改变了中医院的面貌，也改变了我的人生轨迹；他在医院为我创建了"仲景医学与临床研究室"，让我这个"仲景学究"有了找到新家的感受。陈院长自2017年调到省卫计委任职，蔡敏教授继任院长。蔡院长传承了陈院长的好传统，开辟了医院发展的新局面。蔡院长与陈院长一样，爱惜人才，敬重专家，为了医院的发展，大力引进人才，我就是承蒙蔡院长盛情相邀，才决定在海南担任师承导师之职。两位院长的敬重与厚爱，我只能以努力工作，多做贡献来报答，因此决定发挥自己的专长，主编这部《海南医论医案选集》。两位院长为本书的编写出版起到了重要的组织推动作用。

《海南医论医案选集》的编写坚守以下四个原则：

第一，求真务实。医案真实，这是本书作者的道德底线。只有如此，才对得起患者，对得起读者，对得起中医事业。本书每一则医案的诊治过程都信守"真实"的原则。中医历代医家个案的总结，最能代表其临床水平，最能反映其识病辨证的思路，最能体现其遣方用药的技巧，也就最能启发、指导读者如何看病，从而提高诊治疾病的能力。因此，读一读良医之医案，细心品味，如同随侍名师而相与语对，师生议论，其乐融融，真乃快哉！一本好书就是一位良师。力求本书整理的每一则医案，都能成为读者识病辨证论治的良师益友。

第二，求精入理。 精益求精，是本书每一篇医论追求的目标。中医理论贵在一个"精"字。只有求精入理，才有学术价值，才能启迪读者的心灵，才能指导临床。中医治病，始于实践。实践经验多了，古圣先贤将其升华为中医理论。实践，认识，再实践，再认识，循环往复，不断提高，使中医理论日趋完善。本书的每一篇医论，都是在实践的基础上，在中医理论的基础上精心著述而成。

第三，求新勿重。 笔者近20多年来，独自编著或主编的著作十几部，发表论文上百篇，总字数800多万。而这本《海南医论医案选集》的编写体现了"求新勿重"四个字。即避免与自己之前的医论、医案相重复，多是近几年的新成果。本书上篇医论内容，多是近几年撰写，尚未公开发表，有的作过讲座，少数论文虽然是之前的，但有新的增补，或者为摘要。本书中涉及的医案，多是近几年来门诊、查房中收集筛选而整理的，并号召每周定期查房的心病科、脑病科、老年病科三个病区相关人员协助整理，以及全院专业人员参与供稿，还邀请了海南医学院之中医学院、琼海市中医院、三亚市中医院少数相识人员供稿。我的故乡河北的几名弟子也对本书做出了贡献。一花独放不是春，百花齐放春满园。但愿海南全省同道都行动起来，共图中医振兴、共谋海南发展，此乃我扎根海南之初衷。

第四，衷中参西。 近一百多年来，西方医学传入我国，冲破了古代中国中医一统天下的局面。面对现状，明智的中医，包括有的西医，审时度势，优势互补，走中西医汇通之路，成为当今探索中医发展的路径之一。中西医汇通（中西医结合）先驱者之一的张锡纯，在20世纪初提出了"衷中参西"的著名论断，被同道们所接受并践行。我大学毕业后工作40多年，是一个"铁杆中医"，也是"衷中参西"的践行者。社会存在决定着人的意识。面对现实，理应审时度势，与时俱进，接受新事物，研究新问题。作为一名现代中医，在一所挂牌的中医医院，面对西医学日新月异的迅速发展，能不能头脑清醒，坚守中医学传统的"阵地"，发挥自己的优势与特色，精心治疗西医西药治不了、治不好的病，这是中医生死存亡的关键。坚守自我，不是因循守旧、故步自封，而是不要有意、无意地被西医"化"了，最终导致丧失了自信，忘记了古人留下的"宝库"，丢弃了中医治病之"利器"。总之，一名中医人，一所中医院，应掌握好固有的看家本事，发挥自己的优势与特色，再参考西医学之长处，优势并重，才能立于不败之地。社会在发展，中医要振兴。弘扬中医事业，惠及天下苍生，这是每一代炎黄子孙的使命。

需要说明，本书全部内容，凡是主编自己撰写的，概不署名，有的在文后括号内注明协助整理者之姓名。凡是参编者提供之内容，皆在其文后注明提供文稿者之姓名。借此对本书的全体参编者与审订者表示衷心、诚挚的感谢！

河北中医学院（退休）

海南省中医院（特聘）　　吕志杰

2019年3月

医论选集

医案选集

医论选集

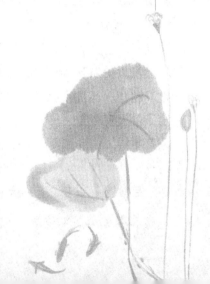

第一章 古今养生防病论

第一节 养生防病问答

主持人：潇彤（河北广播电视台） 主讲：吕志杰（河北中医学院）

（2017年6月3日~10日）

主持人：吕教授您好！五六天前您的端午节三讲，很受听众欢迎！发到朋友群里，大家也都受益良多。祖国的强盛，人们的生活水平日益提高，广大群众都渴望健康长寿，请您给听众朋友们讲讲养生防病的知识吧。

吕教授：好。古今圣贤、学者对养生防病有许多真知灼见，今天，我吸取他们的见识来讲述如何养生防病。"圣人不治已病治未病"，这是古圣先贤之论；"预防为主，积极治疗"，这八字真言，是我们中华人民共和国建国初期就制定的医疗方针。在10多年前，吴仪副总理曾经建议，把"治未病"作为课题来研究（吴仪副总理在2007年全国中医药工作会议上的讲话）。中国中医科学院中医临床基础医学研究所制定并实施了"治未病重大科研计划"方案。这充分说明，我国当前对"治未病"的思想极其重视。

人的生命只有一次，健康长寿是人们的共同愿望。每一个热爱生活的人，都希望健康、希望长寿、希望无病而终。要达到此目的，唯一可行之路就是"预防疾病"，无病才能健康长寿。而"健康"对你、我、他，对所有的人都有三个共同点：一是健康知识人人需要；二是健康面前人人平等；三是健康不可能一蹴而就。在此我强调，预防疾病不是上了岁数，有了病才去预防，而应该从小抓起，越早越好。这就像学习，学习是"少壮不努力，老大徒伤悲"。身体是少小不保健，老大病晚矣！

主持人：吕教授，您这个养生防病讲座开门见山讲得好！那么，如何预防疾病呢？

吕教授：基于先圣"治未病"的思想，对预防疾病我从以下三个大的方面进行论述：

第一，综合古人论述与现代研究，探讨人的自然寿命，从而明确防止疾病、延年益寿的目标。

第二，综合古人论述与现代知识，探讨预防疾病的"六大法宝"，从而了解养生防病的具体方法。

第三，综合古今中外的相关论述，明确防病治病的最好医生是人的本能。

探讨人的自然寿命

主持人：吕教授，是首先探讨人的自然寿命吧？

吕教授：对。如果要问，人的自然寿命是多少呢？我的回答：人的自然寿命是100~120岁。

按照世界卫生组织的定义：65岁以前算中年人，65岁至74岁算青年老年人，75岁之后才算老年人。那么，人的自然寿命应该是多少呢？答案是：100~120岁。为什么呢？因为按生物学原理，哺乳动物的寿命是其生长期的5~6倍。人的生长期是截至最后一颗牙齿长出的年龄，即20~25岁。因此，人的自然寿命就在100~150岁之间。各国科学家不论用什么理论、什么公式计算，都没有太大的出入。但100~120岁之间与实际情况比较吻合。

如果有人要问：人类100~120岁的自然寿命，古人、中医学有记载吗？回答是：有。

三国末期"竹林七贤"之代表人物嵇康所著《嵇中散集·养生论》曰："上寿百二十，古今所同……"就是说，高寿的人可达120岁。

《素问·上古天真论》说："上古之人，其知道（养生之道）者，法于阴阳，和于术数（养生的正确方法），饮食有节，起居有常，不妄作劳（劳累和房劳），故能形与神俱（形体与精神和谐），而尽终其天年（人的自然寿命），度（超过）百岁乃去……"其要点是说，知晓、践行养生之道的人，其自然寿命超过百岁。

主持人：活到120岁，真是高寿了！还能活更大岁数吗？

吕教授：有。现代有的专家学者臆测，靠基因工程，人类寿命可达360岁至500岁。这种说法目前并无可靠的理论和实验依据，缺乏可信度。那么要问，古人有这样的论述吗？有。上面引述的嵇康与《内经》有类似记载。

嵇康《养生论》有如下一段论述："夫神仙……导养（导气养性，即养生方法）得理，以尽性命，上获千余岁，下可数百年，可有之耳。而世皆不精（纯熟），故莫能得之。"这是说，神仙深得养生方法，可活几百年，最多可活过千余年。

《素问·上古天真论》对"真人"的寿命有更神乎其神的论述。原文是这样记载的："黄帝曰：余闻上古有真人者（修真得道之人。此指掌握了天地阴阳变化规律，使精神形体完全适应自然的要求而达到养生最高标准的人。《文子》：'得天地之道，故谓之真人'），提挈（qiè切）天地，把握阴阳（掌握天地阴阳变化规律），呼吸精气（属气功中的调息，即吸清吐浊），独立守神（独立：超然独处，脱离世俗干扰的意思。守神：即精神内守），肌肉若一（通过锻炼，使全身筋骨肌肉达到高度的协调统一），故能寿敝（bì敝：尽也）天地，无有终时（长生不老的意思），此其道生（这是他修道养生的结果）。"这一段论述的结论是：顺应自然、修养得道的真人，能与天地共存，长生不老。

主持人：古代确实有神仙、真人吗？

吕教授：现实地讲，像"神仙"那样，活数百岁甚至一千多岁，这是很难做到的；像"真人"那样，长生不老，就更不可能了。但是，如同前面所说，如果注重预防疾病，保持健康，活上100~120岁，是完全有可能的，世界各国超过100岁的老寿星并非罕见。

主持人：我们每个人都要有个好心态，永远保持年轻，活上一百多岁！

吕教授：对，人应该快乐生活，活得有质量、活得高寿。我认为，人生有两个春天。

第一个春天从降生~60岁。这是生长发育的春天，是播种耕耘的春天，是辛勤劳作的春天，学习工作，备尝艰辛。

第二个春天为61~120岁。这是金色收获的春天；是温馨幸福的春天；是悠然舒适，享受生活的春天。人们在第二个春天可以从容地品味人生，欣赏人生，正如一句谚语所说："人生六十才开始。"从事业来讲，人生的第二个春天，应该比第一个春天更辉煌。因为，生活在第二个春天的人，经验更丰富，知识更渊博。古代中医许多名家都是"大器晚成"，他们的学术著作多是完成于晚年。

试问，第一个春天也好，第二个春天也罢，其在学业、事业及各种工作上获得成绩的根本基础是什么？答案只有一个：身体。准确地说，是健康的身体。

人生是单行线，犹如一江春水向东流。如何让自己的一生活得有意义，活得幸福愉快，活得少年有旺盛的学习精力、中年有充沛的工作精力、老年有发挥余热的精力呢？那只有一点，就是健康的身体。没有这个基本点，则难以完成学业，也难以成就事业。

关于如何才能预防疾病，如何才能延年益寿，李俊德教授主编的《长寿之道》一书，收录了全国170位名医教授的长寿谜底。书中综合各位中医大家的长寿经验为："饮食有节，以素为主；起居有序，以动为常；神志淡泊，以忍（按："忍"，或曰"和"）为尚；乐以奉献，薄于名利；房事有节，不纵不禁；防患未然，摄养为先。"这基本上概括了预防疾病的基本原则。

养生防病的"六大法宝"

主持人：吕教授，下面具体讲养生防病的"六大法宝"吧？

吕教授：是。我收集古今中外有关预防疾病之论述与成功之经验，归纳其要点，着重从以下六个方面分别讨论。

首先讲第一大法宝——顺应自然。

《老子·二十五章》："人法地，地法天，天法道，道法自然。"自然者何？天、地、人，万事万物之规律也。这种自然规律，顺之者生，逆之者病，甚则至亡！

《黄帝内经·素问·宝命全形论》："天覆地载，万物悉具，莫贵于人。人以天地之气生，四时之法成。"其大意是说，人的生命与广袤深邃的天地自然界息息相关。

如何顺应自然呢？《素问》第二篇"四气调神大论"专门论述了这个问题。该篇主要论述人体应从四时气候的变化来调摄精神活动，使之适应自然界生长收藏的规律，从而达到预防疾病的目的。并列举了违反四时之变所造成的危害，突出了防重于治的预防思想。下面我引述部分内容：

原文首先论述了"春三月……养生之道"；"夏三月……养长之道"；"秋三月……养收之道"；"冬三月……养藏之道"。原文总结说："夫四时阴阳者（四时指春、夏、秋、冬四季，春夏属阳，秋冬属阴），万物之根本也，所以圣人春夏养阳，秋冬养阴（养阳即前文所论养生、养长之道；养阴即养收、养藏之道），以从其根，故与万物沉浮（指随着生长收藏的规律而运动）于生长之门（途径）。逆其根，则伐其本，坏其真矣。故阴阳四时者，万物之终始也，死生之本也。逆之则灾害生，从之则苛疾（重病）不起，是谓得道。道者，圣人行之，愚者佩之（佩，通倍，《说文》：'倍，反也'，违逆之意）。"其中心大意是：人应顺应一年四季春生、夏长、秋收、冬藏的自然规律去生存。

原文最后论述了防重于治的思想。指出："从阴阳则生，逆之则死，从之则治，逆之则乱，反顺为逆，是谓内格（指体内的生理功能与四时阴阳格拒，不能相适应。王冰注：'格，拒也，谓内性格拒于天道也。'）。是故圣人不治已病治未病，不治已乱治未乱，此之谓也。夫病已成而后药之，乱已成而后治之，譬犹渴而穿井，斗而铸锥，不亦晚乎！"其关键句是：聪明的人未病先防，犹如口渴之前预先挖井、打仗之前预先制造兵器一样。

主持人：这两个比喻真好！"治未病"太重要了。

吕教授：对。总之，这一篇论述了顺应自然，养生防病，防胜于治的"治未病"思想，为祖国医学预防为主的思想打下了基础。

第二大法宝——合理饮食。

人以食为天。如何合理饮食，是预防疾病必须明确的法宝之一。古人在合理饮食方面积累了丰富的经验，很值得我们借鉴。

战国末期著名商人、政治家、思想家，官至秦国丞相的吕不韦，组织门客（即通晓儒家、道家或各家之说的知识分子），各著所闻，集体编成《吕氏春秋》。该书《季春纪》一篇中的"尽数"一文，讲述了许多养生之道，其中对于合理饮食论述如下："凡食，无彊（qiáng强。为强的异体字，此嗜好之义）厚味（厚，指膏〈脂肪〉粱〈细粮〉之类），无以烈味重酒，是以谓之疾首（致病之始因。首，指开端）。食能以时（进食按时，有节度。嵇康《养生论》云：'饮食不节，以生百病'），身必无灾。凡食之道，无饥无饱，是之谓五藏之葆（通'宝'。高注：'安也'）。口必甘味（以所食之味甘美。甘，意动用法），和精端容（谓进食时使精神谐和〈不分心〉，使仪容端正。和，使动用法），将之以神气（用精气帮助纳入和运化饮食。将，助也），百节虞欢（使全身都愉快欢畅。虞，通'娱'），咸进受气（指饮食水谷之精气）。饮必小咽（小口咽下），端直无戾（lì隶，暴戾。此指暴饮）。"

主持人：古典文言文言简意赅，没有点古文基础读不懂。吕教授您虽然解释了，也没有完全理解，您给听众们总结一下要点吧。

吕教授：这段论述可以提炼出饮食的"三要三不要"原则。三要：要饮食有节；要小口细嚼慢咽；要精神专一于饮食。三不要：不要嗜食膏粱厚味，不要过饥过饱，不要暴饮暴食。

《黄帝内经》对合理饮食有不少记述。《素问·脏气法时论》说："毒药攻邪，五谷为养，五果为助，五畜为益，五菜为充，气味和而服之，以补精益气。"《素问·五常政大论》指出：药物治病，治到一定程度就应停药，以"谷肉果菜，食养尽之，无使过之，伤其正也。"这两段经文都是讲治病应"药疗"与"食疗"适当配合。药疗应辨证论治，食疗应"谷肉果菜"合理膳食。

主持人：《黄帝内经》对合理饮食总结得很经典，指明了要点。吕教授您能说得具体一点吗？使听众们便于掌握，以利于落实行动。

吕教授：行。关于如何合理饮食，现代中西医专家、学者也有不少深入的研究。例如，首都医科大学附属安贞医院教授、主任医师、研究员洪昭光先生将合理饮食概括为两句话、十个字，即"一二三四五"与"红黄绿白黑"。摘其要并参阅多家见解及个人心得，分述如下。

首先说一二三四五。

"一"指每天喝一袋奶或豆浆。对以素食为主而缺钙者，最好每天喝半斤至1斤牛奶，或者喝豆浆，豆浆所含的钙比牛奶少。最新国际研究会议认定，酸奶比牛奶更好。因为，酸奶有利于益生菌生长、有益于维持肠道细菌平衡。

"二"是250~450g碳水化合物，这相当于300~500g的主食。300~500g主食是六两至一斤，这要因人而异，对活动量大的人可以，对富贵人起码要减半。不少人发胖了，想减肥，什么办法最好呢？最好的办法是：调控主食、增加运动量。

"三"是三类高蛋白。在食物中蛋白质含量的多少依次为：肉类、鱼类及豆类较多，而米面类较少，水果类与蔬菜类则更少。因此，应当按照《内经》讲的那样："五谷为养……五畜为益"，素食与肉食合理搭配，以满足生命活动的需要。说明一句，在各种食物蛋白中，奶、蛋、鱼及黄豆最好。在此强调一下，"谷类"是非常好的保健食品，特别是老玉米应首先推荐，这是"黄金作物"，可以防止动脉硬化、防止血压高。记得我小时候，那时以玉米饼子为主食，经常喝玉米面粥，少有人患现在的"富贵病"。谷类第二是荞麦，荞麦能防治"三高"及癌肿。谷类第三是薯类，如白薯（或红薯）、山药、土豆。还有，谷类中的小米也很好，米粥好喝且健脾除湿，并能安神治失眠。

"四"是四句话，即"有粗有细，不甜不咸，三四五顿（即指一日三餐），七八分饱"。请大家无论如何记住：吃饭一定要七八分饱。古今中外，公认能够延年益寿的办法之一是：以素食为主，吃七八分饱。七八分饱确实很重要，前面引用《吕氏春秋》讲的"无饥无饱"，就是这个意思。对患富贵病之类的病人来说，吃七八分饱也多，吃个半饱就行了。只有少吃，坚持下去，才能把体内多余的"垃圾"排泄掉，才能愈病而恢复健康。

"五"是500g蔬菜和水果。即《内经》讲的"五果为助……五菜为充"。这里说500g是大约数，是对常人而言，对患糖尿病等富贵病的人，水果也应适当少吃。

接着说红黄绿白黑。

"红"是一天一个西红柿。西红柿可以生吃，也可以与鸡蛋炒，还可以做汤用之。在此特别提醒男同志，一天吃1~2个西红柿，可使前列腺癌发生率下降45%。

"黄"是胡萝卜和维生素A。食物含维生素A最多的为胡萝卜，此外，还有西瓜、红薯、老玉米、南瓜、红辣椒等，多数红黄色的蔬菜可以在体内转化成维生素A。

"绿"是绿色类蔬菜。在菜市场上，绿色蔬菜很多。此外，茶叶多是绿色的，这在后面再重点讲。

"白"指的是燕麦。这也属于前面说的"谷类"。燕麦食疗能降血脂、降血压，还能防治糖尿病、便秘，并对减肥有利。近十年来，我每天早餐用沸水冲泡燕麦片。

"黑"是黑木耳。黑木耳有"素中荤"之誉，它可以降低血液黏度，其效果类似阿司匹林（据患心脑血管病者反映，服了阿司匹林后胃中不适）。用黑木耳做汤、做菜，均可以。

综上所述，把饮食结构归纳为"一二三四五"与"红黄绿白黑"的中心思想是一个字：杂。这提醒人们合理饮食应注重饮食多样化，切记不要偏食。用《内经》的话加以概括，即"谷肉果菜，食养尽之"，"以补精益气"。

主持人：听了吕教授以上所讲合理饮食的知识，进一步明确合理饮食对保证健康、对防病治病太重要了，听众朋友们应落实到日常生活中去。下面，吕教授接着讲什么？

吕教授：第三大法宝——适量运动。

"生命在于运动"，这是一句公认的真理。既然是真理，就是放之四海而皆准的，就是古今中外概莫能外的。运动就像流水，就像户枢，"流水不腐，户枢不蠹（dù，蛀蚀，侵害），动也，形气亦然。形不动则精不流，精不流则气郁……"这是《吕氏春秋》的一段论述，后文接着讲了"郁处"，即随气郁之处会导致各种不同的病变。这是讲了"已病"和"未病"的关系，即不治未病难免要导致已病，而"圣人是不治已病治未病"的。治未病的要点之一就是"运动"。

生命固然需要运动，运动有益健康，运动能够防病治病。但是，任何事物都有两面性，都要一分为二，都是阴阳对立的统一体，运动也是如此。"生命在于运动"，这是毋庸置疑的。但是，若运动的太过或不及，都达不到运动的理想效果。因此，运动要掌握一个"量"，适可而止。

如何适当掌握运动量呢？古代中医名家之中享年101岁的老寿星、"药王"孙思邈说："养性之道，常欲小劳。"还说："体欲常劳，但勿多极。"孙氏这一思想理念，有可能是传承于东汉名医华佗。说到华佗，听众们都知道，还知道《三国演义》中说他被曹操杀害。《演义》不一定准确，比较准确的记载是《三国志》。陈寿《三国志》为记事翔实之作，该书之《魏书·方技传·华佗传》开头的第一段说："华佗……晓养性之术（养生的方法），时人以为年且百岁，而貌有壮容。"这说明，华佗高寿，是深得养生方法的。那么，华佗养生如何运动呢？在《华佗传》中记载，华佗对他的一个学生吴普说："人体欲得劳动，但不当使极尔。动摇则谷气得消，血脉流通，病不得生，譬犹户枢不朽也。是以（因此）古之仙者为导引之事，熊颈（当作'经'。经，悬吊）鸱（chī。猫头鹰之类）顾（四肢像熊那样攀挂，头部像鸟那样左右顾盼），引挽（牵引、屈伸）腰体，动诸关节，以求难老。吾有一术，名五禽（禽，鸟、兽等动物的通称）之戏（华佗模仿五种动物姿态而创造的健身体操）：一曰虎，二曰鹿，三曰熊，四曰猨（'猿'的异体字），五曰鸟。亦以除疾（承上文'古之仙者'，故曰也是用以去病），并利蹄足，以当导引。体中不快，起作一禽之戏，沾濡汗出，因上著粉（接着在体表扑粉），身体轻便，腹中欲食。"陈寿接着记述说："普施行之，年九十余，耳目聪明，齿牙完坚。"华佗上述经验之谈的要点是告诫我们："人体欲得劳动，但不当使极耳。"这就是运动应掌握的"量"，或曰"度"，或叫"火候"。其中讲到的运动的作用、运动的方法（导引）、运动的效果，使我们全方位理解了运动的意义，增强了运动的决心。

主持人：吕教授，我问一问，什么运动最好呢？

吕教授：应该说所有的运动都好，如打球、爬山、游泳、骑车子、跳舞以及上下楼梯等等。而最简便易行的运动是什么呢？世界卫生组织在1992年提出：步行是世界上最好的运动。

除了步行之外，还有一项运动很好，值得提倡，就是太极拳。太极拳具有典型的我国传统文化特点。我考究了一下，太极拳乃创编与传扬于17世纪中叶明朝初年，为夏禹之乡（今河南省温县陈家沟）的陈王廷（1600~1680年）继承家传拳法，吸收众长而创编了太极拳，至今300多年。自清朝中期传到国外，是目前国内外最为普遍的锻炼方式。2006年5月，太极拳被我国政府公布为第一批国家级非物质文化遗产。目前已举办了11届国际性太极拳交流会。我自己从上大学至今，已坚持练了40余年的简化太极拳，深受其益。太极拳具有阴阳开合、刚柔相济、内外兼修的绝妙特点，是老少皆宜、适合各个行业人士强健体魄的运动。美国老年体育协会专门对太极拳运动与使用健身器材运动作了对比研究，结论是：不花一分钱的太极拳比现代化的健身器械效果还好。我国的一项研究证明，练太极拳的人患骨质疏松症者较少。其实，练太极拳对防病治病的贡献不是单一的，是多方面的。如此之好的运动方法，何乐而不为呢？

主持人：太极拳真好！怪不得那么多的人在练。我再问吕教授一句，适量运动有哪些具体的注意事项，或者说应该掌握的原则呢？

吕教授：运动有三个原则，一个叫"有恒"，即运动要保持经常；一个叫"有序"，即运动要循序渐进；一个叫"有度"，即运动量要适度。步行最适合、最容易实现这运动三原则。而其他运动则要受气候、时间、场地、经济条件等许多因素的制约。总之，步行运动最好，好就好在随时随地都可以坚持。

步行更适合于中老年人。对青年人来讲，最好、最切实可行的运动是"跑步"。古希腊爱琴海边山上刻着三句话："你想变得健康吗？你就跑步吧；你想变得聪明吗？你就跑步吧；你想变得美丽吗？你就跑步吧。"

在此我总结一句：年轻人，你想健康、聪明、美丽吗？那就"跑步"吧。

我从上大学开始就经常跑步，曾经在学校运动会上参加过800米、1500米、3000米及万米竞赛，我的最好成绩，是在石家庄市大学生运动会上（大约是1975年）拿过1500米的亚军。随着年龄的增长，不那么疯跑了，但始终坚持步行快走，或慢跑一会儿，晨起约活动半小时，然后打一套简化太极。吃早餐后开始工作、学习、写作，几十年如一日。

主持人：吕教授，您运动坚持的真好！我还想问：运动的意义对年轻人与老年人有什么不同吗？

吕教授：有，有所不同。年轻人生机旺盛，得病者较少，运动是为了健身，为了防病。老年人则不同，年老体衰是自然规律，通过运动，无病可以防病，有病可以治病。所谓有病了"三分吃药七分养"，适量运动就是调养的方法之一。因此，运动对年轻人重要，对中老年人来说更为重要。

珍惜生命的人们，注重运动吧。

主持人："生命在于运动"，运动太重要了。吕教授讲了名医华佗及其学生之所以长寿，就得益于运动。吕教授还讲了运动的方式，特别是总结的有恒、有序、有度之运动原则，很值得遵守。吕教授下面讲的法宝是什么？

吕教授：第四大法宝——作息有序。

作息有序，即工作（学习、娱乐）与休息应当有一定的次序，也就是规律。我们人类的祖先、远古时代，也就是原始社会，先民们是日出而作，日落而息，作息与日月同步。远古时代的燧（suì）人氏发明了钻木取火，这种火有利于生活，但难以用于照明，故天一黑，先民们也就自然休息了。人类的进步，火的应用不断改进，有了黑夜照明的方法，也就有了夜生活，但不会夜卧的太晚。当今科学的发达，发明了电，电灯的照明，照的夜如白昼，太方便了！夜生活多起来，睡得很晚，甚至通宵达旦，天将拂晓，才开始睡觉。现在这样夜间睡得很晚，半夜才睡、凌晨一二点才睡，甚至"黑与白"颠倒的人不在少数。特别是二三十岁的青年人或中年人，还有中小学生，都习惯了不良的夜生活。如此下去，半年、一年、二年，以至更长时间的夜生活，晚上不睡、早上不起，黑白颠倒、阴阳失调，势必损伤身体，引发疾病。当前睡眠不足导致"亚健康"的人群比例很大，其中年轻人多。有的老年人退休了，作息也没有规律了，彻夜打麻将，内耗心神；不停地吸烟，浊气熏心；久坐而不动，气血不流。如此这般不珍惜自己，你想想能不得病吗？体质好没有病的会整出病来，有病的会加重病情。

我作为一名关爱生命、关心健康的白衣天使，郑重劝告有不良夜生活的年轻人、中年人及老年人，为了你的健康，一定要认识到不良夜生活的危害，有则改之、无则加勉。

主持人：吕教授讲得太对、太重要了！有不良夜生活的听众，赶紧改吧！如果你的儿女这样，把吕教授讲的告诉他们，赶快改。不然，整出病来就晚了。但是，有的中小学生熬夜是作业太多，建议学校的老师、领导要重视起来，给学生们减负，让祖国的花朵健康成长。

吕教授：主持人以上说得很对。

主持人：吕教授，我冒昧地问一问：您老有没有夜生活的习惯？

吕教授：有。但我是不得已而为之。为了求知、为了著作而为之。我的一个得意弟子很了解我，他很有才华，赠我一首诗词，最后一句是："杏林谁算至圣贤？仲景，夜下挑灯与之谋。"古代名医就有"白天看病，晚上看书"之说。一个医生成名了，服务态度又好，肯定门诊若市。这样的医生求知若渴，下班了还不顾工作的疲劳，带着白天看病时遇到的问题去看书学习，挑灯熬夜。我在退休前几十年，夜间常常熬到夜半12点。退休了，老伴、老师与知心同学、好友，都劝说我应注重身体，我自己也注意了，一般是夜晚11点休息。人们都知道，子午觉很重要。夜半前后2个小时为子时，中午2个小时为午时。我几十年来虽然熬夜至12点，但有午休习惯。

主持人：吕教授您保重身体，中医事业的传播、弘扬需要您。

吕教授：谢谢主持人的关心。我天生底子好，皮实，加上我注重养生的方方面面。到今年，我六十有五了，查体结果基本正常，自己感到精、气、神都还可以。前面说过，"人生六十才开始"。我现在是第二个春天的开始，还能为中医事业奋斗几十年。我这样说心里有底，也是有根据的，我母亲五年前94岁无病而终。因此，我的目标是"度百岁乃去"。

主持人：祝您健康长寿！吕教授，下面您接着给听众们献宝吧。

吕教授：第五大法宝——戒烟限酒常喝茶。

从世界范围来说，许多人有三种习惯，或者说是嗜好，即烟、酒、茶。烟有害无益；酒限量少饮有一定益处；茶是有益无害。因此，我极力倡议人们为了健康长寿，应该经常喝茶，少量饮酒，禁止吸烟。

吸烟有害健康，人人皆知，这烟盒上写的明明白白。但是，吸烟的人，特别是成瘾者，要让他戒除真是难上加难！真正戒烟成功者极少。为何戒不了呢？为什么知与行反差那么大呢？客观地分析，主要原因有三个：一是吸烟的多种危害不是立竿见影；二是宣传不够，没有真正把吸烟的危害宣传透；三是成瘾者对吸烟的心理依赖。

我再强调，吸咽有害是绝对的，真真切切的！无论如何，吸烟的人还是戒了为好。许多人说，戒烟很难。其实，戒烟难不难，主要看有没有意志力。我是戒烟的积极宣传者，近几年来，苦心劝告，使几名吸烟几十年者戒烟成功。这表明：不用什么戒烟茶、戒烟糖、戒烟药，说戒就可以戒。俗话说："不见棺材不落泪。"有些人一检查出肺癌，立刻就戒了烟；一得了脑中风，当时就戒了。这说明，人一旦由于吸烟而被判处"死缓"，那时的求生欲望会产生极大的控制力。

全国吸烟调查还发现这样的怪现象，就是年轻人戒烟的效果问题。父母劝儿子戒烟的效果，往往不如他朋友或爱人的劝说。看来，给儿子找个好朋友至关紧要！"妻管严"还是有好的一面的。

下面说酒的话题。酒是可以喝的，但要限量。因为，酒是"双刃剑"，少量饮酒有益健康，大量饮酒则是罪魁祸首。有一个保险公司曾作过统计：少量饮酒比不饮酒者平均寿命长1岁，而酗酒者平均折寿6岁。酗酒不仅影响寿命，还有很多危害。据国外调查，50%的犯罪、40%的交通事故、25%重病人都与酗酒有关。

主持人：酒有白酒、啤酒、红酒等，听说喝点红酒有益健康，吕教授您说对吗？

吕教授：主持人说得对。喝一点红葡萄酒有益健康。据说红葡萄的皮上有一种东西，叫"逆转醇"，它抗衰老，是抗氧化剂。因此，吃葡萄应该连皮吃。喝点红葡萄酒能降血脂、降血压，能预防与治疗心脏病等。

酒的记载历史悠久，《说文解字》就有"酒"字注释。《黄帝内经》有许多酒的论述。对于我们中医学来说，酒就是一种药。《名医别录》说："酒，味苦、甘、辛，大热，有毒。主行药势，杀百邪恶毒气。"《唐本草》说，古代酒类甚多，"唯米酒入药用"。仲景书252首方中，用酒的方剂22首，其用的就是米酒。制酒的原料：谷类、薯类、果类。这各类制成酒，都可以喝一点，但不可多，多则伤身了。

第三说茶。茶在我国的记载与应用历史久矣。早在《尔雅》就记载了，称之为"苦荼（tú）"。唐代陆羽著《茶经》，该书是我国乃至世界现存最早、最完整、最全面介绍茶的第一部专著，被誉为茶叶百科全书，由此可知，饮茶在我国古时候已成为一种文化。其入药具有清头目、除烦渴、化痰、消食、利尿、解毒等诸多功用。几十年前主张一根银针、一把草药治病。那时报道：急慢性痢疾、急慢性肠炎及牙本质过敏症等，一杯浓茶就有疗效。据了解，中国有十大名茶，如黄山毛峰、西湖龙井、祁门红茶、洞庭碧螺春、君山银针、武夷岩茶、都匀毛尖、信阳毛尖、安溪铁观音及六安瓜片等。这许多茶又分为六大类别：①绿茶。这是不经发酵的茶（如龙井、毛峰、碧螺春）。②红茶。这属于全发酵茶（如祁红、滇红、英红）。③黑茶（如普洱茶）。④乌龙茶（如铁观音）。⑤黄茶。⑥白茶。这么多品种的茶，如何选择呢？可因人而异，你觉得味好、口感好，便可选用饮之。喝茶有益健康，古人早就知道了，始于神农尝百草时代。我国古代的丝绸之路，把中国的茶输送到许多国家。现代世界上喝茶的人更多了。茶确实是好东西，是保健良品。最新国际研究表明，喝茶，特别是绿茶，起码有三大益处：一是抗癌；二是固齿；三是保护血管。总之，喝茶，特别是绿茶，具有防治肿瘤、坚固牙齿及防治心脑血管病等多种功效。所以，喝茶能够防病治病、延年益寿。对于不喝茶，却以各种饮料为水的人，如年轻人及儿童们，劝你改变不良习惯，为了你的身体健康而喝茶吧。

主持人：吕教授，我问一句：您老对"戒烟限酒常喝茶"做得如何？请您实话实说。

吕教授：说老实话，我从来不吸烟，这一点我的亲朋知己为证。酒嘛，我从来没有瘾，但是在喜庆的场合也喝一点，我天生不能喝酒，缺少溶酒酶，喝点就上头。茶是经常喝的，喝了几十年，我习惯喝淡点的茶，浓茶喝了胃里不舒服。

主持人：吕教授真是严于律己。听众们记住吕教授的忠告和关爱，戒烟、限酒、常饮茶。吕教授，还有最后一大法宝吧？

吕教授：对。第六大法宝——心理平衡。

所谓心理平衡，就是要有一个健康的心态，对任何事情都要正确对待。人们常说的"知足者常乐"，就是一种心理平衡的表现。人的一生，风风雨雨，喜怒哀乐，都在所难免。在学习上、事业上，或晋升、或经商、办企业等方面，遇到高兴的事情与不顺心的事件，都要头脑冷静，客观地分析事情或事件的原委，正确对待。这样的心态，就是理性的心理平衡。这是素质的体现，是能力的体现，只有素质好，能力强，才能达到理性的心理平衡。千万不要"大喜、大怒、大忧、大恐、大哀。五者接神（与精神交接），则生害矣"（《吕氏春秋》）。

深入一步分析，素质好，能力强从何而来？回答是：一是书本，一是社会。只有多读书，多走向社会，二者结合，才能练就良好的素质，顽强的能力。这不是一日之功，需要学习、学习、再学习，实践、实践、再实践。素质越好，能力越强，就越能做到理性的心理平衡。

在此我特别说明，对于人的健康来说，心理平衡的作用超过前面讲的"五点"之总和。前面说到我母亲高寿，94岁无病而终。就是她老人家性格开朗，心态好，乐于助人，"仁者寿"（《论语》）。

心理平衡为什么如此重要呢？因为，要健身先健心。心理不平衡，"君主之官"发生了问题对人的影响最大。大家想一想，总结一下，是否有的突发事件、突发病变与心理因素有关呢？回答是肯定的。以病为例，许多疾病的发生与发展、减轻与加重，都和心理平衡与否密切相关。我研究医圣张仲景的《伤寒杂病论》，从中领悟人之患病的病因有三：一是内因；二是外因；三是内外相因。所说的内因，主要是"七情"，即喜、怒、悲、思、忧、恐、惊之太过或持续太久。

无数事实证明，一个人心理平衡，则不得病或少得病，得了病也好得快。总之，心态好，心理平衡，既可防病，又可治病。一个哲学家讲过："生活像镜子，你笑他也笑，你哭他也哭。"俗话说："笑一笑，十年少；愁一愁，白了头！"我们应当有一个正确心态，从而正确地对待自己，正确对待他人，正确对待社会。永远保持心理平衡，才能笑对人生，享受人生。

主持人：吕教授，您说得对，您讲的养生防病六大法宝都很重要，而心理平衡最重要。我看吕教授您60多岁了，气色不错，心态很好，肯定像高堂老母亲，很长寿。

吕教授：谢谢你的美言。并借你吉言，从我做起，从"六大法宝"的理念做起，注重养生，争取长寿，多为中医事业做点奉献。

防病治病是人的本能

主持人：以上讲了本专题的两大方面。下面该讲第三大方面了吧？

吕教授：第三大方面强调，防病治病是人的本能。

在2400多年前，古希腊的"医学之父"希波克拉底（约公元前460~377年）就讲过："病人的本能就是病人的医生，而医生是帮助本能的。"

在将近2000年前，东汉著名史学家班固编著成《汉书》。在《汉书·艺文志·方技略》中引用了这样一句话，谚曰："有病不治，常得中医。"这句谚语的大意是说，人得了病与其被庸医误治，不如不治，不治反而常能符合医理。什么医理呢？即人体抗病的"本能"。

在医圣张仲景撰著的《伤寒杂病论》中，有不少条文论述到，有的病情不宜药治，应待其"阴阳自和者，必自愈"。例如，《伤寒论》第58条说："凡病，若发汗、若吐、若下、若亡血、亡津液，阴阳自和者，必自愈。"接着第59条又说："大下之后，复发汗，小便不利者，亡津液故也，勿治之，得小便利，必自愈。"如果要问，"自愈"的标准是什么？是"阴阳自和"；"阴阳自和"的资本是什么呢？是人的"本能"。

以上的引述说明了什么？说明了二三千年前古人的聪明智慧，世界"四大文明古国"先哲们的聪明智慧，他们对事物的洞察力，他们对世界的综合把握能力，在某些方面胜于现代人，使现代人折服！

以上的引述使我们认识到，人体本身有天然的防病能力，并有强大的战胜疾病的能力。如果把人体本身的能力充分调动起来，就是最好的医生。而人体一旦发病了，医生的责任、药物的作用，只是帮助病人调动其本能，恢复其本能，以期达到"阴阳自和"之目的。

目前，有一种过度用药、过度治疗的倾向，忽略了人体之本能，这要高度重视和纠正。

我们人类必须面对这样的现实：人的一生，再注重预防疾病也难免得病。得了病如何"求医用药"呢？目前，在我们国家"求医"有中医与西医；"用药"有药物疗法与非药物疗法。

讲到此，我要问：听众朋友们，你了解中医与西医吗？有的听众会说，我了解呀！那么，我还要问：你了解多少呢？这就知晓不一了。中医与西医都有悠久的历史，都起源很早，都有漫长的传承、革新及发展史，这是一个大课题，专业性强，在此不做详细讨论。我学习相关知识，提炼要点，简要讲讲世界医学发展史，从中可以了解中医与西医。

世界医学史大体上可以划分为四种医学：

第一，古代医学。其中包括了五种医学：一是古代东方医学；二是古代西方医学；三是埃及的医学；四是印度的医学；五是巴比伦和亚述的医学。

第二，传统医学。其中也包括了五种医学：一是中国的医学；二是古希腊的医学；三是古罗马的医学；四是中世纪欧洲的医学；五是阿拉伯医学。

第三，近代医学。主要指西方医学自16世纪至19世纪约400年的发展历程。

第四，现代医学。现代医学，即习惯上说得西医学，经历了16~17世纪的奠基、18世纪的系统分类、19世纪的大发展，到了20世纪乃至当今的21世纪，西医学与现代科学技术的紧密结合，发展为现代医学。西医学主要由上面说的中世纪欧洲传统医学与实验生物的结合而诞生。

上面讲到的五种古代医学之第一，是古代东方医学。东方医学是人类文化的摇篮，其主要国家是：古埃及、巴比伦、印度和中国。作为中国人，我们赖以无限骄傲和自豪的是：东方古代医学、全世界传统医学传承至今而"薪火"不断者，只有我们的中国医药学。在此应特别明确：中国医药学不但古今传承、薪火不断，而且在几千年的历程中不断发展、创新、完善，日益丰富，现代的有识之士更是衷中参西，与时俱进，求索着中医药学未来的发展方向。总之，中医药许多独特的优点、优势在被人们认知、称赞，方兴未艾，大有走向世界之势。作为中国人，怎能不信中医、不吃中药、不珍惜"国宝"呢？

听众朋友们应该明确：西医西药治病以"化学疗法"为主。西药虽有见效较快，应用方便等特点，但西药多是"双刃剑"，其对人体的毒副作用甚至脏器损害是难以避免的，至少在目前还不能避免。而我们中医治病用的药绝大多数是天然药物，那些草根、树皮、花朵以及"谷肉果菜"，有病可以治病，无病可以食用，故有"药食同源"之说。不明中医者难免质疑说，那些草根、树皮也能治病？殊不知中医治病之道，就是运用天然药物"四气、五味"之偏性（中医把这种偏性叫'毒'），帮助人体抗病之本能，以纠正病体的偏盛偏衰，寒热虚实，使之恢复到阴平阳秘，阴阳自和的常态。

以上讲的是西医西药与中医中药疗法之比较。而非药物疗法乃是，既不用西药，也不用中药，就靠顺应四时（天疗）、合理饮食（食疗）、适量运动（动疗）、作息有序（时疗）、戒烟限酒喝茶（习惯疗法）、心理平衡（心疗）等六大方面，充分调动人的本能，既可预防疾病，又可战胜疾病！人的本能，人的潜力就是这么大，千万不可低估。

以上根据古人的论述与自己的见解，帮助大家分析了西医、中医及非药物疗法之不同的作用机理。明白了这些道理，聪明人就会对上述"三者"做出正确的选择。

主持人： 吕教授，您为了听众们的健康，讲了这么多养生防病知识，太辛苦您了，我代表听众们感谢您！吕教授，您在最后，还对听众朋友有什么忠心劝告吗？

吕教授： 有。我引述古圣先哲的至理名言警示大家吧。《素问·四气调神大论》说："道者，圣人行之，愚者佩之。"这在前面引述过，再次引用，因为太重要了。其大意是说：对于养生之道，圣人（明智的人）能够落实到行动上，愚人（不明事理的人）则时常违反。但愿听众们都做知与行统一的圣人智者。

听众朋友们：为了你的健康长寿，让我们共同自觉践行养生防病之道吧！

主持人： 吕教授，您已经讲了六次，真是太辛苦您了！您老写了许多专业书，我看到您的《经方新论》一书有"经方养生"一章。因此在这将要结束之际，我还有一个愿望，您能否再接着讲讲"经方养生"呢？

吕教授： 首先谢谢您的盛情，你为了听众、为了公益事业，我十分理解和支持！但是，我有一本书稿快到合同期了，我要抓紧时间如期完成。因此，暂时不能应邀再讲了。这样吧，我现在把"经方养生"的要点讲一讲。听众可能有疑问：经方是治病的，也能养生吗？通读《伤寒杂病论》，未见一首方剂明文养生，但深入理解了仲景书之大经大法及具体运用之后，便会发现，医圣张仲景处处体现着养生的思想及具体方法。细想一下，以经方治病的目的是不是养生？经方治病恰到好处是不是养生？经方治病善后调养是不是养生？回答：是，都是。若有病不治，或治之不当，或不善调养，必然有损身体，甚至生命难保。总之，经方治病得当便寓养生之义。

总之，秦汉时期的经典论养生有三义：一是未病先防；二是有病早治；三是防病传变。我们作为中医事业的传承者，理应继承、弘扬古圣先贤养生防病方面的智慧，全心全意为人民服务。让古老的中医药学焕发青春，为人类的健康事业做出难以替代的贡献。

第二节　人生"治未病"思想讨论

联合国自1990年起把每年10月1日定为"国际老年人节"，这体现了全世界对老年人的敬重。《中华人民共和国老年人权益保护法》于1996年8月29日第八届全国人大常委会第21次会议通过，2009年、2012年、2015年又三次修订。这是一部保障老年人合法权益，发展老龄事业，弘扬中华民族敬老、养老、助老的美德而制定的法律。《保障法》提出了"老有所养、老有所医、老有所为、老有所学、老有所乐"的工作目标。实现这些目标的基础和根本，是保障老年人的健康。在我国，既有源远流长的传统医学，又有不断创新的西医学，二者优势互补，能更好保障老年人的健康。古圣先人有一句经典名言："圣人不治已病治未病。"此即预防为主，未病先防之义。但中医学"治未病"还有两义，即已病早治与既病传变。本文所论"治未病"思想，以第一种含义为主，也涉及第二、第三种含义。分为三点论述如下。

（一）"治未病"不同年龄阶段论

人之一生，都走着一条相同的路线——生、长、壮、老、已。古今中外，概莫能外。衰老是自然界一切生命不可抗拒的规律。人类可以做到的，就是要珍惜生命，研究、践行养生保健，防病治病，延缓衰老，从而达到益寿延年的目的。

那么，"治未病"从何时抓起呢？答案是，应该从人生的生、长、壮、老之各个阶段去践行之。分述如下：

1. 生——少儿时期

大约从出生至青年之前的年龄，即婴幼儿至少年时期，即《内经》讲的"女子二七"与"男子二八"前这段时期。这个时期，如初升的太阳，冉冉升起；如初春的幼苗，破土而鲜嫩。应任其自然生长，不可损伤。当今预防疾病的水平已经有了质的飞跃，婴幼儿传染病等已基本控制，饥饿已基本解决。但喂养不当、营养过剩及外邪致病等因素，影响着婴幼儿的健康成长；学龄前后的各种不良习惯，如年轻父母晚不睡、早不起的不良习惯影响着儿童正常发育，过食生、冷、肥甘、偏食及各种饮料等都不利健康；过多的学业负担，望子成龙、望女成凤而拔苗助长的行为，以及各种违背少儿成长之天性的作为，都影响着少儿的健康成长，甚至致病。因此我极力倡导：人生的"治未病"应从小抓起，越早越好。这就如学习，学习是"少壮不努力，老大徒伤悲"。而身体是少小不保健，老大病晚矣！

2. 长——青年时期

大约从初高中至大学及进一步深造或开始工作时期，即《内经》讲的女子从"二七"之后的"三七""四七"与男子自"二八"之后的"三八""四八"之时期。这个时期，如上午的太阳，不断上升；又如田野的禾苗，苗壮成长，是人之一生努力学习、增长才华的最佳时期。刻苦学习，倍加辛苦，若再有各种不良的生活习惯及学业负担过重如当今的中考、高考，都会有损健康，甚至致病。因此，应当对学习时间合理安排，作息有序，饮食有节，加强锻炼，心情快乐，以保证身体健康，学业才能不断进步。

3. 壮——中年时期

即《内经》讲的女子自"四七"之后的"五七""六七""七七"与男子自"四八"之后的"五八""六八""七八"之时期。这个时期，如日中天，光芒四射，且如《易经》讲得"日中如昃"矣。又如旺盛的禾苗，已经开花结果了。这个时期，是人生的关键期，即鼎盛阶段，既要干好工作，又要继续学习，科研创业，倍加辛苦；且成家立业，既要养老携幼教子，又要勤奋工作，各种负担压在肩上，倍感沉重。如此现状，若不注重保养身体，不能合理地劳逸结合，难免身心憔悴，处于"亚健康"状态，甚至疾病缠身。如何既要干好工作，成就事业，照顾好家庭，又能保证健康无病呢？《景岳全书》之"中兴论"值得借鉴，后文还要重点讨论"治未病"之要点。

4. 老——老年时期

老年期，即60岁至"度百岁乃去"的几十年期间。这个时期又可划分为老年前期60~75岁、老年中期76~90岁、老年后期即90岁以上的长寿期。老年时期，犹如日过中午，缓缓降落，日薄西山，又如花谢结出的果实之由生到熟、由熟到老至落。

老年期如何度过呢？英国有句谚语："人生六十才开始。"爱尔兰作家萧伯纳说："六十岁后才是真正的人生。"孔子曰："六十而耳顺。"我则说：60岁以后是"第二个春天"的开始。六十岁以后，耳顺了，不再争强好胜；心气平了，心静如水；名利淡了，返璞归真。一切顺其自然，悠然自得，享受生活，品味人生，何其乐哉！但是，六十岁以后，不是无可作为了，还大有所为，若老当益壮，壮心不已，还可以"退而不休"，继续未竟的事业，再创辉煌。古代中医界许多名医大家都是"大器晚成"，他们终生敬业，年龄越大，经验越丰富，学识越渊博，不朽之力作多在晚年完成。这才是圆满的人生，不朽的人生，才能名垂青史，与日月同辉！《易》曰："天行健，君子以自强不息；地势坤，君子以厚德载物。"做真君子，遵崇天地之道，心底无私天地宽。

汉·曹操《龟虽寿》很值得我们去品味。诗云：

神龟虽寿，犹有竟时；

腾蛇乘雾，终为土灰。

老骥伏枥，志在千里；

烈士暮年，壮心不已。

盈缩之期，不但在天；

养怡之福，可得永年。

幸甚至哉，歌以咏志。

译文：

神龟虽然十分长寿，但生命终究有结束的一天；

腾蛇尽管能腾云乘雾飞行，但终究也会死亡化为土灰。

年老的千里马虽然伏在马槽房，雄心壮志仍是驰骋千里；

壮志凌云的人士即便到了晚年，奋发思进的心也永无止息。

人寿命长短，不只是由上天决定；

调养好身心，就定可以益寿延年。

真是幸运极了，用歌唱来表达自己的感情吧。

人老志不老，这是一种精神，一种终其一生，献身事业的精神。精神诚可贵，但要达到理想的目标，则必须有一个健康的身体为基础。如何养生防病，赢得高寿，详见下一节。

5. 已——死而后已

老子《道德经》曰："人法地，地法天，天法道，道法自然。"自然者何？天上、地下、人间，万事万物之发生、发展、演变的规律也。生、长、壮、老、已是不可抗拒的人生规律。但是，别样人生，可以虽死犹生。诸如：《三国演义》中的诸葛亮，为了建立功业，"鞠躬尽瘁，死而后已"。如此志存高远的仁人志士，流芳千古，虽死犹生。宋·文天祥说："人生自古谁无死，留取丹心照汗青。"如此浩气常存的家国情怀，虽死犹生矣！抗日战争胜利后的解放战争年代，中华小英雄刘胡兰，面对敌人的铡刀威胁，正气凛然，英勇就义！人民的领袖毛泽东题词："生的伟大，死的光荣！"如此为了家国存亡，虽死犹生。儒家思想崇尚仁德人生观，医为仁术，德行天下，与日月同辉。佛教的理念是人心向善，临终进入"天堂"极乐世界。若践行善言善行，爱心互助，岂非就是现实极乐世界？保尔·柯察金讲了一段名言："人最宝贵的是生命，生命对于我们只有一次，人的一生应该这样度过：当回忆往事的时候，他不会因为虚度年华而悔恨，也不会因为碌碌无为而羞愧；在临死的时候，他能够说：'我的生命和全部精力都献给了世界上最壮丽的事业……'"什么是"最壮丽的事业"？就是你从事的事业。如此荡气回肠的深忱回忆，值得生活在人生各个时期的人们回味，而且是越早越好。若少年不努力，青年不奋进，中年不创业，年老了才"羞愧""悔恨"，悔之晚矣！

"夕阳无限好，只是近黄昏！"第一句是赞美！第二句有点感伤！我改之如下："夕阳无限好，精神将永存。"永存的精神，属于奋斗终生，为人类有贡献之人。

总之，人之一生，只有注重养生却病，少儿时期才能健康发育，青年时期才能茁壮成长，中年时期才能事业有成，老年时期才能再创辉煌。如何在人生的各个时期都保证健康，防微杜渐，防患于未然而"治未病"呢？下面重点讨论之。

（二）"治未病"思想要点论

在本章第一节"古今养生防病论"，主要论述"治未病"的内容，该文第二部分详细讲述了养生防病的"六大法宝"，即顺应自然，合理饮食，适量运动，作息有序，戒烟限酒常饮茶，心理平衡，值得参阅。本文再补充更多"治未病"

的具体内容。分述如下：

1. 食的名言

人以食为天。食物不外谷、肉、果、菜等几大类。《黄帝内经》讲了许多食的学问，诸如，《素问·脏气法时论》曰："五谷为养，五果为助，五畜为益，五菜为充，气味和而服之，以补益精气。"《素问·五常政大论》曰："谷肉果菜，食养尽之，无使过之，伤其正也。"《遵生八笺》讲的有关食的论述也很精辟，说："饮食所以养生，而贪嚼无忌，则生我亦能害我……《物理论》曰：谷气胜元气，其人肥而不寿。"

圣人孔夫子亦有关于食的名言，他说："食不言，寝不语。"（《论语》）"食不言"是讲在吃饭的时候不可说话。如今，人际交往，经常借着"饭局"谈工作，推杯换盏，一边想着心事，一边吃喝。一心不可两用，不去专于吃饭，势必影响消化，使营养不能充分吸收，久而久之，势必导致胃病。孔子还说："君子食无求饱，居无求安，敏于事而慎于言，就有道而正焉，可谓好学也已。"（《论语》）圣人这段话我的理解是说：真正的君子，对于饮食没有特别要求，有吃的则可；对于居住的地方也没有特别要求，有住的则行；对于工作和做学问要尽心竭力，而言谈举止要谨言慎行。但"食无求饱"从字面上理解，就是提示吃饭不要吃饱了。这就应了一句话，即"减食增寿"。

我查究了一下，"减食增寿"源于佛教之语。此话本有节约之义，该句前后文："减衣增福，减食增寿，减睡增禄"，确为食以养生的至理明言，这已被人们的生活经历与现代实验研究所证实。"养性之术，常使谷气少，则病不生矣"（《遵生八笺》）。

本篇第一节谈合理饮食，引录了《吕氏春秋》中讲得食的名言，我总结为"三要三不要"原则：要饮食有节，要小口细嚼慢咽，要精神专一于饮食；不要嗜食膏粱厚味，不要过饥过饱，不要暴饮暴食。古人名言，确有现实意义。

当今之人，生活水平提高了，不知合理饮食，鸡鸭鱼肉，肥甘厚腻，嗜食无度，以及过多进食烧烤类与"肯德基""麦当劳"等洋人之食物，根本不讲谷肉果菜合理搭配，更不顾"食不言""减食增寿"之理念。由此势必营养过剩，高血脂、高血糖、高血压、高尿酸等四高之辈多起来，中年人或青年人，甚至少年儿童，肥胖病多起来，那些中青年男人的肚子，就像孕妇怀胎三四月，甚者如临产状！如此腹型、"四高"者，岂能无病？岂能长寿？如何"减食增寿""减肥增寿"，如何治疗"四高"，必须从合理饮食上寻找"良方"。近代革命的先驱者孙中山在《中国人应保持中国饮食法》一文的见解，值得我们反思与领悟，他说："中国人不独食品发明之多，烹调方法之美，为各国所不及，而中国人之饮食习尚，暗合于科学卫生，尤为各国一般人所望尘不及也。中国人常所饮者为清茶，所食者为淡饭，而加以蔬菜豆腐。此等食料，为今日卫生家所考得为最有益于养生者也，故中国穷乡僻壤之人，饮食不及酒肉者，常多上寿。"

肥胖类的"富贵病"是当今流行病，还有一类截然相反的流行病，就是"骨架"类"自残病"，这是当今青少年女性常见病。女孩们为了追求身形苗条，过度节食，甚至不吃面食，还有的吃各种减肥药。如此"过度减食"，饥则伤脾，后天之本受损，导致许多病变，这就不是"增寿"，而是损寿了。这样违背生长发育的偏激追求应当纠正。

2. 饮的讲究

饮包括四点：饮水、饮茶、饮酒、饮料。四者各有讲究，分解如下：

（1）水。水是生命之源，是人类赖以生存的必不可少的条件。水占人体体重的2/3，它维持着人体正常的生理活动，人可以几天乃至1~2周不进食，但不能缺水。通常的饮水有白开水、矿泉水、纯净水。白开水被誉为活性饮品，科学家誉之为"复活神水"。矿泉水或井水中含有各种矿物质、杂质及特种微量元素，具有一定的医疗保健价值。所以中医学经典著作《金匮要略》治疗百合病的百合地黄汤等4方都明文以"泉水"煎药。纯净水通过蒸馏等处理，有利也有弊，过度饮用对身体不利。上述可知，白开水最经济实用，矿泉水有条件时可以饮用，纯净水不宜常饮。

（2）茶。茶是好东西，每天喝茶，清心、和胃、利尿、醒脑等，益处多多。所以，上集之"专论"中有一个专题，即"戒烟、限酒、常饮茶"，在此不多讲了。

（3）酒。酒在我国的酿制历史悠久，种类丰富多样，具有白酒、米酒、黄酒、红酒、啤酒及药酒等。酒是粮食或果类经精心酿制而成的精华之饮品，少量饮之有益身体，多饮必然有害，因此不可酗酒。若嗜酒过度，"以酒为浆，以妄为常"，或再"醉以入房，以欲竭其精，以耗散其真"，危害必极！这需要尽快警醒，善自珍惜。《易经·需卦》曰"需于酒食，贞吉"，但不能"困于酒食"，必须有节制，才能养生益寿而不伤身体。饮酒的研究"专论"讲得更具体，可参阅。

（4）饮料。当今各种饮料充满超市货架，应有尽有，任其选购。婴幼儿喜欢饮之，青少年喜欢饮之，甚至喝饮料成瘾！生产合格的饮料少饮还可以，多饮难免有害，甚则致病。最近接诊的一名30岁男性糖尿病患者，追其病史，乃因多年喝饮料成了习惯。还有一名20余岁的女性，因肥胖就诊，追问病因，乃始于几年前高考备考半年期间，以饮料、方便面饮食为主，而引起发胖。这许许多多的教训，对喝饮料成习惯者，应引以为戒。有一位营养专家讲：应该提倡吃喝"神造"的，尽量不用、少用"人造"的。就"饮"之而言，天然的白开水、矿泉水为神造的，而各种饮料是人造的。有知识者应善自选取。

3. 动静结合

本章第一节讲到适量运动。其中谈到华佗的名言："人体欲得劳动，但不当使极尔。"总结了运动之原则：有恒、有序、有度。古人将自主健身运动叫"导引"，前《遵生八笺》就说："导引乃宣畅要求……体活则病离。"生命在于运动，也需要静养，"一阴一阳谓之道"（《周易·系辞》），阳主动，阴主静。下面谈静以养生。

佛教、道家都十分重视静坐以修炼、养生，且都有深刻的研究和虔诚的实践。佛教禅定的要点是"安静而止息杂虑"，静坐（跏趺坐）心静达到忘我的禅定极乐境界。道家曰"致虚极，守静笃"（《道德经》第十六章），即精神修炼达到绝对清静无为的状态。佛教、道家各自修炼的目的不同，而修炼的基础与出发点都是入静，即保持身心达到高度的宁静祥和。如此"恬淡虚无，真气从之，精神内守，病安从来"（《素问·上古天真论》）。有一点应该领悟，佛教、道家虽然静坐，实际上其周身气血在自然地运动着。这种动，是"淡然无为，神气自满，以此将为不死之药"（《道德经》）。诗人白居易云："自静其心延寿命，无求于物长精神。"

总之，运动与入静，相辅相成，"一阴一阳谓之道"也。下面例举一个同道动静结合自治顽疾的案例。

"我是一个中年医生，也是一个患者。在漫长的疾病与康复过程中，感悟了疾病的发生、发展与每个人的机体免疫力密切相关。因此，研究如何增强体质，从而提高生命质量就显得非常重要。曾记得，1973年底，由于产后受凉感冒并发副鼻窦炎、甲状腺炎；1985年，昆医附二院内分泌科诊断'甲减'。需终身服甲状腺素的替代治疗；1987年患'血管神经性头痛'；1994年因更年期月经紊乱、多汗、易激动、头痛频频发作住本院内科治疗，发现心肌缺血、脑供血不足，转上级医院治疗耗资上万元，倍受疾病煎熬，也为家人带来不安和困扰。病休期间悲观消沉、情绪极坏，所以中西药治疗效果不佳。绝望之余，有一位好心人建议我学学气功，也许有好处。经人介绍，我参加了璇玑科学系列功法：日月合明功及九宫八卦学习班，并坚持早上八点前、晚饭后练动功，睡前练静功，从不间断，而且坚持步行上下班，几年来受益匪浅。其中奥妙是，身心皆得到了修持。但必须贵在坚持。亲朋好友及同事们都惊叹地发现我完全'变样了'。以前感冒不离身，睡眠不好记忆差，腰背酸痛饮食少，遇事性急不冷静，为名幕利损健康，反复住院没奈何。练功五年来，渐渐地与世无争，淡泊名利，甘于平凡，安于平淡。能把持住良好的心境，遇事沉着冷静不急不躁，凡事一笑了之。去年8月份丢失了一枚金戒指，但内心感受和以往大不一样，觉得装饰品对于知识女性本来就是烦琐之事，丢没丢都一样，反正不用。"以上这位同道坦诚的自述充分表明，动静结合，调动人体自身治病之"本能"，胜于各种药物。

4. 劳逸结合

上文讲的动静结合是强身健体以养生防病，而劳逸结合则是指工作与休息应合理安排，以利精力恢复而更好地工作。动静结合与劳逸结合密切相关，养生健体，精力充沛了，也会提高工作效率。身体是工作的本钱，也是创业的资本。因此，必须动静结合、劳逸结合，保证身体健康。列宁有一句名言，说"不会休息的人就不会工作"。这无非强调劳逸结合的重要性，即工作与学习不要过度劳累，要适当注意休息。

5. 作息有序

古人是日出而作，日落而息。当今不同了，现代文明为人们的夜生活带来了方便，带来丰富多彩的内容。因此，"夜猫子"多起来，熬到夜半者不少，午夜后二三点，甚至黎明了才睡者有之。如此晚上不睡，早上不起，黑白颠倒，阴阳失调，违背了天地自然之道，违背了健康生活的正常规律，久而久之，势必导致"亚健康"，甚则发病。门诊有一个案例，近40岁男性，以头晕头痛两年多来就诊。追述病史，曾在当地医院做多种理化检查、头颅CT与核磁也检查了，均未异常，西药治疗效果不佳。经朋友介绍，来省中医院找我诊治。有病必有因，详细追问，几年来彻夜通宵达旦玩游戏机，白天想睡觉了，又要工作为领导开车，随叫就得出车。如此作息无序，过度消耗精力，脑海不足，不荣则痛，空虚则晕。治之大法，必须去除病因，加以补肾益脑，一个月后头晕头痛消除，精力恢复。

6. 中年振兴

人到中年，如日中天，精力到了鼎盛时期，但盛极而衰也。如此年龄，工作上是中坚力量,科研上是攻关主将,家庭上是支柱。如此工作、事业、家庭多种压力,倍加辛苦!如若再有不良的生活习惯与饮食习惯,势必影响身体健康,久而久之,势必精力不足、体力衰退,处于"亚健康"状态,进一步内脏实质有损,则现代理化检查表现异常,则诊断为某某脏腑之病矣。如此中年亚健康,乃至发病之早期,如何对待?张景岳根据《内经》所述"半百而衰",甚至"中寿而尽"的现实,提出《中兴论》思想,倡导"人于中年左右,当大为修理一番,则再振根基"。这无疑是积极可行的"治未病"思想。如何中年"再振根基"呢?前述"治未病"五点与后续养生的具体方法,皆为切实良方善法。

7. 仁德者寿

《周易·乾》曰:"君子进德修业。"孔颖达疏:"德谓德行,业谓功业。"这说明,古圣先人十分重视增进道德与建立功业二者的密切关系。那么,德行与长寿是什么关系呢?孔子曰:"大德必得其寿"(《中庸》)。孙思邈说:"德行不克,纵服玉液金丹,未能延寿。"《内经》曰:"上古之人……所以能年皆度百岁而动作不衰者,以其德全不危也。"大德之人,必是智者与仁者。鲁哀公曾向孔子请教:智者寿乎?仁者寿乎?孔子回答道:"智者仁者皆可以致寿。观世人凡气质温和者寿,质之慈良者寿,量之宽宏者寿,邈之重厚者寿,言之简点者寿。盖温和也,慈良也,宽宏也,重厚也,简点也,皆仁之一端。其寿之长,决非猛厉、残忍、偏狭、轻薄、浮躁者之所能及。"孔圣人、大医孙思邈不仅是道德的弘扬者,也是大德必寿的体现者。在人过七十古来稀的古代,孔子七十高龄仍能著述立说,传教弟子,是德行感召日月,天赋其寿也。孙思邈百岁后仍能行医、采药,著作《千金翼方》,是苍生感念,"大德必得其寿"的善果。

如果要问,何谓德?德之为义,《正韵》归纳得好:"凡言德者,善美、正大、光明纯懿之称也。"因此,德行高尚是为人处世和谐相处的法宝,是建功立业的保证。厚德可以载物,厚德可以立人,又可以成仁。"仁者寿"(《论语·雍也》)。故善养生者,必修其德。大德之人,淡泊名利,超越了物质的追求,而追求的是崇高的思想境界。如此谦谦君子,则保持着自身内在的和谐,保护自己与家庭、社会的和谐以及与自然的和谐,自然能达到"修性以保神,安心以全身","任我逍遥过百春"矣。这第七项内容重点参考了路志正老之"养生漫谈"。

8. "三教"养生

三教指儒教、道教、佛教。三教之思想,都是构成中华民族传统文化的重要组成部分。三教虽非专研养生,但在三者的思想体系中,却都有养生的理念及箴言。笔者对三教虽有兴趣，但无暇深入研究。当今90多岁高龄的国医大师路志正老对三教都有研究。路老在"谈儒释道养生"一文中讲道：

"道养寿，是以道法自然之理，以使修持达到天人合一境界，并不专指修炼强身或炼内外丹，而是以道的思想与真谛指导我们的行为，使之能顺应自然发展。

"儒修身，用儒家的思想、文学、文化来充实自己，使之以最大的限度发挥自己的所长及能力，使自己能以入世的思想为社会及人类做出更大的贡献。

"佛治心，是以佛教思想修炼，达到心灵的净化，使人心向善，而得无量之福报；通过提高自身的修养，以无穷的佛法普度众生，达到心灵的升华。

"三教位不同：儒教是中国古代文化的中坚。重视人的伦理，主张修身养性，齐家治国平天下。在宣传从事种种入世事业的同时，也提倡一些医学和养生之道。即所谓'不为良相，则为良医'。危亡之时，可以'杀身以成仁'；太平年代，揖让于朝廷庙堂之上，却也小心翼翼地贯彻养生之道。

"道教是在中国土生土长，源出多头，杂陈百家。老子被公推为创始人，与老子思想一脉相承、又有发展的是庄子。道教崇尚自然，主张通过种种修炼，达到长生久视、羽化登仙的目的。其养生思想博大精深，远远超过佛、儒二家，在中国传统养生思想中的地位最为重要。

"中国古代佛教倾心般若，主张在自觉的基础上觉他，在自度的基础上度他，普渡众生，因臻西方极乐世界，而鄙弃现实利益，否定现实幸福，追求未来永恒的幸福。虽说佛教也有所谓的养生之道，也有所谓的'医方明'，然而，这仅仅是作为一种自度度他，普渡众生的权宜之计。所以说佛教主观思想上的养生意识远远落后于儒家和道家。"

拜读以上路老的研究论文，不由得想起当年读《毛泽东选集》中，有这样一句话：剔除其封建性的糟粕，吸收其民主性的精华。这可作为我们研究、吸取"三教"精华的态度。总之，应向佛教学习，修心以养德；向儒教学习，修身以立业；向道教学习，修性以养生。

9. 节欲养生

人类社会，男女构成；两性交合，繁衍后代。但男女交合，不仅仅是为了生儿育女，还是人生的一种美好生活。因此，性生活是一个不可回避，也不应该回避的话题。以上所论"三教"，对于男女两性问题都没有回避，却有不同的理念。

儒家是中华大地历史的主流文化。儒家思想里有这样的论述："食、色，性也。"（《孟子·告子上》）意思是说食欲与性欲都是人的本性。儒家认为，两性情欲是与生俱来的，承认人类性生活的合理性。

道家以、"道"为最高信仰，认为"道"是化生万物的本原。道家主张节欲保精，其宗旨是追求长生不死，得道成仙，济世活人。道教是我国固有的宗教，它与中华本土文化紧密相连，具有鲜明的本土特色，对中华文化的各个方面产生着影响。中国秦汉经典《内经》《本经》就受其影响。

佛教与儒家、道教不同，其根源于国外，一般认为是古印度，有的考证在今尼泊尔境内。佛教重视人类心灵和道德的修行和觉悟。佛教在性欲方面的认知有失偏颇，训导出家人要不近女色，禁绝性欲，修炼几十年、上百年，修成"至人"，炼生"舍利"，成佛升天。如此特殊性格的僧人，只是个例，难以推广，也不能推广。因为，这不符合人类社会的正常生活、生存及发展规律。

中医经典《黄帝内经》的著述，受到儒家、道家思想的影响，主张在色欲上应有节制，告诫人们切记"不妄作劳（指不得过度行房事）"。若"以妄为常"，耗竭其精，真气亦失，必然"半百而衰也"。《遵生八笺》说得好："养生之方，首先节欲，欲且当节……色欲知戒，俾得天元之寿。"

总之，人们性生活的原则：绝对不可纵欲无度，以免耗竭真精元气而伤生；又不必过度节制，违背人性而伤情。《遵生八笺》引"素女曰：人年六十，当秘精勿泄；若气力尚壮，不可强忍，久而不泄，致生痈疾。"当今研究，长期不欲，可引发前列腺炎。此郁而成病也。应合理"节欲"，既不伤生，又不伤情，顺应人性，快乐人生。

10. 其他养生"治未病"方法

以上所重点论述的养生九点之外，还有不少养生方法值得研究，简述如下：

（1）顺时养生。《素问·四气调神大论》就是论述一年四季顺时养生方法。如此则内养精神，外避邪气，以利长生。

（2）调息养生。"息"指一呼一吸。《金匮要略》指出"若人能养慎……导引吐纳"，"导引"即活动肢体，要动；"吐纳"即调节呼吸，要静。后面第三部分节录的《遵生八笺》中说："夫胎息为大道根源，导引乃宣畅要术。"下文接着解释说："人能养气以保神，气清则神爽；运体以却病，体活则病离。"所谓"胎息"，即心平入静后深长的腹式呼吸，意守"丹田"，"习漱舌下泉而咽之"，以养气保神益精，确能养生。"三教"对于调息养生都有深入研究及相关论述，有兴趣者可专研之。

（3）书法养生。书法是我国的独创绝技，是中华民族的文化瑰宝。长寿国医大师路志正老自幼习练书法，且练出了功夫，自成风格。路老在《书法与长寿》一文中讲了四点，摘要如下：

① 怡养性情，修身正心。书者，心之迹也。"如其学，如其志，如其人"。"学书用于养心愈疾，君子乐也"。

② 提笔挥毫，锻炼体质。医务闲暇，提笔泼墨，心静如水，"心头万桩事，书罢一身轻"。真可谓："修身重在养气，练字亦是练心。"

③ 调息修身，形与神俱。习练有素的孙菊老先生说："写字作画是全身运动，气体的贯通可以收到气功和太极拳的功效。"周星莲《临池管见》说："作书能养气，亦能助气，静坐作楷书数十字或百字，便觉矜躁俱平。若行草，任意挥洒，至痛快淋漓之后，又觉灵心焕发！"明人解缙《春雨杂述》说："忘情笔墨之间，和调心手之用，不知物我之有间。"如此则达到了"形神合一""天人合一""人书合一"之美妙境界。

④ 书法家多长寿。这是对从汉代至今，上下两千年，历朝历代统计之结果。

总之，书法可以正心、练气、凝神，此长寿之本也。前人诗云："作字原凭体与心，挥毫焕气见精神，自强不息天行健，福寿同归百岁人。"练书法这么好，有条件者，特别是退休者闲暇了，欲颐养天年者，就习练书法吧。

（4）音乐养生。习练书法，动中有静，静中有动，形神合一，心旷神怡，其乐融融！音乐乃天籁之音，悦耳动听。听听爱听的音乐、歌曲，心情愉悦，调节精神，恢复体力，解除疲劳。这有利于工作、学习，又是享受生活的一大乐趣，有益养生也。

（5）旅游养生。伟大的祖国，多彩的世界，山山水水，名胜古迹，令人向往。有条件者，可以忙中求闲，走出家门、书斋与办公室，融入自然，休闲身心，锻炼体魄，丰富知识。这也不失为防止过劳，养生防病之一法也。

总而言之，养生"治未病"的方法良策，多种多样矣。不同年龄、不同情况者采取之，可因人、因地、因天而制宜，总以有益身心健康为目的。

（三）养生历行记

笔者年近"七十而从心所欲"之年，身心如春，健康无病。回忆起来，我珍惜青春，努力学习，勤奋工作。几十年来，我工作之余，看不完的书，写不完的论文、论著。至今发表论文上百篇，出版论著16部，总字数达八九百万字。退休6年来，笔耕不止，每周上班三四天，门诊、查房、讲座，精力、体力尚充足矣。我之所以奋斗不止，而身体尚好，缘由有二：首先是心系事业，心态良好。再者与自己从小热爱劳动，吃过苦有关，更与几十年注重养生有关。对照上述"治未病"十几个要点，可以说应做到、能做到的我都做到了。诸如饮食有节、动静结合、劳逸结合、作息有序、崇德善仁、三教取精、节欲养生以及顺时养生、调息养生、书法养生、音乐养生、旅游养生等十几个方面基本上都做到了，且从不吸烟，仅应酬时喝点酒，经常饮茶。当然，有的方面做得不够好，如几十年熬夜至十一二点，甚至午夜不睡，这不是不良习惯，而是为了攻读与著述，但不论熬到多晚，习惯于晨起锻炼、打打太极拳，午休约一个小时。若因事而偶尔晚上不看书、不写作，反而影响正常睡眠，真是习惯成自然了。

第二章　老年人与老年病常识及中医诊治述要

按照我国年龄的划分，我自己已经进入老年期。但是，我是人老心不老，人老志向在。于2012年退休后，应海南省中医院之特聘，来贵院工作至今已六七年，每周进行查房、门诊、讲座等工作，工作之暇，潜心著述。如此这般，没有上班下班，没有节假日。我过去的几十年就是这样度过，确实辛苦，但觉得活得充实，乐在其中。

我每周查房，主要是在三个病区，即老年病科、心病科、脑病科。这三个病区的患者，老年病科当然是老年人，而心病与脑病区也是老年人占了较大比例。由于工作的需要，我对于老年人与老年病的问题特别关注。为了提高老年病的诊治水平，衷中参西，向西医学习，参阅了陈灏珠、林果为主编的第13版《实用内科学》之第九篇"老年病学"。读之后收获良多，笔者适当整理，结合己见，重新编写，提供给需求者参阅，并将笔者多年来诊治老年病的经验心得一并加以叙述。

（一）老年人的年龄划分

随着科学技术的日益发展，生活水平的不断提高，以及社会保障体制的完善，人类的平均寿命日趋延长。我国2000年人口普查，≥60岁的老年人占总数人口的11%，预测2025年升至20%，2050年达25%。因此，我国面临着老年化的新世纪，老年医学面临前所未有的挑战和责任。

关于老年人年龄划分的三期：从衰老的进程来看，老年期可分为三个阶段，即老年前期、老年期和长寿期。按联合国区域划分，亚太地区把60岁以上定为老年人。我国通用标准是45~59岁为老年前期；60~89岁为老年期；≥90岁为长寿期。北美和多数欧洲国家则以65岁为界，超过此限定为老年人。

关于老年人年龄的三种表达方法：在老年病学中，有三种表达年龄的方法，即时序年龄又叫立法年龄、生物学年龄和心理学年龄。每一个个体都存在这三种年龄，从不同角度反映一个人的生命状态。

（二）老年人身体的改变及其易发病变

老年人伴随年龄的增长，其身材、毛发、面容、精神及心理等方面都在不断出现变化。这种变化使之循环系统、消化系统、呼吸系统、泌尿系统、神经系统、内分泌系统、血液系统、肌肉骨骼系统等均有结构和功能的相应改变，生理、生化储备能力降低，调节功能减退。

1. 形体的改变

（1）身材改变。伴随增龄多因素影响，老年人出现身高与体重下降、人体腹部及臀部脂肪增多，而面部、前臂和小腿的脂肪则减少，体形亦发生改变。

（2）毛发改变。老年人的毛发变化随种族、年龄、性别而有所不同。毛发变白与年龄有关外，还与遗传因素和内分泌改变以及脑力劳动等有关系。

（3）面容改变。伴随增龄，老年人面部出现皮肤皱纹。老年性色素斑是老年人的特异性改变，即所谓"老年斑"，常见于体表暴露部位。其他常见的皮损包括老年疣、老年性白斑和老年性血管瘤等。

2. 循环系统的改变

（1）冠状动脉的改变。冠状动脉是心脏的营养血管，负责给心肌组织输送氧气和各种营养物质，随着人体的年龄增加以及各种心血管危险因素如高血压病、糖尿病、高脂血症以及吸烟等的长期作用，心脏的冠状动脉会逐渐出现粥样硬化，导致管腔逐渐变窄、心肌组织缺血缺氧，从而形成冠状动脉粥样硬化性心脏病，出现心绞痛等临床症状，如果在冠状动脉粥样硬化、管腔狭窄的基础上出现斑块破裂合并血栓形成，则会导致急性冠脉综合征的发作而危及生命。

（2）心肌的改变。在进入老年期后，由于心肌细胞的自然老化凋亡以及各种损伤因素如缺血、缺氧、炎症的影响，人体心肌细胞的数量会随着年龄增加而逐渐减少。心肌细胞是不可再生细胞，其主要作用是维持心脏的收缩泵血功能，因此心肌细胞数量的减少，必然会导致人体心脏泵血功能的下降，逐渐出现不同程度的心力衰竭症状。

（3）心脏瓣膜的改变。随着年龄的增长，人体的心脏瓣膜均会出现不同程度老化，最常累及主动脉瓣和二尖瓣。常见的心脏瓣膜病变主要有：主动脉狭窄或关闭不全、二尖瓣关闭不全、三尖瓣及肺动脉瓣关闭不全。二尖瓣狭窄多见于风湿性心脏病，一般与年龄无明显相关性。心脏瓣膜的狭窄或关闭不全，主要影响心脏的泵血功能，并会增加心脏的负荷，当瓣膜病变严重时可引起心绞痛、心力衰竭等一系列临床症状。

（4）周围血管的改变。周围血管包括外周动脉和静脉，随着人体年龄的增加和血压负荷的长期作用，人体动脉血管壁的弹性纤维减少、胶原纤维增加，由于血管壁硬化，血管弹性降低，导致高血压和心脑血管疾病的发生率随年龄增加而逐步升高。此外，由于老年人活动量减少明显，静脉回流功能障碍，久而久之，可形成粥样斑块，斑块脱落，则容易出现下肢深静脉血栓形成，并可以导致肺栓塞等严重并发症。

3. 呼吸系统的改变

随着人的年龄老化，人体上呼吸道的表面免疫球蛋白分泌会明显减少，呼吸道对各种病原体的抵抗力下降，呼吸系统的各级支气管和呼吸性细支气管的纤毛运动功能逐渐减退，导致管腔内分泌物排泄不畅，因此老年人发生呼吸道感染的风险会大大增加。

人体肺泡随着年龄增加而逐渐减少，逐步出现老年性肺气肿，且肺泡表面活性物质分泌减少，导致老年人的换气功能逐渐减退，且由于老年人胸壁硬度增加，肺弹性回缩力下降，呼吸肌力减退等又会导致肺活量呈进行性下降，肺通气功能逐渐衰退，以上因素均会导致老年人肺功能储备出现显著下降，一旦患病则很容易出现呼吸衰竭的症状。

4. 消化系统的变化

（1）老年人由于消化道上皮细胞的更新代谢减慢，会导致患者消化道自我修复和屏障功能减弱，在各种致病因素如饮食不节、药物不良反应等刺激下容易出现消化性溃疡和消化道出血症状。

（2）老年人由于消化道平滑肌运动减弱，各种消化酶的分泌减少，老年人会出现明显消化功能减退，表现为食欲减退、腹胀、纳差、便秘等症状。

（3）老年人的肝功能储备也会随年龄增加明显下降，导致肝脏对各种药物的代谢能力逐步下降，对各种药物的耐受性显著降低，容易发生药物过量或中毒，以及药物性肝损害等并发症。再者，老年人胆汁分泌减少、胆汁潴留而易发生胆结石；胰腺功能的减退，为发生老年人糖尿病的因素之一。

5. 泌尿系统的改变

（1）老年人的肾小球肌酐清除率会随着年龄增加而逐渐减退，肾功能储备开始下降，对感染及血压变化等应激因素的代偿功能降低，发生急性肾功能衰竭的风险会大大增加。

（2）由于老年人的肾功能储备降低，对各种药物的代谢清除能力会明显减弱，这是老年患者很容易发生药物性肾损害的主要原因，因此在给老年人处方药物时一定要注意根据肾功能情况调整药物的剂量与使用时间。

（3）老年人由于膀胱及尿道括约肌功能减退，盆底肌肉松弛，容易出现夜尿增多的症状，部分老年女性容易出现尿失禁的症状，而老年男性由于前列腺增生的原因则容易出现排尿困难及尿潴留症状。

6. 血液系统的变化

（1）老年人由于骨髓造血功能减退，很容易出现贫血症状，80岁以上的高龄老人中贫血是非常常见的疾病，是引起老年患者体质下降最主要的原因之一。

（2）老年人由于胸腺及淋巴结组织逐渐萎缩，其血液系统中的白细胞及血小板成分很容易在疾病影响下出现白细胞和血小板急剧减少，导致患者免疫力下降和出血症状。

（3）老年人随着年龄增加和各种致病因素的影响，导致其血管内皮功能出现障碍，且血液成分会逐渐出现复杂变化，凝血功能发生改变，使老年人常处于高凝状态，易发生血栓栓塞事件。

7. 内分泌系统的变化

随着年龄的老化，老年人的下丘脑、垂体、肾上腺、甲状腺，以及松果体和褪黑激素等都在出现衰减性变化。例如，随着年龄的增加，不少老人存在亚临床的甲状腺功能低下而未能察觉，而甲状腺功能与衰老及严重的慢性疾病之间具有相互的影响。此外，松果体功能减退导致褪黑激素水平降低是老年人睡眠障碍的主要原因。

8. 神经心理方面的变化

（1）思维记忆能力的变化。老年人大脑容量的减少，大脑功能的衰减，会出现记忆和学习能力减低，主要是近期记忆力明显衰退，思维反应变得迟缓，注意力不易集中。

（2）周围感觉神经的变化。伴随增龄，老年人的听觉、视觉、嗅觉、触觉和本体感觉等外周感觉神经敏感性均会有所减低，因而老年人常出现感觉迟钝、应急能力差而易发生摔倒。

（3）人格情感的变化。人到老年期，由于大脑边缘系统等情感中枢的变化，以及社会地位、生活环境等因素的改变，会导致一些老年人出现人格情感方面包括性格、兴趣、爱好、倾向性、价值观等都有相应变化，容易出现失落感、自卑感、孤独感。

9. 肌肉骨骼系统的变化

（1）骨骼的变化。老年人随着年龄逐渐增加，骨吸收作用逐渐大于骨形成作用，骨基质的含量逐渐减少，可发展为骨质疏松，尤以脊柱、股骨和骨盆等处多见，在意外摔倒时很容易发生骨折。

（2）骨骼肌的变化。老年人随着年龄逐渐增加，骨骼肌组织会逐渐萎缩，尤以腰部及下肢为明显，导致肌肉力量会明显减退，影响日常活动能力。

（3）骨关节的变化。老年人由于关节软骨退化，关节腔内起润滑作用的滑液减少，逐渐出现老年性骨关节炎，以髋、膝等负重关节发生率最高。

总之，老年人随着年龄的增加而逐渐发生全身各个系统衰退性改变。将这些改变导致的老年人常见症状简述如下。

（三）老年人常见的临床症状

老年人随着年龄的增加，身体各个系统的功能都在逐渐衰退，因而随之发生老年性特殊症状。这些症状，有的是生理性的，即与老龄有关，有的是病理的，即某些老年病的特殊临床表现及危险信号。老年人常易发生的11个症状如下：

1. 头晕

头晕是指患者自觉头部昏沉感，如果伴有视物旋转、恶心呕吐、站立不稳则称为眩晕，是美尼尔氏综合征的典型症状。头晕是老年人最常见的临床症状之一，程度轻微或偶尔发作的头晕并不一定是某种疾病的表现，但反复发作且持续时间较长、程度较重的头晕症状则需要引起高度重视，尤其是合并有基础心脑血管疾病等高危因素的人群。在临床上，高血压脑病、脑梗死、椎基底动脉供血不足等脑血管疾病是导致头晕的最常见病因，此外颅内肿瘤、前庭神经元炎、耳石症、神经衰弱、焦虑症、颈椎病等因素也可以引起头晕症状，临床上需要仔细鉴别。

2. 头痛

头痛是指额、颞、顶及枕部的疼痛，头痛也是老年人常见的临床症状，精神紧张和过度劳累也可以引起头痛，但反复发作或持续性的头痛，则可能是某些器质性疾病的信号，应认真检查，明确诊断，及时治疗。引起头痛的疾病包括：颅内感染、蛛网膜下腔出血、脑实质出血、脑梗死、高血压脑病、颅内动脉瘤、颅内占位性病变、颅脑外伤以及偏头痛、丛集性头痛、头痛型癫痫、神经衰退、癔症性头痛等疾病。

3. 晕厥

晕厥是指一过性脑血供减少引起的短暂性意识丧失症状。晕厥在老年人中比较常见。部分晕厥是良性的，但在老年人中出现晕厥，应该警惕有潜在的严重疾病。常见的晕厥原因如下：

（1）血管反射性功能障碍。如直立性的低血压，餐后的低血压和排尿低血压等，这是由于老年患者维持血管反射收缩功能的下降造成的。

（2）心源性晕厥。心源性晕厥为潜在致命性的症状，最常见的病因是各种恶性心律失常，包括室性心动过速、室颤、病窦综合征、窦性停搏、高度房室传导阻滞等，这些心律失常发作时会引起心排出量的突然降低，导致脑缺血而发生心源性晕厥。

（3）脑源性晕厥。老年人脑血管疾病，如短暂性脑缺血发作、脑梗死等脑血管疾病均可致脑源性晕厥。

（4）其他原因。某些药物，如利尿剂、血管扩张剂、抗心律失常药物等使用不当，都会造成晕厥。此外，低氧血症、低血糖、二氧化碳过度潴留和严重贫血等可致晕厥。

4. 胸痛

临床上很多疾病可以引起胸痛，而疼痛发作的特点，如病位、时间和程度等，对病情的判断有些重要的参考价值。老年人常见的胸痛原因如下：

（1）急性冠脉综合征。包括不稳定性心绞痛和急性心肌梗死，这是老年人胸痛时最常见的疾病和最常见的导致死亡的原因。但在部分高龄老人中，急性心肌梗死时不一定伴有严重胸痛，应引起足够的警惕。

（2）急性主动脉夹层。有高血压病史的老年人突然出现严重的撕裂样的胸痛，应怀疑胸主动脉夹层，并及时采用超声心动图、主动脉CTA等检查以确诊。

（3）急性肺栓塞。长期卧床或近期有骨科手术者，突发急性胸痛伴有呼吸困难、低血压和心动过速，因考虑有该病可能，及时行心电图、D-二聚体及肺动脉CTA检查予以明确。

（4）气胸。老年人肺气肿、肺大泡较为多见，突发用力憋气时可以引起气胸而表现胸痛和呼吸困难。

（5）肺炎。肺炎累及胸膜时可以出现胸痛。尤其要注意的是，老年患者尤其是高龄老年患者中，肺炎的临床表现可以不典型，往往没有发热、咳嗽等典型症状。

（6）消化系统疾病。反流性食管炎、胆囊炎、消化性溃疡等可表现为胸痛。

（7）肌肉骨骼疾病。可表现为慢性胸痛，也可为急性发作。检查时胸壁往往有广泛性压痛或者局限性压痛，非甾体抗炎止痛药治疗往往有效。

（8）带状疱疹。老年患者由于容易出现免疫功能的低下，带状疱疹是常见的疾病。典型的带状疱疹为沿着神经分布的皮肤疱疹带，而许多患者在疱疹出现之前就表现为剧烈的胸痛等，应加以鉴别。

5. 腰腿疼痛

腰腿疼痛是影响老年人生活质量和活动能力最常见的临床症状，其发生原因较多，最常见的原因是老年性骨质疏松、局部肌肉软组织的慢性劳损或外伤、骨关节炎症以及椎间盘突出等疾病，此外还可以由各种代谢性疾病、原发骨肿瘤或骨转移的肿瘤、脊椎结核或脓肿、风湿或类风湿性疾病特别是强直性脊柱炎等引起，偶尔急性下后壁心肌梗死、Ⅲ型主动脉夹层、腹主动脉瘤破裂等心血管急危重症也可引起放射性腰痛症状，应引起临床医生的高度重视，一旦遇到无法解释的剧烈腰背部痛症状，就应考虑有以上疾病的可能，以尽早检查明确，以免引起严重不良后果。

6. 呼吸困难

呼吸困难是指患者主观感觉空气不足、呼吸费力，尤其是在活动后出现的呼吸困难症状在老年人中比较常见，可以是由于老年人心肺功能下降或缺乏运动导致，特异性并不强。引起呼吸困难最主要的原因是呼吸系统疾病和心血管系统疾病。

（1）呼吸系统疾病。如慢性支气管炎、肺气肿、支气管哮喘、支气管扩张、支气管肺癌、肺结核、大叶性或支气管肺炎、间质性肺炎、特发性肺纤维化、气胸、大量胸腔积液、急性呼吸窘迫综合征、急慢性呼吸衰竭等。

（2）心血管系统疾病。各种原因导致的急慢性心力衰竭、心包积液、心包填塞、原发性肺动脉高压、肺栓塞等。

（3）其他疾病。慢性肾病导致的代谢性酸中毒、糖尿病酮症酸中毒、吗啡或巴比妥类镇静镇痛药物中毒引起的呼吸抑制、中枢神经系统疾病以及癔症精神心理性疾病等。

7. 乏力

乏力是指患者自觉肢体力量不足的疲乏症状，也可以是体格检查发现肌力明显减退。乏力症状是老年人最常见的非特异性临床表现，它可以是生理性衰老的表现。但是，乏力症状如果是突然发生的，尤其是突发的一侧肢体乏力伴有肌力明显下降，则往往是急性脑梗死的典型症状，应引起高度重视。若乏力症状是缓慢发生者，则可能由感染、贫血、肿瘤等慢性消耗性疾病引起。此外，某些药物的使用不当，如利尿剂导致低钾、镇静剂使用过量等也可以引起乏力的症状。

8. 消瘦

老年人的消瘦是指其机体的肌肉实质与脂肪储备显著不足，体重较标准体重减少10%以上者。消瘦的主要原因为摄入不足与消耗的增多。在临床上，大部分老年人的消瘦是多种因素综合影响的结果。常见原因如下：

（1）消化系统病变。老年人胃肠道消化吸收功能减弱，会导致食欲减退、食量减少，营养摄入不足。其他一些消化系统的疾病，如肠瘘、广泛小肠切除、炎症性肠病，以及肝、胆和胰等疾病，都会使得营养摄入不足，肠道消化吸收不良而引起消瘦。

（2）糖尿病。糖尿病的典型症状是多饮、多食和多尿以及体重减轻，但一般只有在糖尿病控制极差，血糖水平很高时才会导致患者出现消瘦症状，现实中大部分2型糖尿病患者体重都偏肥胖而非明显消瘦。

（3）甲状腺功能亢进。甲状腺功能亢进等代谢性疾病会增加代谢消耗，尽管这些疾病摄入并没有减少，甚至有所增加，但由于消耗的明显增加，患者仍然容易出现消瘦。

（4）感染与消耗性疾病。慢性感染、慢性消耗性疾病，如结核病、慢性阻塞性肺病等疾病迁延不愈而引起消瘦。

（5）肿瘤。肿瘤是引起老年人消瘦常见的消耗性疾病，到了疾病的晚期，患者的进食也会受到影响，如果再出现肿瘤的并发症，会导致极度消瘦而表现恶病质。

9. 水肿

水肿是机体的组织间隙聚集过量液体的现象。老年人因皮下组织松弛，血管通透性增加，在足部、踝关节等部位会出现轻度的凹陷性水肿，尤其是在站立较久之后，这种轻度的水肿常常在休息后会自然消失，不属于病理现象。在临床上需要通过病史、体检和实验室检查来明确引起水肿的原因。水肿可以分为全身性水肿和局部水肿。

常见的全身性水肿的原因有心源性以及肾病、肝病和营养不良等。这些水肿往往伴随疾病的临床表现。①心源性水肿常常从身体下垂部位开始，逐步向上蔓延，严重者可以波及胸腹部，出现胸腹水，患者常常伴有端坐呼吸、肝大等心力衰竭的临床表现。②肾病综合征引起的水肿常常伴有大量蛋白尿和低蛋白血症。③肝病引起的水肿常常伴有腹水、白球比倒置等表现，患者往往有肝炎病史、血吸虫病史或者长期饮酒史。④老年人长期营养不良或者消耗性疾病引起贫血、低蛋白血症，因而导致水肿的发生。另外，一些特殊疾病也会引起水肿的发生，如甲状腺功能减退会引起黏液性水肿。

局部水肿较常见的是下肢和踝关节部位的水肿，常常是由于静脉曲张、静脉回流障碍而引发。在中风偏瘫的患者中，由于静脉和淋巴管功能失常，在偏瘫侧也容易出现水肿。

10. 便秘

便秘是指排便时间延长、粪便干燥，或排便不畅。老年人随着增龄而发生便秘的频率逐年增多。老年人发生便秘与肠道蠕动减慢、排便反射减弱、内外科多种疾病和服用的药物等诸多因素密切相关。常见的原因如下：

（1）饮食因素。每天饮水量较少，食物中纤维素的含量不足，有些老年人对食物过于挑剔，甚至偏食等，都容易导致便秘。

（2）肠道动力因素。老年人结直肠平滑肌的收缩能力下降，蠕动减慢，排便的动力不足，容易引起便秘。如果长期卧床、营养不良，或者患有消耗性疾病的老人，便秘的发生就更为常见了。

（3）肠道疾病。包括肠道梗阻、肠道肿瘤、肠道炎症、肠道粘连等，以及老年人患有痔、肛裂和肛门脱垂等肛周疾病，都是导致便秘的原因。

（4）药物。由于老年人的多病性，常常需要服用多种药物。很多药物会导致便秘的发生，应仔细询问病史，尤其是药物使用史，找出可能的原因。常见的导致便秘的药物有：阿片类药物吗啡、可待因等、抗胆碱能类药物如阿托品、颠茄等、抗抑郁药丙米嗪、帕罗西汀等、抗精神病药如氯氮平、奋乃静。另外，高血压药中的钙离子拮抗剂，以及含有钙、铝、铁的药物，或者长期使用中药泻剂，都会导致便秘的发生。

特别提示：临床上老年人一旦近期出现排便习惯的改变，首先要排除器质性疾病，如肠道恶性肿瘤、肠梗阻的存在。

总之，老年人一旦发生便秘，就应对其上述引起便秘的相关因素，认真分析，明确原因，以采取相应的措施。

11. 睡眠障碍

睡眠障碍包括睡眠质量和睡眠时间出现异常。随着年龄的增长，睡眠的时间逐渐减少，在老年人中出现睡眠障碍的常见表现为：入睡困难，或者睡眠时间太短，或者醒后难以再入睡，以致白天乏力、易激动、注意力不集中。因此，老年人经常服用镇静安眠药物的较多。

睡眠减少可以是一过性的，也可能是慢性的。一过性的失眠通常是受到各种意外刺激的影响，如情绪刺激、劳累等。慢性失眠常与不良的睡眠习惯有关。老年人的慢性疾病如骨关节炎、各种原因引起的夜尿增多、慢性阻塞性肺病等都会影响老年人的睡眠。

睡眠过多也称嗜睡，常与脑部疾病有关，如脑瘤、脑炎、脑血管病变、脑外伤等，也可能见于甲状腺功能减低、糖尿病、尿毒症和过量镇静剂等。

睡眠呼吸暂停综合征也是睡眠障碍的一种特殊表现，临床特点是在睡眠中打鼾的同时伴有呼吸停止大于10秒，这会造成缺氧，轻者感觉睡眠不足，白天精神状态不佳；重者在夜间可能诱发心绞痛，也可诱发或加重其他心脑血管疾病，以及加速认知功能的下降，甚至可诱发猝死。

除上述11个老年人常见的症状之外，还有低体温、大小便失禁等，都是随着衰老而功能衰减和器质性病变引发的表现。关爱老人，积极采取西医、中医或中西医结合治疗。

（四）老年病的特点

老年人随着年龄的增长，其生理功能在逐渐减退，机体的各个系统、器官在功能和结构上都会发生不同程度的退行性变化。因此，机体的抗病能力和对疾病的反应性，也会出现不同程度的降低。老年人的疾病谱与中青年不同，即使患一种疾病，老年人和中青年的临床表现也不尽相同。为了对老年患者的药物治疗或手术更有效、更妥善、更合理，必须了解老年病的下述八种特点。

1. 临床症状及体征不典型

老年人由于神经系统和免疫系统发生退行性改变，代偿功能差，感觉、体温、呼吸、咳嗽、呕吐等神经中枢的反应性降低，使一些老年疾病的临床症状极不典型，例如，急性心肌梗死时老年人可无典型的心前区疼痛，可能仅表现为心律失常、心力衰竭，或仅有一般性的衰弱和意识障碍，或表现为上腹不适、恶心等消化道症状，或表现为肩痛，牙痛等。无痛性急性心肌梗死显然较年轻人多，特别是伴有糖尿病的患者，会有更多的无痛性心肌梗死，故容易因延误诊断而丧失最佳的治疗时机。

再比如，老年人肺炎的临床症状和体征均不明显，其临床表现多种多样，甚至缺乏呼吸道症状，更缺乏典型的肺炎症状，因此有人称其为"无呼吸道症状的肺炎"。常无发热和寒战，可表现为食欲不振、腹胀、腹泻、腹痛等消化道系统的症状，也可能一开始就出现表情淡漠、嗜睡、躁动不安甚至昏迷等神经精神系统的症状，还可能出现心慌、气短、心律失常、休克等心血管病的症状；另外，尿频、尿失禁、尿潴留、脱水等症状亦常见。因此，诊治老年患者时必须全面检查，仔细观察，以免漏诊误诊，延误治疗的最佳时机。

2. 多病共存

老年人的器官、组织、结构和功能等先后发生变化，故往往有多种疾病同时存在。老年人患多种疾病可能是青中年疾病的延续和逐渐累加，也可能是老年期的新发病。多病共存的表现形式，可以是同一器官的多种病变。以心脏为例，冠状动脉粥样硬化、肺源性心脏病、传导系统或瓣膜的退行性病变可同时存在。也可以是多系统疾病同时存在，如不少老年人患高血压病、冠心病，还同时患糖尿病、慢性支气管炎或者伴肾功能衰退等。20世纪90年代北京医院统计：80~89岁的住院患者，平均患9.7种疾病；90岁以上者，平均患11.1种疾病，没有一例患者仅患一种疾病。这提示，老年人患病的种类随年龄而增加。

老年人的多病性在感染、创伤和出血等诱发因素作用下，很容易发生多脏器功能衰竭，给治疗带来一定困难。因此，治疗老年人疾病时必须全面了解和掌握患者的全部病史，抓住主要矛盾，权衡利弊缓急，制定个性化、多学科的综合治疗方案。

3. 病情重，变化快

老年人对疾病的反应差，临床表现不典型，当出现明显的症状和体征时，往往病情严重，或迅速趋于恶化。由于组织器官的储备功能和代偿能力差，在发生急性病或慢性病急性发作时，容易出现各种危象和脏器功能衰竭，如严重脱水、酸碱平衡紊乱、意识障碍、心律失常与心力衰竭等。

例如，老年人的消化性溃疡，平时无明显胃肠道症状，直到发生消化道大出血时才来就诊，发现时已并发出血性休克和肾衰竭，病情迅速恶化。再比如，老年人发生急性心肌梗死时，仅感疲倦无力、出汗、胸闷等，可很快出现心力衰竭、休克、严重心律失常甚至猝死。因此，在诊治老年患者时，应对诊断及治疗进行全面考虑，高度重视并严密监护，千万不能掉以轻心。

4. 易发生意识障碍

意识障碍给诊断和治疗带来很多困难。老年人不论患何种疾病，都易发生意识障碍，这与老年人患有脑血管硬化，脑供血不足，加之各器官功能衰退有关。老年人发生感染、发热、脱水、心律失常等病变，容易出现嗜睡、谵妄、神志不清甚至昏迷等症状，一旦原发疾病得到控制，意识障碍也会消失。此外，在分析老年人意识障碍时，必须排除医源性因素，如服用安眠药、抗抑郁药，要及时进行鉴别，明确诊断，以免延误治疗。

5. 并发症多

老年患者尤其是高龄老人患病后，容易发生多种并发症，这是老年病的突出特点。老年病常见的并发症为以下四点：

（1）水、电解质和酸碱平衡紊乱。老年人的脏器呈萎缩状态，细胞外液明显减少，细胞内液不仅绝对量减少，而且在体液中所占比重亦明显降低。再者，老年人的内环境稳定性差，代偿功能减退，稍有诱因就可导致水电解质紊乱。另外，老年人口渴中枢的敏感性降低，因此饮水量不多，即使体内缺水也没有口渴感，容易发生脱水，水分的丧失必定伴有电解质的紊乱与酸碱平衡失调，其发生率高，进展迅速。由于老年人口渴感觉不灵敏，在照顾患者时要注意舌的干燥与否、皮肤弹性以及有无少尿或体重减轻等。

老年人肾脏处理钾的功能减低，如有腹泻或呕吐容易发生低血钾，若因便秘而使用泻药，或者水肿而使用利尿剂时，必须小心防治失钾；肾功能衰退伴有感染时，又容易发生高血钾。

（2）多脏器功能衰竭。老年人的脏器储备功能低下，免疫力减退，适应能力减弱，机体的自稳性差，在没有意外打击的情况下，尚可保持平衡，进行正常功能。一旦患病和应急状态下，如感染、创伤、出血时，很容易发生功能不全或衰竭现象，其中以心、肾、肺和脑的功能较易受影响。老年人一旦发生多脏器功能衰竭，其病死率除与年龄有关外，还与受累器官的数目多少相关，受累3个器官的病死率为57.1%，受累4个及4个以上者几乎百分之百死亡。

（3）感染。由于老年人的免疫功能减退，在慢性疾病的基础上容易并发呼吸道、胆道及泌尿系统的感染。感染的高危因素包括：高龄、瘫痪、肿瘤、长期卧床等，若应用化疗药及激素者，更容易发生多种病原体感染，包括真菌感染。感染既是老年人常见的并发症，又是其重要的死因。因此，要高度重视老年人并发感染的防治，以防止发展为败血症及多脏器功能衰竭。

（4）血栓和栓塞。老年人常因各种疾病或手术长期卧床，易发生深静脉血栓和肺栓塞，严重者可致猝死。这与老年人的肌肉萎缩、血流缓慢以及老年人血液黏度增高有关。因此，应注意卧床老年人的主动及被动的肢体活动及翻身。

6. 病程长，康复慢

老年人全身反应迟缓，发病较隐匿，症状不典型，其病情往往经过一个较长的演变过程，才会出现症状和体征，且容易并发感染、水电解质紊乱及多脏器功能衰竭等并发症。故老年人发生急性病变后，受损组织的修复及器官功能的恢复过程较年轻人缓慢。

例如，当老年人发生急性心肌梗死后，由于心血管基础情况较差，心梗后功能恢复常不理想，泵衰竭较多见，中远期预后较差。恢复期卧床时间较长，卧床本身可能带来一系列问题，如情绪不佳、消化不良、食欲减退、排便困难、排痰不畅以及肺炎、褥疮、静脉血栓形成和肺栓塞等，这些附加情况和并发症，常使病情进一步复杂化而成为猝死的诱因等。

因为病程长，康复慢，并发症多，老年人及其家属容易对疾病的康复失去信心，产生悲观消极情绪。因此，医务人员要耐心，对预期目标切勿操之过急，以免短期内达不到明显效果而动摇；同时应鼓励患者及家属树立信心，做好有关宣传教育和说服解释，使患者和家属积极配合诊疗。

7. 药物不良反应多

老年人因肝、肾功能减退，导致药物代谢与排泄降低，药物在体内代谢速度缓慢，又使药物在机体内的半衰期延长，且长期用药则易引起蓄积中毒。还需明确，老年人对药物的耐受性和敏感性与中青年不同，加之多药合用等原因，老年人用药容易发生不良反应，甚至危及生命。年龄越大，应用药物种类越多，药物不良反应的发生率越高。所以老年人用药剂量宜小，如洋地黄只需要青壮年的1/2或2/3量；对肝、肾功能有影响的药物需慎用，可用可不用的药物最好不用，以免造成不良后果。

老年人一旦发生药物不良反应，其程度往往较成年人严重。药物不良反应常发生在体形瘦小，患有心衰、肝肾功能损害和糖尿病等疾病的老年人。

药物不良反应多见于中枢神经系统药物、心血管系统药物、降糖药、非甾体类抗炎药、糖皮质激素及抗生素等。不同的药物引起的不良反应并不相同，但临床上以神经精神症状、消化道症状、低血压等表现最为多见。

8. 对治疗的反应不同

伴随增龄，机体内环境的稳定性降低，表现为代谢水平下降、耐受能力降低和个体间的差异扩大，药物易在体内蓄积。因此，老年人治疗量与中毒量接近，对于某一个老年患者毫无反应的剂量，对另一老年患者可能会发生致死的副作用，故应强调治疗剂量的个体化。

（五）老年人常见的内科病特点

老年期疾病包括三类：一是可发生在生命各个阶段的疾病，如感冒和常见部位的感染等；二是从中年起病延续到老年期的疾病，如高血压和慢性支气管炎等；三是在老年期起病，为老年期特有的疾病，如老年性痴呆、骨质疏松症等。随着社会的进步，人类寿命的增加，老年人的疾病谱也有改变，在20世纪50年代以心脑血管疾病、恶性肿瘤、慢性支气管炎的发病率占前三位；20世纪末期则骨质疏松、糖尿病、痴呆之发生率，已经与心脑血管疾病的发病相近。老年人常见的内科病之特点分述如下。

1. 呼吸系统疾病

（1）慢性阻塞性肺病。慢性阻塞性肺疾病（COPD），是一种具有不完全可逆性气流受限为特征的肺部疾病，呈进行性发展。随着年龄的增长，老年人更易患COPD，或者患COPD后临床表现更加严重。老年COPD的特点有：

①老年人由于气道屏障功能和全身免疫功能减退，很容易因急性上呼吸道感染或支气管感染诱发COPD急性发作加重，且易出现呼吸衰竭的并发症；

②机体反应差，典型症状明显减少或缺失，如在伴有感染时体温不高，白细胞不增加，咳嗽不重，但患者面色灰紫，肺内啰音密集或呼吸音低下，精神萎靡或嗜睡、厌食、胸闷等；

（2）肺炎。肺炎是老年人的常见病，是老年人直接死亡的重要原因。老年人免疫系统功能随年龄增长而衰退，免疫功能减退是老年人肺炎发病率、病死率增高的重要原因之一。老年肺炎的临床特点如下：

①多无发热、咳痰等典型症状，有症状者仅占35%；

②首发症状为呼吸困难者，占56%，或有意识障碍、嗜睡、脱水、食欲减退等，无症状者占10%；

③血常规检查白细胞总数可增高或不高，但半数以上可见中性粒细胞比例增高、C反应蛋白升高、血沉增快等炎症表现；

④动脉血气分析可发现动脉血氧分压下降，而合并慢性阻塞性肺病时低氧血症伴二氧化碳分压升高；

⑤胸部X线片示：支气管肺炎表现者比大叶性肺炎更多见；

⑥老年人肺炎易发生水、电解质紊乱及酸中毒，易发生多脏器功能衰竭，死亡率高。

2. 循环系统疾病

（1）心力衰竭。心力衰竭是由于各种心脏疾病导致心脏结构和功能的变化，心室泵血功能降低，心脏不能泵出足够的血液以满足组织代谢的需要而引起的临床综合征，是各种心脏疾病的最终结局，老年心力衰竭患者占心力衰竭患者总数的75%，是导致老年人反复住院及死亡的常见原因。老年人心力衰竭的病因以冠心病、高血压性心脏病、肺源性心脏病为主，主要的诱因是感染、心肌缺血及心律失常。老年人心力衰竭的临床特点如下：

①一般表现为轻微活动后胸闷、气促及双下肢水肿症状，严重者可出现夜间阵发性呼吸困难和端坐呼吸等典型急性左心衰表现。

②可有一些非特异性症状，如精神神经症状、疲乏、虚弱、恶心、呕吐及恶病质等。

（2）高血压。高血压是一种以体循环动脉压升高为主要特点，由多基因遗传、环境及多种危险因素相互作用导致的全身性疾病。老年人高血压指的是年龄在60岁以上人群中的高血压患者。据WHO报道，60岁以上的老年人约1/3患有高血压，70岁以上者约半数患有高血压。老年高血压的临床特点如下：

①一般都会有头晕、失眠等症状，但仍有相当部分的患者可无明显症状，仅仅在体检时发现血压升高，导致患者很容易忽视其危害。

②以收缩压增高为主，单纯收缩期高血压占相当大的比例，收缩期高血压对心脏的危害性更大，更易发生心力衰竭，同时也更易发生脑卒中。

③血压波动大，且容易出现体位性低血压。

（3）冠心病。冠心病是一种由冠状动脉粥样硬化和（或）痉挛而引起的心肌缺血缺氧性心脏病。老年冠心病的临床特点如下：

①许多都有陈旧性心肌梗死病史，冠脉造影结果一般都是多支血管狭窄病变、弥漫性病变、钙化病变，病变程度严重且复杂。

②多合并有左室收缩功能障碍或心力衰竭症状。

③部分患者由于痛觉不敏感，在发作心绞痛或急性心肌梗死时可能没有严重

的胸痛症状，而仅表现为呼吸困难，尤其是高龄患者和合并糖尿病者。

3. 消化系统疾病

（1）胃食管反流病。胃食管反流病（GERD），是指胃、十二指肠内容物反流入食管引起的胸口灼热、反酸等症状，严重影响患者生活质量。由于老年人食管结构和功能的改变，使GERD的发病率增加。老年人GERD的临床特点：

① 症状轻微但黏膜损害较重。

② 嗳气反酸、吞咽困难、胸骨后疼痛等症状不典型者多见，容易与冠心病症状相混淆。

③ 食管外症状多见，可伴有声嘶、晨起恶心、咽喉部异物感、夜间哮喘以及反复发作的肺部感染等。

（2）消化性溃疡。消化性溃疡是一种常见的疾病，也是老年人好发的疾病。消化性溃疡泛指胃肠道黏膜在某种情况下被胃酸或胃蛋白酶消化而形成的溃疡，可发生于食管、胃或十二指肠，也可发生于胃空肠吻合口附近。随着社会的老龄化，消化性溃疡在中老年患者的比例呈增高趋势。老年人消化性溃疡以胃溃疡多见。老年人消化性溃疡的临床特点：

①临床表现多不典型，缺乏规律性的上腹疼痛，多以上腹饱胀、不适等消化不良的症状为主，少数患者以胸骨后及腰背部疼痛为主要临床表现。

②高位溃疡多，巨大溃疡明显增多，复合性及多发性溃疡多。

③复发率高，愈合缓慢。

④最常见的并发症是上消化道出血、消化道穿孔。

4. 内分泌和代谢疾病

（1）Ⅱ型糖尿病。Ⅱ型糖尿病是由于胰岛素分泌及（或）作用缺陷而引起的一种代谢障碍性疾病，与遗传、免疫和环境等多种因素有关。糖尿病是老年人的常见病和多发病。老年糖尿病的临床特点如下：

①多数患者有不同程度的胰岛素抵抗。

②多数患者无明显多饮、多食、多尿及消瘦等典型症状。

（2）甲状腺功能亢进症。甲状腺功能亢进症，是指多种原因导致甲状腺素分泌过多引起的临床综合征。60岁以上老人占甲亢患者的10%~17%。老年人甲亢的临床特点如下：

①发病较隐匿，突眼和高代谢症候群较少。

②甲状腺多不肿大或轻度肿大，但甲状腺结节的发生率较高。

③常突出表现为其他系统的症状，最常见的是心血管和消化道症状。

（3）骨质疏松症。本症是以骨质衰老性改变为主的疾患，女性多于男性。其临床表现为：疼痛，以腰背痛多见；身长缩短、驼背及易发骨折。骨质疏松症的成因有原发性、继发性与特发性之不同；原发者为绝经后、老年体衰等；继发者为甲亢、糖尿病等；特发性为遗传因素等。

5. 神经系统疾病

（1）脑卒中。脑卒中是一组突然起病，以局灶性神经功能缺失为特征的急性脑血管疾病。分为缺血性卒中与出血性卒中，前者包括短暂性脑缺血发作、脑梗死与脑栓塞；后者包括脑出血与蛛网膜下腔出血。许多研究均表明：脑卒中的发病率随年龄增加而上升，是老年人重要的死亡或致残原因。在我国人口老龄化趋势日益加速的情况下，脑卒中的危害性日益突出。脑卒中的危险因素包括高血压、心脏病、糖尿病和高脂血症等。

（2）帕金森病。帕金森病是老年人常见的锥体外系疾病，已经成为老年人最常见的神经变性疾病之一。此病一般发生在55岁以上的老年人，发病率随年龄增长而逐渐增加，发病人群中男性稍高于女性。主要临床表现为静止时手、头或嘴不自主地震颤，肌肉僵直、运动缓慢以及姿势平衡障碍等，导致生活不能自理。

（3）老年性痴呆。老年性痴呆是已获得的智能出现了持续的损害、缺失和社会适应能力降低，是以智能障碍为主的慢性进行性疾病，患者的智能和思维能力呈进行性下降，直至出现全面衰退、情绪和性格改变、精神障碍以及全面精神衰退。根据病因的不同，可以将痴呆分为4种类型：阿尔茨海默病、血管性痴呆、混合性痴呆和其他原因引起的痴呆，如帕金森病、感染、中毒和脑外伤等。

6. 其他系统疾病

（1）尿路感染。尿路感染是老年人的常见病，在老年人感染性疾病中仅次于呼吸道感染，是由于病原菌侵入泌尿系统，并在泌尿道的黏膜上生长、繁殖，引起相应的病理改变及症状的一组疾病。流行病学调查显示，尿路感染的患病率随增龄而增高，女性高于男性。一般成年女性尿路感染的患病率为3.0%~4.5%，65~75岁患病率为20%，80岁以上则增加至20%~50%；男性50岁以前很少发生尿路感染，而65~70岁患病率为3%，70岁以上者可高达20%。老年人尿路感染的临床特点包括：

①易感因素多。

②感染的细菌种类复杂。

③尿频、尿急、尿痛和脓尿等尿路感染症状不明显，有的甚至没有症状。

④感染难以控制，且容易复发。

⑤并发症多见，易并发菌血症、败血症及感染性休克。

（2）贫血。贫血一般指单位容积血液中红细胞数、血红蛋白含量及红细胞比率低于正常值，其中以血红蛋白含量低于正常值最重要。老年人贫血的特点：

①常常继发于其他疾病，如恶性肿瘤、慢性感染和肾功能不全等。

②起病缓慢、症状隐匿，常常和其他内科疾病夹杂在一起，有时甚至被其他内科疾病所掩盖。

③贫血时可加重原有的心脑血管疾病，严重时容易发生贫血性心脏病。

④老年人贫血以缺铁性贫血最为常见。

（3）老年期肿瘤。人的各种年龄都可能发生肿瘤，但随着年龄的增长而发生肿瘤的危险性也增加，多种恶性肿瘤为老年人常见死因之一。老年期肿瘤具有以下六个临床特点：一是易患多发原发癌；二是转移率较低；三是无症状的潜伏癌较多；四是发展相对缓慢；五是临床表现不典型；六是多死于并发症。鉴于上述特点，老年期肿瘤虽可选择外科手术治疗，但应权衡利弊，慎之又慎，以保护晚年的生存质量为要。

（六）老年病的检查与治疗提要

了解了上述老年人与老年病的五个方面常识之后，还应了解老年病的检查方法与老年病治疗注意事项。这两个方面只讲个原则与要点如下：

老年病的检查方法主要是三点：一是详细、完整的病史采集；二是系统、准确的体格检查；三是必须要做的理化检查。如此以利于明确诊断，为正确治疗提供可靠的依据。

老年病的治疗主要是药物治疗与手术治疗。这二者选择的原则应把握四个字：合情合理。所谓合情，采取药物治疗应根据老年人多病性等特点，针对具体情况，给予恰如其分的综合治疗。例如，药物治疗与非药物疗法的选择；药物剂量的适度把握；给药途径与剂型的考虑；给药时间与疗程的适度；用药不良反应与相互作用的观察；特殊用药的指导与监测。所谓合理，应针对老年病的特点，准确把握治疗的时机与用药的适度。既不能贻误病情，又不能过度治疗，以保障老年人的生活质量为原则。例如，有的老年人"一身多病"，多种检查有异常，对此及时合理的治疗是必要的，但非得将异常指标都控制在正常水平，将全部所有的症状都消除，这难以实现，也不合乎老年人所患老年病的实际情况。因为，人这一生正常的衰老不能抗拒，通过适当的治疗，病情基本恢复、异常指标如血压、血糖或血脂等基本上正常了，就是健康老人。关于老年病的手术问题：根据老年患者的病情特点，决定了其手术的死亡率较高与手术后遗症较多。因此，对于老年病人手术的选择应特殊慎重。必须要手术者，应了解和正确把握下列四点：一是术前评估与术前的准备；二是麻醉方法与手术方式的选择；三是术中的重点监护与监测；四是术后的监护与常见并发症的适当处理。

（七）老年病中医诊治述要

人生从幼年、少年、青年、中年一路走来，经过幼年的发育、青少年的成长、壮年的成熟，渐入老年的衰退期，其不论有病、无病，身体状况都和以前不同了。因此，研究老年人的生理特点与发病规律，发挥中医药的优势，施以正确的防病治病，以利益寿延年，必受欢迎！根据笔者多年阅历与见解，探究如下：

1. 良药之最，非中非西而是本能

在2500年前，古希腊的"医学之父"，亦即西医学先驱者之一——希波克拉底说："病人的本能就是病人的医生，而医生是帮助本能的。"这与中医学古圣先贤的理念不谋而合。大约2000年前的《汉书·艺文志·方技略》中引用了这样一句话："谚曰：有病不治，常得中医。"其大意是说，人们得了病以后，与其被庸医误治，不如不治，不治反而符合医理。什么医理？即人体与生俱来的抗病、治病之"本能"。

医圣张仲景撰著的《伤寒杂病论》中，有的原文之"弦外之音"，读者不一定领悟和重视。如《伤寒论》第59条曰："大下之后，复发汗，小便不利者，亡津液故也，勿治之，得小便利，必自愈。"如何理解？是说有的病，治到一定程度，就不宜再用药治，应改为"食疗"等善后调养，可不治而"阴阳自和者，必自愈"（58）。如此"自愈"的机理，就是人体的"本能"。若不知"中病"即止，过度治疗，难免伤及本能，后患无穷！戒之，戒之。

以上中医、西医先哲们的经典论述令我们觉悟：人的本身有与生俱来的防病、治病能力，是苍天为每个人配备的"私人医生"，应尊重他、保护他，并利用好他。因为他是人体最好的既管保健，又管治疗的好医生。请来的医生，必须

与每个人的"私人医生"友好相处，密切协作，才能更好地防病、治病。

2. 治病求因，去除病因即是治病

医圣张仲景首创病因之三因学说，宋·陈无择传承医圣思想，结合己见，创新了"三因学说"。张仲景对病因的分类，是以经络脏腑分内外，在强调正气的同时，不忽视"客气邪风"，故认为邪由经络入脏腑，为深为内；邪在皮肤血脉凝结，为浅为外。至于房室、金刃、虫兽的伤害，则与"客气邪风"以及经络脏腑的传变无关。后世陈无择的三因学说，是以内伤、外感分内外，以六淫外感为外因，五脏情志所伤为内因，房室金刃等为不内外因。陈氏三因学说与医圣三因学说在立论根据上有所不同，应注意区别。现今多沿用陈无择的"三因学说"分类法。

笔者根据自己研究仲景书的切实心得，提出新的"三因学说"，即："通过实践可以得知，千变万化、错综复杂的疾病可以归纳为三大类：一类是外因，即外感六淫，或疫疠之邪，或金刃所伤，或虫兽所伤，或各种意外伤害等因素所导致的急性病变；一类是内因，即内伤七情，或饮食失宜，或劳逸失度，或房室失节等因素所导致的慢性病变；一类是内外相因，为既有内伤杂病，又外受病邪。"

明确了复杂多变的病因及其归类，临床上追究病因便有了思路与指向。老年病的病因，应遵循上述张仲景、陈无择与笔者三种有所不同的病因分类去探求，还应注重老年病的易发因素。例举如下：

（1）从外因而论。外因以外感六淫为多见。一年四季春夏秋冬气候的变化，特别异常改变，一旦防护不慎，便易感受外邪。体弱多病的老年人，弱不禁风，稍有不慎，便易招致外邪。老年人外感后，多是证候不典型，或常见症状缺失。对此必须有足够的认识，第一是慎防外感，第二是明确诊断，第三是针对老年人外感病邪之特点而施以恰当的治疗。

（2）从内因而论。内伤病因常见者有三：内伤七情、饮食失宜、劳逸失度。

①内伤七情：喜、怒、悲、思、忧、恐、惊之七情，是人们日常生活中正常的情感活动，但不可过极、过久，"大喜、大怒、大忧、大恐、大哀，五者接神，则生害矣"（《吕氏春秋·季春记》）。老年人的精、气、神皆已衰退，不一定情志损伤过极、过久，称有触动，便可致病。老年期的情志因素因人而异，例如：①退休之初，不能适应新的生活、新的环境，可以致病；退休之后，闲下来了，生活没有了规律，或参与对身体不宜的休闲生活如长时间打牌，可以致病。②儿女不孝，心情不顺，或"空巢"寂寞，可以致病。③老年失偶而长期思念不能释

怀，或"白发人送黑发人"，难以承受，势必患病。上述这许许多多的病因，预防之，便是防病；以排除之，便是治病。对老年病而言，"治未病"更加重要，尽早地辨证论治，以防止久病难治，甚至病情恶化而难以救治。

②饮食失宜："食"的学问，前已详述，在此再强调补充如下：食者，不可过食生冷、过食肥甘、过饥过饱、过度偏食，"大甘、大酸、大苦、大辛、大咸，五者充形，则生害矣"（《吕氏春秋》）。若不知食之禁忌，势必伤及脾胃，后天之本受到伤害，影响水谷精微的消化、吸收，精微乏源，百病由生。老年人脾胃功能逐渐衰退，进食更应慎之又慎。"饮"的讲究，前已详述。老年人，特别是患病者，更应讲究。有的老年人不能生活自理，对其饮食照顾，更要无微不至。

③劳逸失度：前面已经详细论述"动静结合""劳逸结合"。若把握不好，劳逸失度，精力、体力过劳或过逸，皆可发病。老年人精力不足，体力衰减，蓄存的能量不多了，稍有劳逸失度，超过负荷，便可诱发病变。因此，老年人一定要量力而行，既不可过于消极，脑不动、身不摇，则衰老的会更快，必须动起来；又不可劳心、劳力过度，不服老是一种精神，壮志不已而发挥余热值得尊重，但一定要"悠着点"，好汉不谈当年勇嘛。《内经》讲的"志闲而少欲，心安而不惧，形劳而不倦，气从以顺，各从其欲，皆得所愿。故美其食，任其服，乐其俗，高下不相慕，其民故曰朴"。如此朴实无华的品质是一种境界，达到了这个思想境界，也就是孔子讲的"七十而随心所欲，不逾矩"的境界。如此善于养生者，不仅可以达到"度百岁乃去"的高寿，还有可"能年度百岁而动作不衰者，以其德全不危也"。老年朋友们，让我们共同追求"淳德全道"的境界吧。

（3）内外相因论。这是笔者系统研究仲景书，探微索隐，整体把握后，对病因的"创见"。可想而知，在有内伤杂病的情况下，又外感病邪，或其他意外伤害，这不就是内外相因吗？再者，有内伤病变者，正气不足，卫外不力，或反应迟缓，也容易招致外邪与伤害。这是临床实事，是仲景书不言之发病规律。总结之，明确了，指导临床，更好地去探求病因。这就是理论与实践的关系，就是实践，认识，再实践，再认识的升华。老年人体弱多病，容易招致外感或其他意外伤害，因此，老年人"内外相因"类疾病会更多。

总之，临床上难以确定的各种病因，归纳起来，不外内因、外因、内外相因三大类。严加防范，避免三因为病，一旦发病，明确病因而排除之，邪气去则正自安。但若治疗不及时，病邪不去而病情复杂了，则应明确病机，辨证论治，治病求本。本之为义，辩论如下。

3. 治病求本，明确病性病位病势

首先要明确"辨病"与"辨证"的联系与区别。所谓"辨病"，是指要了解某种病的全过程。所谓"辨证"，是指要明确某种疾病某个阶段病情之关键点，即《黄帝内经》反复强调的"治病必求于本"的那个"本"，亦即"谨守病机"（《素问·至真要大论》）之"病机"。要治病求本，明辨病机，则必须明确三个要点：一是病性，即疾病的性质，如气虚、血虚、血瘀、气滞、气血两虚、气滞血瘀等；二是病位，如心气虚、肝血虚、肾阴虚、肝气郁滞、血脉瘀阻等，此乃"病位+病性"；三是病势，如心火亢盛、肝气上逆、中气下陷、肾水上泛、木火刑金等，此乃"病位+病性+病势"。上述病机的二个或三个要点明确了，治病就有了目标，就抓住了根本。"辨证"之"证"结所在明确了，处方才能"有的放矢"，我们追求的"方"与"证"相对才能有望实现。

老年人与年轻人身体之各个系统的生理功能、病理变化、器质功能有许多不同，年龄差别越大，其各种不同差别越大。因此，对于老年病，一定要针对其疾病的特点，施以恰如其分的治疗，才是治病求本，有的放矢。这在下面进一步探讨之。

4. 针对特点，施以恰如其分疗法

临床上各种疾病，在其年龄的不同时期，发病特点有所不同。关于老年病有何共同特点？其内科病变有何特点？要点如下。首先是老年病八个特点：一是临床症状及体征不典型。二是多病共存。三是病情重，变化快。四是易发生意识障碍。五是并发症多。六是病程长，康复慢。七是药物不良反应多。八是对治疗的反应不同。老年人常见的内科病特点，可归纳为以下三大类：一是可发生于生命各个阶段的疾病，如感冒和常见的感染类病变；二是从中年起病延续到老年期的疾病，如"四高"类病、心脏病、慢性气管炎以及多种恶性肿瘤等；三是在老年期起病之特发病，如老年性痴呆、老年性骨质疏松、帕金森病等。这三大类病，可发生在内科病的某一个或几个系统，诸如呼吸、循环、消化、神经、内分泌、代谢、泌尿、造血等各个系统。这三大类、多系统病变发生在老年期，则各有其特点，且老年人初、中、晚期的不同年龄段，其病情也有所不同。对此，必须以认真负责的态度、无限关爱的精神，融汇中西诊疗优势，对老年病的特点明确诊断，辨证施治，以提高老年人的生活质量、延长寿命为目的。针对老年病特点之诊治，笔者总结了以下四点：

（1）标本兼顾，急则治标，缓则治本。这是学习中医者都应当熟知的治疗法则。对于老年人患病来说，运用好这个大法更加重要。前已论及，老年病具有

"病情重，变化快"等特点，必须及时救治，晚则治之更难，甚至无回天之策。当务之急，急则治标，急者先治，保住生命，病情缓和下来，再从根本上慢慢调治，努力恢复元气。

（2）保护胃气，宁可食疗，勿以药治。《内经》曰："有胃气则生，无胃气则死。"可知胃气之有无，为生死之关键。老年人之周身功能都在衰退。因此，保护好脾胃之气，"仓中有粮，泉水不断"，身体营养源源不绝，则生命才能继续。保护胃气之良策，就是要避免各种伤害，伤害之主因有二：一是饮食；二是药物。饮食之伤，前文笔者对"治未病"要点之归纳都有论及。总之，人依赖饮食以养生，若饮食不加节制，"则生我亦能害我"。故善养生者，保护胃气为要。再注意养生，若不慎则招致患病。一旦患病，去病为先，护正为要。中医学最突出的治病特点与优势是"祛邪而不伤正"，良医能够很好地把握中医学之理念，处方遣药，君臣佐使之配伍，既去病邪，又护正气，一方兼顾，良善之策也。再者，中药乃苍天厚土恩赐人类的天然药品，不少药物，有病用之可治病，无病选取可食用。对如此"药食两用"之品，是最佳的治病良药及保护胃气之良食。总之，患病之后，不论是有无胃病，都要把握如下原则：若能用"药食同源"之食疗，不用药物治疗；必须药治者，宁可用中药，慎用西药。关于"食疗"之品，详述如下。

（3）注重体质，饮食调养，因人而异。人之体质，与生俱来，多有不同。无病养生，有病治病，都必须顾及体质。故远自中医古代经典，历代名家，近至当今许多专家学者，都注重研究体质。最权威者，古之为《内经》阴阳五行二十五种人的分类，今之则是国医大师王琦教授界定的九种体质，包括平和体质、阳虚体质、阴虚体质、湿热体质、痰湿体质、气虚体质、气郁体质、瘀血体质、特禀体质。中医学、中国传统文化的养生方法丰富多彩，饮食养生是重要方面，但一定要注重体质，因人而异，才能取得切实效果。具体探讨如下：

先谈辨体质以食养之：对体质有偏者，可以通过食物之偏性以纠偏复正。例如：阳虚与气虚体质者，宜吃辛甘温之热性食物，如阳虚可用生姜、干姜或附子，气虚可用人参、党参、黄芪之属，谷类为小米、糯米，肉类如鸡肉、羊肉，果类如莲子、大枣，菜类如韭菜、大葱，这些辛温性谷、肉、果、菜及常用药物，用之得当，可以助阳气之升发。阴虚体质者，宜食酸甘偏凉之品，如百合、麦冬、石斛、沙参、西洋参等药物，以及木耳、芝麻、黑豆、鸭肉、龟肉、梨、白萝卜等谷、肉、果、菜类，用之得当，可以滋养阴津之生成。而山药、苹果、核桃仁、白菜、牛肉等不寒不热平性之品，阳虚与阴虚体质均可用，平性体质最切合，其他体质者皆可适量用之。而湿热、痰湿、气郁、瘀血及特禀等体质，皆有适宜之食物及药物，有专门书籍可以参考，不逐一例举。

再谈辨体质以饮养之：前面讲了，饮者有四：一是饮水，水有生水、熟水，白开水温饮之，则先温阳气而生阴津，若冷饮则伤阳，冰冷之水伤及阳气更甚。二是饮茶，茶有绿茶、红茶两大类，品种多矣，中国许多名茶享誉海内外。饮茶讲究很多，从保健来讲，阳虚体质者宜饮发酵的熟茶——红茶类，以其性温而养阳气也；阴虚体质者宜饮未经发酵的生茶——绿茶类，以其性凉而益阴气也。当然，也要灵活掌握，如阳虚之人吃了肉食及热性食物，也应饮点绿茶；阴虚之人在严寒的冬天或饮食生冷而胃中不适，也应饮点红茶。三是饮酒，酒有几大类，热性者多，凉性者少，不论什么酒、什么体质之人，都以少饮为宜。如果亲朋好友相聚，或逢喜事，喝点酒可联络感情，或以酒贺喜助兴……此等快乐之事，切忌不可饮之过多。从养生来讲，阳虚体质喝点辛热白酒可助阳，阴虚体质喝点红酒、米酒可助阴。此皆适量少饮，多则伤阳伤阴。四是当今各种饮料以少饮为好。如此人造的，加了防腐剂等，不能与自然水果等饮料相比。当今年轻的父母及其幼儿偏爱饮料者，应当纠正。

（4）效法先圣，注重养生，善治未病。前面第一章，讲了许多养生防病的内容，足供参阅。不同年龄、不同体质者，都应该根据自己的不同情况而效法之，总以养生防病，益寿延年为目的。

5. 爱心关注，胜过仙丹，大爱无疆

儒家经典《礼记·大学》说：意诚，心正，修身，齐家，治国，平天下。以上所述的每一个方面的践行，都是以爱心为基础。爱，有小家庭之爱，有国家、天下之大爱。有一句歌词唱得好："人人都献出一点爱，让世界充满阳光。"阳光多好啊！光照万物，温暖人心，驱散阴霾……世间没有阳光了，人类就不能生存。因此，人人都要做阳光之人，温暖自己，光照他人。阳光之爱伴随每个人的一生，幼儿有了爱，才能天真快乐；少年有了爱，才能健康成长；青年有了爱，才能走向成熟；壮年有了爱，才能家庭幸福；老年人有了爱，才能享受天年。

佛家特别讲一个"善"字，没有爱心，何有善念？佛家讲普度众生，生死轮回。人有无来世，不去探讨。但爱可以传递，孝敬父母者，他的儿女将来也会孝敬他。否则，你不爱护父母，你的儿女将来会爱护你吗？因此，爱要从我做起。爱不应该仅停留在小家庭，要有大爱之胸怀，把爱体现在人际交往上，体现在工

作中。

医为仁术。没有仁爱之心，则干不好医疗工作。患者是一个特别需要关爱的群体，对患病之人，药物治疗或手术治疗固然重要，而悉心照顾对于病人康复更加重要。特别是情志类的病，药治、手术只是治标，不能治本。"心病还得心药治"，爱心关注，解决思想上的"症结"才是关键，才是治本良药。"世界上最好的良药——就是爱。"前面第一个标题是："最好良药，非中非西而是本能。"充满了爱心之人，首先温暖着自己，同时他的阳光普照，也温暖着周围的他人。有爱心的医生，他给予病人的"本能"增加了正能量，其疗效一定会"事半功倍"，甚至出现疗效奇迹。对于老年人患病者，则需要更多的关爱，才能提高他们的生活质量，才能焕发他们的生存希望，才能使他们益寿延年！

让我们人人献出爱心，爱家庭，爱社会，爱你相处的每一个人与从事的每一项工作，大爱无疆，人人健康，天下太平，才是极乐的世界！

第三章 心身医学思辨论

——兼论世界医学发展史略

一、心身医学的定义

心有两义：一者，物质之心，即"心主血脉"（《素问·六节藏象论》）；二者，精神之心，即"心主神明"（《素问·灵兰秘典论》）。本文心之为义，乃专指后者，即《内经》所云："心者，五脏六腑之大主也，精神之所舍也"，为"生之本，神之变也"（《素问·六节藏象论》）。身之为义，概指人体内之五脏六腑，外之四肢百骸以及气血津液等有形物质。

心身医学之义，是无形精神之心与有形物质之身密切相关的医学。"形者神之质，神者形之用，无形则神无以生，无神则形无以活"（张景岳注释《素问·八正神明论》）。这阐明了"形神互根""形神互生""身心统一"的辨证整体观，故心与身和谐则生生不息，心伤而形弊则百病丛生。

二、心身医学的起源与发展史略

自古以来，世界上具有生灵的生物界都有趋利避害的反应。人类是万物之灵，先民们在自然生存的远古时代为了生活得好，自然是饥则求食、冷则求暖、痛则求安。因此，先民们在生活实践中发现了原始的医疗方法，这就是医学的起源吧。

人类医学的发展从原始社会、奴隶社会、封建社会、资本主义社会及社会主义社会至今，经历了漫长复杂的过程，其发展受生产力水平和生产关系的制约，更与自然科学的进步以及哲学思想的发展有密切关系。

在我们人类生存的几千年，乃至更久远的历史长河中，世界人民面对疾病的医疗方法主要是三个方面：一是精神疗法；二是药物疗法或手术疗法；三是身心结合疗法。分述如下：

（一）精神疗法

在人类尚未发现药物治疗的远古时代，人们缺乏医学知识，自发的思想是敬天畏神，对疾病现象归之为鬼神作祟，因此渴望祈求神灵来保佑苍生消灾祛病。担当这种任务的"神医"，在世界文明古国都有，如古巴比伦、古埃及、古印度的"僧侣"采取的治病方法——咒文、祈祷。这一直影响至中世纪的欧洲医学，以"寺院医学"、"经院哲学"方式存在，那时"教会"成了最大的封建主，寺院很盛行。

世界文明古国之一的古代中国之"神医"疗法的代表是"巫"，巫术采取的"古之治病，惟其移精变气，可祝由而已"（《素问·移精变气论》）。关于祝由的科学道理，《灵枢·贼风》篇以问与答之对话云："黄帝曰：其祝而已者，其故何也？岐伯曰：先巫者，因知百病之胜，先知其病之所以生者，可祝由而已也。"据此可知，所谓"祝由"，表面上看来是迷信形式，而实际上却是含有一定科学道理的最原始的精神疗法。

可以认为，上述世界文明古国之精神疗法，即"神医""神学"思想，与纵贯古今的"宗教"色彩有着千丝万缕的联系。

我们国家至今还存在的"算命相面"先生，这与古代的"神医"有某些类似之处。我老家在农村，村子较大，村里辈分最大的年迈老祖就是一个算命相面先生。记得几十年前上大学期间，回到村里，我与这位老祖是忘年交，聊天时，老祖谈到"相面"，拿出约一尺宽、几丈长的一卷白帛让我看，上面画着形态各样的人像，指着手托腮部痛苦面容的像说：他很可能牙痛。又指着弯着腰而手捂胃部的像说：这个人很可能是胃病……我领悟了，明白了！原来"相面"先生结合了我们中医学的"望诊"。善望者，"望而知之谓之神"也。老祖还考验我的智力问：假如你面前站着三位年龄、穿戴、相貌相当的读书人，三人让你认出一位考中"秀才"者。试问，你如何认定？这需要掌握和运用"心理学"等知识，在有意无意中导引其视线而确定。这就是"算命"先生的聪明和智慧。总之，以精神疗法为主的真正"神医"，不是骗子，而是智者。

（二）药物疗法

简而言之，以药物疗法为主的治疗方法，起源于人类先民们的生活实践与古圣先贤的总结。我们中国人的祖先之一"神农尝百草"而撰著的《神农本草经》，就是真实的写照和代表作之一。世界上的其他文明古国都是如此，都有自己的传统医学与各具特色的治病疗法。如古希腊医学的代表人物希波克拉底及其著作《希波克拉底文集》，就是希腊人吸取了古埃及、巴比伦的文化长处，加上自己的创见，在医学方面取得的成就。古希腊医学是后来居上的继承者古罗马帝国以及全欧洲医学发展的基础。因此，希波克拉底被誉为西医学之父。

历史在发展，社会科学与自然科学在进步，人类从原始社会、奴隶社会发展到封建社会的中世纪，一位对人类做出伟大贡献的人物需要特别表彰，他就是在10岁时就能背诵全部《古兰经》"神童"阿维森纳（公元980~1037）。他是中亚哲学家、自然科学家、医学家，塔吉克人。他一生的成就，是著名的百科全书编纂家和思想家，又编纂了《医典》。《医典》乃继承了古希腊的医学遗产，也吸收了中国、印度、波斯等国之医药学的成就，汇集欧亚两洲多民族的医学成果编纂而成，体现了当时世界医学和药物学的先进水平。《医典》问世后被世界医学界奉为"医学经典"，在长达800年的时间内（延续到18世纪末）是研读医学的必读指南之书。这里重点提出：阿维森纳在治疗方面很重视药物，他的《医典》不但采用了希腊、印度的药物，还收载了中国产的药物。特别应说明的是：在诊断方面，他很重视"切脉"，将脉象区别为48种，其中有35种同中国晋代太医令王叔和（公元170~255）所著的《脉经》相吻合。这对于当今中医界人士不研究脉学、看病不重视切脉，或对中医诊脉的临床价值提出质疑，甚至对中医脉学加以诽谤者，是友善的鞭策、提醒及郑重的声明！

历史发展到近代（公元16~19世纪），由于资本主义的兴起，资产阶级知识分子向教会思想挑战，反对宗教迷信的束缚，掀起了"文艺复兴"运动，因此促进了西方近代医学许多领域的开拓、创新及长足的发展。这一过程经历了16~17世纪的奠基，18世纪的系统分类，19世纪的大发展。这个时期应特别提出表彰的是17世纪的临床医学家T.西德纳姆（1624~1689）。他指出："与医生最有直接关系的既非解剖学之实习，也非生理学之实验，乃是被疾病所苦之患者。故医生的任务首先是正确探明痛苦之本质，也就是应多观察同样病患者的情况，然后再研究解剖、生理等知识，以找出疾病之解释和疗法。"同时，他非常拥护希波克拉底关于"自然治愈力"的思想，深切地意识到，医学的首要任务与责任应当从研究实体、生理转换为研究人，从治病转换为治人。人才是生物机体、心灵道德和社会观念的主宰。因此可以说，西德纳姆是"身心统一"的倡导者，是中医思维与西医科学相结合的先驱者。

历史进入到20世纪，近代西医学所取得的成就进一步与现代科学技术紧密结合，发展为"现代医学"。近一百多年来，西医学借助现代科学不断发明、涌现的新技术、新成果，在医学各个领域多个学科的研究成就确实是硕果累累，这日新月异的发展成就，大大促进了临床医疗法的扩展与疗效的提高，至今仍在不断发展。但是，依赖现代科学不断创新、空前发展的西医学也在面临着难以回避的挑战，即危害人类的传染性疾病等老问题解决了，而日益增多的时代病，如心脑血管病、代谢性疾病、恶性肿瘤、病毒感染、化学合成的药物之毒副作用，以及与社会相关的公害病、与人类行为有关的心因、心身性疾病等等新的问题又纷纷出现了。面临这20世纪医学领域的新问题，具有宏观思维的医学家们在思考，在创新着思路。1977年，美国医家学C.L.恩格尔（1913~ ）提出生理—心理—社会医学模式主张，即从生物学、心理学和社会学三个方面综合考察人类的健康和疾病问题，这看似创新了理论，实乃回归到了中国易学与传统医学的老路。

古人的智慧，具有现代人惊叹的超前理念。早在二三千年之前，《周易》已经确立了天地、人类与社会三维一体的整体观念。如《周易·说卦》云："立天之道，曰阴与阳；立地之道，曰柔与刚；立人之道，曰仁与义。兼三才而两之，故《易》六画而成卦。"医源于《易》。中医学典籍《黄帝内经》传承、发展了《周易》三维一体观，如《素问·宝命全形论》曰："天覆地载，万物悉备，莫贵于人。人以天地之气生，四时之法成。"

创始于公元前上千年的《周易》与秦汉时期的中医学确立了"人与天地、社会相应"而不可分割的整体观，从人体自身、人与自然环境、人与社会三个不同范畴具体论述了整体观，指导着后世中医学从理论到临床的研究和发展。

回顾世界医学史的起源与发展，许多文明古国都有自己的传统医学，但欧亚等国的传统医学自从由封建社会进入资本主义社会，随着西医学的长足发展而处于停滞，乃至濒临灭绝的现实状况。唯独东方文明古国的中华民族，其传统医学随着封建社会长达两千年的长期存在而存在，并不断地丰富和发展。当历史发展至近代后期18~19世纪这段时期，西医学在大发展，中医学还在传统医学的基础上发展，特别是传承、完善了温疫病的诊治，创立了温病学说。封建帝国的最后一个王朝——晚清政府的腐败无能，其闭关锁国再也不能维持，西方列强用坚船利炮打开了晚清的大门，也冲破了中医学"一统天下"的局面。在西医学的传入及不断发展的19世纪末与20世纪前半期，中医学面临着竞争的危机而以无限的生命力生存下来！1949年新中国的建立，中医学迎来了重新发展的春天！浴火重生的中国医药学在西医学长足发展的挤压下如何生存，如何发挥、发展自己独特的理论与优异的疗效而再创辉煌呢？这是中医人面临兴衰的重大课题。

（三）治心与治身相结合

治心病必须以精神疗法为主，治身病必须以药物及手术疗法等为主。而心病与身病经常互为因果，彼此影响，因此应兼顾方为上策。

三、仲景之书中的心身医学思考

心身医学是近百年以来的新命题，但其早已存在于世界文明古国的医理研究与临床医疗之中。特别是中国医药学连绵几千年的传承与发展，对心身医学之理论研究与临床诊治不断深入，日趋完善。其奠基之作就是秦汉时期的《内经》《难经》《本经》与《伤寒杂病论》等四大典籍。

我几十年来着重从事医圣张仲景《伤寒杂病论》的整体研究。

在此应深入研究和明确一个问题：仲景书中对内伤七情等内因的具体论述很少，但从那些短少的论述中举一反三，触类旁通，或于无字处求神，会有所领悟。例举如下：

第一，养生的思想。通读仲景书，有关养生内容只说了两个字："养慎"，即内养正气，外慎邪气。其前后文是："若人能养慎，不令邪风干忤经络，适中经络，未流传脏腑，即医治之……"这几句话论述了"养慎"防病与已病早治的治未病思想。关于如何"养慎"，仲景书中没有具体论述。关于养生之道，仲景"勤求古训……撰用《素问》"之首篇"上古天真论"，即论述养生内容为主。另外，秦汉时期诸子百家的著述中，也有不少养生之道的精辟见解。仲景书略而不论也。

第二，心病的诊治。仲景书对心病的脉因证治，是重脉证与治疗，而略于病因的论述。仲景书论"杂病"部分之《金匮要略·胸痹心病短气病脉证治》这一篇，是论心病为主的专篇，其中未论病因，只论病机、证候与方药。在《金匮要略》其他21篇之中，还散在不少心病证治内容，其中论及心病之病因仅有只言片语，如论《百合病》曰："如有神灵之疾，而身形如和。"论《虚劳病》曰："虚劳虚烦不得眠，酸枣仁汤主之。"论《妇人杂病》曰："妇人脏躁，喜悲伤欲哭，象如神灵所作，数见伸，甘麦大枣汤主之。"论《五脏风寒积聚病》曰："邪哭使魂魄不安者，血气少也；血气少者属于心，心气虚者，其人则畏，合目欲眠，梦远行而精神离散，魂魄妄行。"这最后一条原文是论述心病之病因、病机及证候较具体的内容。

第三，伤寒病之内伤病因求索。通读《伤寒杂病论》之"伤寒病"内容，即

《伤寒论》全部原文，几乎没有论及七情与劳倦等内伤病因的明文。这是为何？笔者反复思考的结论是：仲景略之而不论也。可想而知，在《伤寒杂病论·原序》曰："余宗族素多，向余二百，建安纪年以来，犹未十稔，其死亡者，三分有二，伤寒十居其七。"其"宗族"死于"伤寒十居其七"，而其他十分之三则死于杂病也。伤寒病多因外感邪气，杂病多因内伤七情。况且"邪之所凑，其气必虚"，其内气虚损的病因想必情志损伤为多也。再从社会因素而论，"建安纪年"以来，汉室气数将尽，国将不国，战乱不断，民不聊生，故苍生势必七情不调、劳逸失度，饥饱失常，五脏元真因此受损，客气邪风有机可乘，伤之，轻者病、重者死。总之，若无七情、劳倦之伤，"正气存内，邪不可干"（《素问遗篇·刺法论》）。而"邪之所凑，其气必虚"（《素问·评热病论》）。读圣人经典，仲景之书，既要读有字经，又要读无字经。无字之经乃弦外之音，需要心领神会，才能从无字处领悟未尽之言。

四、中医与西医对"心身医学"的不同侧重点

世界医学起源于文明古国。中医学起源于文明古国之一的东方大国——中华民族的大地上，其历经数千年的生长、发育、走向成熟、趋于完善，这是无数古圣先贤、仁人智者用毕生之心血、超凡之精力共同浇灌、培育而成的常青树，这棵"华夏"大树根深枝长叶茂，呵护着天下苍生，消灾祛病，尽享天年。西医学亦起源于欧亚文明古国之传统医学，但时至近代，许多欧亚国家先后演变为资本主义，随之而来的是生产力的发展，生产关系的改变，以及新的科学思维的兴起和新兴技术的涌现，从而带动、激发了近现代欧美国家西方医学的崛起及长足的发展。中医与西医虽然都是起源于欧亚的文明古国，但在发展的历史长河中，经历了诸多的不同，如发展经历不同、社会背景不同、地理环境不同、人文理念不同、思维方法不同、研究方式不同、评判标准不同等等，鉴于这诸多的有所不同，故侧重之点必然有所不同。以下仅就中医与西医"心身医学"的不同侧重点谈点个人见解。

对千变万化、错综复杂的疾病，笔者认为可归纳为两大类：一是功能性病变；二是器质性病变。前者为虚，有名而无形；后者为实，有形可查。虚者为何？中医称之为"神"或曰"气"。我们说人之健康，称其神采奕奕，光彩照人；判断生死，曰"得神者昌，失神者亡"；诊脉论病，曰脉贵有"神"；论针法之道，曰得"气"则病除。故神与气者，人之生命活动生生不息之状态也。这种

神奇的生命活动与时间一样，无法感知，却随时存在。存在的就是客观的，你能主观地否认吗？所以刘长林先生说："自然整体和生命的主要存在形式是时间。""生命与时间有更为深刻的内在联系，故中医学更接近生命的本质。而生命本质的揭示，必将带来对宇宙和本体实在的重新认识。"这是一位资深哲人的分析、判断及预言，这对于那些从事中医工作的人士却质疑中医，可以说是注入的清醒剂；对于医界同道或各界人士之中的个别人反对中医，甚至加以诽谤，是郑重的警告！

在此我展开一点加以探讨，或许能心平气和地说服那些质疑，甚至反对中医的善良之人。西医学高速发展到今天，认定人的一切功能与精神活动的器官是头部大脑，是大脑高级中枢支配着人体的各种活动。西医学说的"脑"的功能与中医学说的"心"的功能有关系吗？回答是：有，确实是有，而且密不可分。中医学经典著作曰："心者，君主之官也，神明出焉。……气化则能出矣。凡此十二官者，不得相失也。故主明则下安……主不明则十二官危……"（《素问·灵兰秘典论》）。又曰："心者，五脏六腑之大主也，精神之所舍也……"（《灵枢·邪客》）。这是论证了"心"对"人"的主导功能。那么，心与脑有何关系呢？古圣论证曰："五脏六腑之精气皆上注于目……随眼系以入于脑……目者，心之使也，心者，神之舍也……"（《灵枢·大惑论》）。简而言之，五脏六腑之精气皆上注于脑，"脑为元神之府"（李时珍《本草纲目》）。故中医学说的心之功能，包括了脑的功能。心与脑，可分又不可分也。可能有的听众读者会质疑说：人家原话是论"上注于目"，你却说"上注于脑"，这不是在偷换概念吗？大家细想一下，人们都说眼神是心灵的"窗口"，观察眼神就可以测知其心灵的活动，故中医"望而知之谓之神"（《难经·六十一难》），善望者也。

下面再围绕主题加以探讨。以上讲了中医学侧重于心的认识，而谈论"心"离不开"神"与"气"这些神奇的功能之探讨。功能似虚之无形而实则有形，只是当今人们还看不见、摸不着而已，这就如同时间一样。故刘长林先生认为："从本质上说，中医与西医的根本不同在于，中医是以时间为本位的医学，西医是以空间为本位的医学。由是形成了两种不同的医学体系。"这是发人深省的见解，是指导人们正确认识中医与西医之不同侧重点的航灯与指南针。

回顾西医学近代与现代五六百年所取得的不断涌现的累累硕果，多是研究人体解剖、生理生化、病理、诊断及治疗等，先是粗浅，后乃精细的局部变化。这确实是崭新的发展，是新科技、新成果，值得骄傲！但仅仅陶醉于此，只见树木，不见森林，一叶障目，不见泰山，就是一种只顾"局部"，不管"整体"的行为，势必陷入狭隘的"小圈子里"，难免获得了"局部利益"，却有损"整体之恒动平衡"。对如此弊端，研究西医学的有识之士，过去者有察觉、当今者更是提出了解决的设想乃至方案。但是，由于西医学之学术思想体系的局限性，其认识世界、研究事物的方法论不彻底改变，其解决自身问题的方案只是一种美好的愿景，实现起来谈何容易！

如何解决呢？必须学人之长，补己之短，优势互补，方为良策。西医如此，中医也是如此。

中医面临的问题是什么？主要有二：一是继承不够；二是创新乏力。

试问，目前学中医的本科生、研究生通读、精通秦汉四大经典，博览历代名家名著者有多少人？再扩展一点，通读过中华民族文化基因——儒学、道家之《易经》《老子》《庄子》《孔子》《孟子》等诸子百家经典著作者又有几人？这些探索、讲述宇宙与人类的论道神书，西方的科学家、文学家、哲学家、史学家看了都惊叹不已，或从中受到某种启发而创新了理论，有所创建。

例如：欧洲计算机先驱莱布尼兹从《周易》六十四卦中发现数学二进制原理，即阴爻"－－"为"0"，阳爻"—"为"1"，成为现代编制电脑软件的主要工具。1930年，我国在法国留学的学生刘子华，用八卦原理算出了第十颗行星的质量、行速及轨距，其论文《八卦宇宙与现代天文》曾震惊世界。"战神"拿破仑在滑铁卢战役失败后，于牢里读到了《孙子兵法》，拍着桌子说，早读此书，我不会遭此惨败！（邵念方《医道与临床·导言》）中国迄今为止第一位荣获诺贝尔奖（2015年生理医学奖）的本土科学家屠呦呦的成果，就是受到晋·葛洪《肘后备急方》中所说的"青蒿一握，以水二升渍，绞取汁，尽服之"之启发，践行"淡泊以明志，宁静以致远"的精神，经历千辛万苦，潜心研究而成功！她的成功，正如自己所言："青蒿素是传统中医药送给世界人民的礼物。"她的成功，是中医药成果获得的最高奖项。如上所述，我们这些炎黄子孙应受到启发、受到鼓舞，加强民族自信，潜心攻读古圣先哲之经典。若不能精读博览，必然是继承不够，或根本就没有继承，这如何去发挥中医学的优势与特色？岂能有发展之力量、创新之智慧呢？当今有识之士忧虑地说：现在学中医的"精英"群体之许多人，是学位越高离中医的经典理论、离中国的文化传统越远，他们把满腔热血、全部精力都投入到西医学研究的"怀抱"。必须说明，我绝非盲目反对学习西医学，而反对的是放弃了得天独厚的中华民族之文化基因与中医经典理论之精华、之优势、之特色、之赖以创新发展的动力资源，一个心眼地去追求西方、永远在人家的身后去跟随。更何况，西方医学正面临着难以解决的问题，正在找寻走出困境的出路。你却还在迷恋不已，执迷不悟，这绝非智者，很难开拓创新，"诺贝尔奖"很难挂在中国人的胸前。

因此，中国人、中医人首先要解决和明确的是"文化自信"。这种自信不是盲目的，而是建立在古圣先贤们以超凡的智慧开创的优秀文化、经典著作等累累硕果之基础上的自信。恩格斯说："一个民族要想站上科学的各个高峰，就一刻也不能没有理论思维。"（《反杜林论·旧序》）古圣先哲们创建的文明高峰足以证明，我们中华民族就是一个有"理论思维"的优秀民族。

面对现实，中医人独立发展的基础是继承，是继承传统优秀文化，吸取几千年中医理论之精华，这是我们的立身之本、创新之源。但世界之大，知识之广，发展之快，成果之多，日新月异，不可妄自尊大，坐井观天；应胸怀祖国，放眼世界，接受新事物，研究新问题；以衷中参西的原则，以开拓创新的精神去学习、去工作、去研究。

具体而言，西医学在近代与现代之所以发展快、成果多，其成功的关键是西医学与近代、现代的科学技术紧密地相结合。我给学生们上课、给医界同道们讲座常常问到一个专业问题：医院为病人做的各种日益增多、不断更新的"理化检查"是西医的，还是中医的？大多数听众会回答说："是西医的。"我却摇摇头、摆摆手说：这所有的理化检查，即不是西医的，也不是中医的，而是现代科学技术所取得的"成果"。这些成果西医运用是西医的，中医运用就是中医的。早在20世纪中期，开明的中医专家就说：心电图检查，就是中医脉诊的延伸；X光透视与胃镜检查，就是中医望诊的延伸。举一反三，触类旁通，我们中医人在坚守传统，发挥优势的同时，如果再把现代科学、现代医学深入研究，用之开拓"四诊"与辨证思路，评价临床疗效，必能提高中医的诊治水平，或可创新理论，取得前无古人的新成果。

小结

茫茫宇宙，大千世界，穿越时空，文明古国的先哲们开创了古代医学。历史的变迁，众多的因素，使世界医学分流为中医学与西医学两大学术思想体系。二者的区别主要讲三点：

第一，以虚与实而言：中医学侧重于人的精神功能的研究；西医学侧重于身形器官的研究。例如，以心来说，西医学之心主要是血液循环系统；中医学之心，既主血脉，又主神明。以肝来说，西医学认识到肝是人体最大的存血器官；中医学之肝，既主藏血，又主条达之气。以肾来说，西医学之肾是一个泌尿系统；中医学之肾，既主水，又主生殖，为元气之根。

第二，以时间与空间而言：中医着眼于时间的流动和延续，认为宇宙万物都时时刻刻在运动、在变化，人的生命活动永远是恒动的，若其生理功能一旦失常，就是病理变化，而医生的责任就是保护人的正常活动而纠正异常现象；西医则着眼于空间实体的研究，由粗入细，细至分子、质子、量子……故中医注重于宏观整体的研究；西医注重于微观局部的研究。

第三，以治人与治病而言：中医善于治人，即经过药物、针灸等疗法，恢复和加强人之自身具有的调节能力，调动和激发人的生命潜能，从而达到自然病愈；西医则善于治病，即应用药物或手术，都是直接针对病灶，以祛除确切的病理产物为目的。

上述三点之外，还有其他的区别与侧重点，但有没有共同点呢？有。中医与西医虽然有许多区别，即不同点，但其研究的主体都是人，都是关于人类生命科学的知识体系。有了这个基本的共同点，中医与西医是战友，中西医人士应当互相尊重，中西医学术应当优势互补，以共同解决面临的新老问题，为了更好地保护人类的健康开辟理想的新医学。

附　心身疾病案例

石顽治内翰孟端士尊堂太夫人。因端士职任阑台，久疏定省，兼闻稍有违和，虚火不时上升，自汗不止，心神恍惚，欲食不能食，欲卧不能卧，口苦小便难，溺则洒淅头晕，自去岁至今，历更诸医，每用一药辄增一病。用白术则窒塞胀满；用橘皮则喘息怔忡；用远志则烦扰烘热；用木香则腹热咽干；用黄芪则迷闷不食；用枳壳则喘咳气乏；用门冬则小便不禁；用肉桂则颅胀咳逆；用补骨脂则后重燥结；用知柏则小腹枯瘪；用芩栀则脐下引急；用香薷则耳鸣目眩，时时欲人扶掖而走；用大黄则脐下筑筑，少腹愈觉收引。遂致畏药如蝎，惟日用人参钱许，入粥饮和服，聊藉支撑。交春，虚火倍剧，火气一升，则周身大汗，神气欲脱，惟倦极少寐，则汗不出而神思稍宁，觉后少顷，火气复升，汗亦随至，较之盗汗迥殊。直至仲春中浣[①]。邀石顽诊之。其脉微数，而左尺与左寸倍于他部，

---

① 浣（huàn 患）：旧称每月的上、中、下旬为上、中、下浣。

气口按之似有似无。诊后，款述前所患，并用药转剧之由，曾遍询吴下诸名医，无一能识其为何病者。石顽曰：此本平时思虑伤脾，脾阴受困，而厥阳之火，尽归于心，扰其百脉致病，病名百合，此证惟仲景金匮要略言之甚详。本文原云诸药不能治，所以每服一药辄增一病，惟百合地黄汤为之专药。奈病久中气亏乏殆尽，复经药误而成坏病，姑先用生脉散加百合、茯神、龙齿以安其神，稍兼萸连以折其势，数剂稍安。即令勿药，以养胃气，但令日用鲜百合煮汤服之，交秋天气下降，火气渐伏，可保无虞。迨后中秋，端士请假归省，欣然勿药而康。后因劳心思虑，其火复有升动之意，或令服左金丸而安。嗣后，稍觉火炎，即服前丸，第苦燥之性，苦先入心，兼之辛燥入肝，久服不无反从火化之虞，平治权衡之要，可不预为顾虑乎？（《张氏医通·卷六·百合》）

第四章 用好经方的四个境界

古人曰："夫经方之难精，由来尚矣。"（孙思邈《备急千金要方》首卷"大医精诚"引述东汉学者张湛之语）潜下心来，下一番功夫，精勤不倦，学好经典，用好经方，此乃古今名医成才之根基。笔者多年来致力于秦汉经典与经方的学习与应用，研究中领悟古圣先贤用好经方的经验，可以归纳为四个境界；探讨如下。

一、方证相对，应用原方

宋代林亿等在《金匮要略方论·序》中说："尝以对方证对者，施之于人，其效若神。"这就是说，只要患者的病情与仲景书所述的某个经方所治证候相符合，原方应用，无不神效。如此疗效，无疑也是仲景当年的切身体会，才加以撰集。所谓："方证对者，"徐大椿有一段论述颇为中肯，他说："欲用古方，必先审病者所患之症，悉与古方前所陈列之症皆合；更检方中所用之药，无一不与所现之症相合，然后施用，否则必须加减。"（《医学源流论·执方治病论》）徐氏所说的"古方"，即指经方而言。方证对者，即应用原方包括原方之用药、剂量、炮制法、煎服法等，这是历代名医用好经方的境界之一。后学者也应如此。

那么要问：把握方证相对的基本功是什么？回答是：背诵仲景书之原文。只有将原文背得滚瓜烂熟，才能在临证时触发方证相对的思路。笔者临床上体会到，背原文是小学生的水平，但方证相对做到了，却可达到良医之疗效。如此捷径，何乐而不为呢？本书医案选集中"猪苓汤治淋证覆杯而愈案"及运用桂枝汤的案例等，就是例证之一。

二、随证加减，活用经方

据《汉书·艺文志》方技略记载，上古有"经方十一家，二百七十四卷"。仲景书之方的本源，宋版《伤寒论》序说："夫《伤寒论》，盖祖述大圣人之意，诸家莫其伦拟。故晋皇甫谧序《甲乙针经》云：'伊尹以元圣之才，撰用《神农本草》以为《汤液》。汉张仲景论广《汤液》，为十数卷，用之多验。近世太医令王叔和，撰次仲景遗论甚精，皆可施用。'是仲景本伊尹之法，伊尹本神农之经，得不谓祖述大圣人之意乎？"由此可以断定，仲景书诸方，其大多数是上古圣人历代相传之经方，个别的则是张仲景平脉辨证，辨证论治自创之方。

学习经方有一个好的捷径，就是掌握治疗各类病证的主方及其加减变化规律。例如，治疗太阳病表虚证的主方桂枝汤，其加减变通规律，可归纳为4大类：一是桂枝汤变量方；二是桂枝汤加味方；三是桂枝汤加减方；四是桂枝汤与其他方合用方。由上可知，经方加减之法，或药量之加减，或药物之加减，或两者兼而有之。主证不变则主方主药不变，可随兼证不同，适当加减治之；若主要病机已变，则治法为之变，主方主药亦为之变也。随证加减，活用经方，此乃仲景"观其脉证，知犯何逆，随证治之"之大经大法，亦是历代名医用好经方的境界之一。本书大部分医案之处方，即师法经方，随证加减之剂。

三、善师古法，创立新方

《医宗金鉴·凡例》中说："方者一定之法，法者不定之方也。古人之方，即古人之法寓焉。立一方必有一方之精意存于其中，不求其精意而徒执其方，是执方而昧法也。"这是对方与法两者关系的精辟论述。历代名医使用经方，不但善用原方及加减运用，而且善于师其法而自创新方。以承气汤类为例，历代善用经方者师其攻下祛邪之大法，创立了不少切合实用的新方。例如：《宣明论》的三一承气汤；《医学发明》的三化汤；《瘟疫论》的承气养营汤；《伤寒六书》的黄龙汤；温病大家吴鞠通《温病条辨》在《伤寒论》的基础上，结合温病特点加减化裁经方承气汤，创制了八个新方，即牛黄承气汤、导赤承气汤、护胃承气汤、承气合小陷胸汤、宣白承气汤、桃仁承气汤、增液承气汤、新加黄龙汤等，变伤寒方为温病所用。近几十年来，中西医结合开展治疗急腹症取得了中外瞩目的成绩，不少自拟方即脱胎于经方承气汤之法。师经方大法，以创立新方，可谓是历代名医用好经方的最高境界。

汉代之后至清代，历经一千多年的历代名医大家自创的方剂，统称为时方。经方与时方具有母与子、树根主干与枝叶之间的"血缘"联属关系。因此，学习方剂应从根本——经方学起，根基扎实了，时方之学习，便可以举一反三，触类旁通。此乃学好经方乃至时方的捷径，或曰正路。

总而言之，用好经方的以上三个境界，正如徐大椿所说："能识病情与古方合者，则全用之；有别症，则据古法加减之；如不尽合，则依古方之法，将古方所用之药，而去取损益之，必使无一药之不对症，自然不悖于古人之法，而所投必有神效矣。"（《医学源流论·古方加减论》）如果说"方证相对，应用原方"是必然王国[①]的境界，那么，能够达到"随证加减，活用经方"者，已迈进自由王国[②]的境界，而"善师古法，创立新方"者，已攀登上创新王国的境界了。

如果通俗一点说，第一个境界是小学生、中学生的水平，主要是打好基础，在背诵原文上下功夫。第二个境界是大学生、研究生的水平，主要是深入理解，学会思考，在活用经方、变通运用上下功夫。第三个境界则是名医专家、大学教授的水平，主要是创新思路，有所发现、有所发明、有所创建。以上三个境界的界线并非绝对，勤奋之士，超常智慧而出类拔萃者，三个境界可以兼顾、可以缩短历程，早日成为优秀人才。

四、融汇新知，古为今用

以上所述三个境界，是汉代至清代历代医家学习经方、运用经方的三个不同境界。近一百多年来，西医学传入我国，其影响与应用由小到大、由弱到强，打破了中医"一统天下"的传统局面。面对中医与西医并存的现实，客观、理性、全面地认识中医与西医不同的优势与缺点、长处与短处，学人之长，补己之短，优势互补，以利病人，这是智者之所为也。以疾病的诊断为例，由于中西医各自产生与发展的时代背景等诸多不同，其对疾病命名的思想体系也就不同。中医产生于古代，那时诊察疾病只能靠仰观天文、俯察地理、中知人事，将宏观与具体病情相结合，以确定疾病之名称。西医学虽然亦产生于古代，但其长足的发展是近代与现代。西医学对疾病的诊断，是联系具体的生理、病理以及各种物理与化学检查等而命名。相比较而言，中医与西医之病名虽各有特点，但中医病名有的抽象、笼统而难于把握；西医病名则比较客观、具体而大众化。有鉴于此，将经方神奇的疗效与西医病名很好地联系起来，恰当地相对应，是古为今用研究的课

---

① 必然王国：必然王国与自由王国，都是认识论范畴，是指人类在客观世界面前所处的两种不同的社会活动状态。在认识上，必然王国是指人们在认识和实践活动中，对客观事物及其规律还没有形成真正的认识而不能自觉地支配自己和外面世界的一种社会状态。

② 自由王国：指人们在认识和实践活动中，认识了客观事物及其规律，并自觉依照这一认识来支配自己和外部世界的一种社会状态。

题之一。

例如，十枣汤主治的悬饮病与渗出性胸膜炎十分类似，方与病或证相对，许多医家的个案与综合报道，都有确切可靠的良效。诸如大陷胸汤主治的结胸病（渗出性腹膜炎），大柴胡汤主治的少阳腑病（急性胆囊炎），大承气汤主治的阳明腑实重病（肠梗阻），大黄牡丹汤主治的急性肠痈病（急性阑尾炎）等，经方与中西医相关疾病相对应，再辨证准确，运用得当，疗效肯定，屡试屡验。

在此特别强调指出，在识病的基础上辨证，是中医学的独门绝技。如上面提到的结胸病，《伤寒论》分为热实结胸证与寒实结胸证。热实结胸证又分为大结胸证与小结胸证。大结胸证病位偏上者用大陷胸丸，大陷胸证病位偏中下者用大陷胸汤；小陷胸证用小陷胸汤。如上所述，精准辨证论治，方显中医本色。

总之，对于用好经方的第四个境界，即"融汇新知，古为今用"这个话题，是弘扬经方，面向未来的课题之一。

小结

本文"用好经方的四个境界"，是笔者几十年来潜心经典，研究经方，学以致用的切身心得体会。这些感悟对于读者，特别是有志于中医，崇尚经方的热血学子们会有所启迪，若在"用好经方的四个境界"上不断攀登，必能在传承、弘扬经方的新时代成为后起之秀。

第五章 张锡纯善用石膏的经验

张锡纯为我国近现代杰出的中医临床家、理论家和教育家，是倡导中西汇通的先驱者之一。《医学衷中参西录》是张锡纯历经几十年编写、陆续分期刊行。笔者通读该书并认真研究后发现，张锡纯行医生涯最常用、最擅用的药物是生石膏与以生石膏为主药的白虎汤之加减变通应用。他对石膏功用的集中解释是《第四期·第一卷·石膏解》与《第五期·第二卷》之三文，经验之谈于书中比比皆是。单味石膏与以石膏为主的医案很多，集中附录在"石膏解"之后，并遍布全书。现将张锡纯运用生石膏治病医案选录如下，并加以笔者评论。

一、单味生石膏治热病

1. 伤寒

长子荫潮，七岁时，感冒风寒，四五日间，身大热，舌苔黄而带黑。孺子苦服药，强与之即呕吐不止。遂单用生石膏两许，煎取清汤，分三次温饮下，病稍愈。又煎生石膏二两，亦徐徐温饮下，病又见愈。又煎生石膏三两，徐徐饮下如前，病遂痊愈。夫以七岁孺子，约一昼夜间，共用生石膏六两，病愈后饮食有加，毫无寒中之弊，则石膏果大寒乎？抑微寒乎？此系愚初次重用石膏也。故第一次只用一两，且分三次服下，犹未确知石膏之性也。世之不敢重用石膏者，何妨若愚之试验加多以尽石膏之能力乎？（《第四期·第一卷·石膏解》）

评论 幼儿患病，不懂事理，味苦难闻之药，使之服药很难！石膏煎取清汤如水无味，服之不难矣。石膏辛甘而寒（《本经》曰石膏"味辛，微寒"。《名医别录》谓其"味甘，大寒"。笔者以为，石膏是"微寒"，还是"大寒"，这与用量大小有关），善于清透邪热，是治疗"感冒风寒"，入里化热（苔黄）之良药。此案取效的关键是敢于将生石膏用至最佳之大剂量。

2. 春温

一人，年五十，周身发冷，两腿疼痛。医者投以温补之药，其冷益甚，欲作寒战。诊其脉，甚沉伏，重按有力。其舌苔黄厚，小便赤涩。当时仲春，知其春温之热，郁于阳明而未发，故现此假象也。欲用白虎汤加连翘治之，病人闻之，骇然。愚曰：但预购生石膏四两，迨热难忍时，煎汤饮之可乎？病者曰：恐无其时耳。愚曰：若取鲜白茅根，煎汤饮之，则冷变为热，且变为大热矣。病者仍不确信，然欲试其验否，遂剖取鲜白茅根，去净皮，细锉一大碗，煮数沸，取其汤，当茶饮之。有顷热发，若难忍。须臾再诊其脉，则洪大无伦矣。愚将所预购之四两生石膏煎汤，分三次温饮下，其热遂消。（《第四期·第一卷·石膏解》）

> **评论** 此案论春温之发病特点，鲜白茅根"透发脏腑郁热"之奇特功效（详见"白茅根解"）以及大量生石膏治春温之良效，都体现了张锡纯之经验与胆识。

二、石膏粳米治热病

1. 一方兼治五六人

丙辰正月上旬，愚自广平移居德州。自邯郸上火车，自南而北，复自北而南，一昼夜绕行千余里。车窗多破，风寒彻骨。至德州，同行病者五六人，皆身热无汗。遂用生石膏、粳米合十余两，饭甑①煮烂熟，俾病者尽量饮其热汤，皆周身得汗而愈，一时称快。

> **评论** 石膏与粳米煎汤热饮，有利于"身热无汗"病者发汗透邪。若一人治愈可能是偶然，而五六人服之皆汗出而愈，这证明石膏粳米汤对外感发热有肯定的疗效。

2. 良方胜于冰枕

沈阳朱姓妇，年五旬。于戊午季秋，得温病甚剧。时愚初至奉天，求为诊治。见其以冰囊作枕，复悬冰囊，贴面之上侧。盖从前求东人②调治，如此治法③，东人之所为也。合目昏昏似睡，大声呼之，毫无知觉。其脉洪大无伦，按之甚实。愚谓其夫曰：此病阳明腑热，已至极点。外治以冰，热愈内陷。然此病尚可为，非重用生石膏不可。其夫韪④愚言，遂用生石膏细末四两、粳米八钱，煎取清汁四茶杯，徐徐温灌下。约历十点钟，将药服尽，豁然顿醒。后又用知母、花粉、玄参、白芍诸药，少加连翘以清其余热，服两剂痊愈。（《医方·石膏粳米汤》）

---

① 甑（zèng 赠）：古代蒸饭的一种瓦器。

② 东人：指日本人。

③ 如此治法：指前述"以冰囊作枕"，即西医之物理降温法。

④ 韪（wěi 伟）：是，对。即其丈夫认为我说得对。

评论 东人以冰枕法治热病，是学西医之法。此案病情，为阳明病热盛神昏证候。如此重病，张氏以大量生石膏为主治之而取效，真乃"直胜金丹"！

三、梨片蘸石膏末治热病呕吐

1. 伤寒误治

友人毛某某妻，年近七旬，于正月中旬，伤寒无汗。原是麻黄汤证，因误服桂枝汤，汗未得出，上焦陡觉烦热恶心，闻药气即呕吐，但饮石膏所煮清水及白开水亦呕吐。惟昼夜吞小冰块可以不吐，两日之间，吞冰若干，而烦热不减，其脉关前洪滑异常。俾用鲜梨片，蘸生石膏细末嚼咽之，遂受药不吐，服尽二两而痊愈。(《第四期·第一卷·石膏解》)

评论 《伤寒论》第16条明文指出："桂枝本为解肌，若其人脉浮紧，发热汗不出者，不可与之也。常须识此，勿令误也。"此案即伤寒表实证误服桂枝汤之实例。若外寒未解，内已化热，当治以大青龙汤。若寒已化热，石膏为主治之药。此案患者饮药及饮水即吐，治"用鲜梨片蘸生石膏细末"之法，乃法外之法，良医之高明处。《第六期·第三卷·妇人科》之怀妊得温病案说："石膏末服，其退热之力一钱可抵半两，此乃屡次自服以试验之。"皆难得之经验。

2. 温病呕吐

直隶盐山李曰纶来函：丁卯中秋，曾治天津傅姓少年，患温证，胃热气逆，无论饮食、药物，下咽即吐出。延医治疗，皆因此束手。弟忽忆《衷中参西录》石膏解载治毛姓媪医案，曾用此方以止呕吐，即以清胃府之大热，遂仿而用之。食梨一颗，蘸生石膏细末七钱余，其吐顿止，可以进食。然心中犹觉热，再投以白虎加人参汤，一剂痊愈。(《第五期·第八卷》)

评论 此案重复验证了张锡纯以上治例之经验。

四、石膏、山药治温病兼血证

天津陈姓童子，年十五岁，于仲秋得温病，兼衄血便血。病因：初因周身发热出有斑点，有似麻疹。医用凉药清之，斑点即回，连服凉药数剂，周身热已退，而心中时觉烦躁。逾旬日因薄受外感，其热陡然反复。证候：表里壮热，衄血两次，小便时或带血。呕吐不受饮食，服药亦多吐出。心中自觉为热所灼，怔忡莫支。其脉摇摇而动，数逾五至，左右皆有力，而重按不实。舌苔白而欲黄，大便三日未行。本拟投以白虎加人参汤，恐其服后作呕。处方：生石膏三两细末，生怀山药二两，共煎汤一大碗，俾徐徐温饮下。为防其呕吐，一次只饮一大口，限定四小时将药服完。方解：凡呕吐之证，饮汤则吐，服粥恒可不吐。生山药二两煎取浓汁与粥无异，且无药味，服后其黏滞之力自能留恋于胃中。且其温补之性，又能固摄下焦以止便血，培养心气以治怔忡也。而以治此温而兼虚之证，与石膏相伍为方，以石膏清其温，以山药补其虚，虽非白虎加人参汤，而亦不啻[1]白虎加人参汤矣。复诊：翌日复诊，热退十之七八，心中亦不怔忡，少进饮食亦不呕吐，衄血便血皆愈……（《第六期·第三卷·温病门》）

评论 此案壮热兼衄血便血，专重石膏清热，佐以山药，热退而血止，此治病求因、求本之法也。

五、石膏、党参治梅毒夹杂温病

一人患梅毒，在东人医院治疗二十余日，头面肿大，下体溃烂，周身壮热，谵语不省人事，东人谓毒已走丹不可治。其友人孙某某，邀愚往东人院中为诊视。疑其证夹杂温病，遂用生石膏细末半斤，煮水一大瓶，伪作葡萄酒携之至其院中，托言探友，盖不欲东人知为疗治也。及入视病人，其头面肿而且红，诊其脉洪而实，知系夹杂温病无疑，嘱将石膏水徐徐温服。翌日，又往视，其头面红肿见退，脉之洪亦减半，而较前加数，仍然昏愦谵语，分毫不省人事。所饮石膏之水尚余一半，俾自购潞党参五钱，煎汤兑所余之石膏水饮之。翌日，又往视之，则人事大清，脉亦和平。病人遂决意出彼院来院中调治，后十余日其梅毒亦愈。此证用潞党参者，取其性平不热也。（《第四期·第一卷·石膏解》）

评论 此案为危急重病，用生石膏半斤及党参，竟取得神奇之良效，令人惊叹！

六、单味石膏治眼疾

目疾有实热之证，其热屡服凉药不解，其目疾亦因之久不愈者，大抵皆因伏气化热之后，而移热于目也。丙寅季春，李汝峰，纺纱厂学徒，病目久不愈。眼睑红肿，胬肉遮睛，觉目睛胀疼甚剧，又兼耳聋鼻塞，见闻俱废，跬步须人扶持。其脉洪长甚实，左右皆然。其心中甚觉发热，舌有白苔，中心已黄，其从前大便原燥，因屡服西药大便日行一次。知系冬有伏寒，感春阳而化热，其热上

---

① 啻（chì赤）：但，只。不啻有二义：一是，不只，不止；二是，不异于，如同。

攻，目与耳鼻皆当其冲也。拟用大剂白虎汤以清阳明之热，更加白芍、龙胆草兼清少阳之热。病人谓厂中原有西医，不令服外人药，今因屡服其药不愈，偷来求治于先生，或服丸散犹可，断乎不能在厂中煎服汤药。愚曰："此易耳。我有自制治眼妙药，送汝一包，服之眼可立愈。"遂将预轧生石膏细末两半与之，嘱其分作六次服，日服三次，开水送下，服后又宜多喝开水，令微见汗方好。持药去后，隔三日复来，眼疾已愈十之八九，耳聋鼻塞皆愈，心中已不觉热，脉已和平。复与以生石膏细末一两，俾仍作六次服。将药服尽痊愈。至与以生石膏细末而不明言者，恐其知之即不敢服也。后屡遇因伏气化热病目者，治以此方皆效。（《第五期·第四卷·论目疾由于伏气化热者治法》）

[评论] 此案眼疾以西医之药屡服不愈，以生石膏细末服用数日病愈，此石膏之专功无疑。上述案例之宝贵经验是："伏气化热病目"之证候，生石膏是特效专药。

七、石膏、薄荷自治牙痛

愚素无牙疼病。丙寅腊底，自津回籍，因感冒风寒，觉外表略有拘束，抵家后又眠于热炕上，遂陡觉心中发热，继而左边牙疼。因思解其外表，内热当消，牙疼或可自愈。服西药阿司匹林一瓦半（此药原以一瓦为常量），得微汗，心中热稍退，牙疼亦觉轻。迟两日，心中热又增，牙疼因又剧。方书谓上牙龈属足阳明，下牙龈属手阳明，愚素为人治牙疼有内热者，恒重用生石膏少佐以宣散之药清其阳明，其牙疼即愈。于斯用生石膏细末四两，薄荷叶钱半，煮汤分两次饮下，日服一剂。两剂后，内热已清，疼遂轻减……（《第五期·第四卷·自述治愈牙痛之经过》）

[评论] 此自述治愈牙痛之经过，首先服西药阿司匹林，如同感冒风寒而治用汗法。二诊根据平素"治牙痛有内热者"经验，重用生石膏少佐宣散之薄荷而取良效。

八、单味石膏救治砒石中毒

在籍时，本村张氏女因家庭勃溪，怒吞砒石，未移时，作呕吐。其兄疑其偷食毒物，诡言无他，惟服皂矾少许耳。兄闻其言，急来询解救之方。愚曰：皂矾原系硫氧与铁化合，分毫无毒，呕吐数次即愈，断无闪失，但恐未必是皂矾耳，须再切问之。其兄去后，迟约三点钟复来，言此时腹中绞疼，危急万分，始实言所吞者是砒石，非皂矾也。急令买生石膏细末二两，用凉水送下。乃村中无药铺，遂至做豆腐家买得生石膏，轧细末，凉水送下，腹疼顿止。犹觉腹中烧热，再买生石膏细末半斤，煮汤两大碗，徐徐饮之，尽剂而愈。后又遇吞火柴中毒者，治以生石膏亦愈，然以其毒缓，但煎汤饮之，无用送服其细末也。(《药物·石膏解》)

评论 砒石（砒石精制品即为砒霜）"辛酸，大热，有大毒"(《本草纲目》)。轻生者吞服砒石，解救不及时，必危及生命！张锡纯以大量生石膏之寒凉解砒石之热毒，竟能取得救命之功效，真胜过"金丹"！

小结

综合上述11则医案可知，张锡钝用石膏积累了丰富的经验，其真知灼见可归纳为五点：①石膏之功效特点是，既清热于内，又透热于外。"外感有实热者，放胆用之直胜金丹"。②以石膏治"实热炽盛"必须重用，并合理煎服之。③对"热实脉虚"，即邪热伤及气阴者，应"仿白虎加人参汤之义，以人参佐石膏"为宜。④石膏一定要生用，绝不可煅，若煅用之则"是变金丹为鸩毒也"。经方白虎汤等方用石膏皆用生者。⑤用石膏必须"轧细"，这正如《雷公炮炙论》所说："凡使石膏，须石臼中捣成粉……"考经方白虎汤等方用石膏皆注明打"碎"。

总之，生石膏既"为清阳明胃腑实热之圣药"，又可治疗外感、内伤所致的其他"脏腑有实热"之病症，用之得当，疗效称奇！张锡纯用生石膏，或单味、或复方、或汤剂、或散剂（为细末服之），其丰富、独到的用法，其剂量之大、疗效之好，胜过前人。需要说明，张氏对石膏的广泛应用不止上述，还体现在对石膏为主的白虎汤之加减变通运用，以及诸多清解内外邪热之方的运用。笔者临床上效法张锡纯运用石膏之经验，确有灵验，供同道借鉴。(班光国协助整理)

第六章　补阳还五汤的理论与临床研究

本文从五个方面探讨了补阳还五汤的理论建树及其在临床上的广泛应用。首先简述王清任的生平、学术渊源与《医林改错》对中医学的两大贡献。第二，研究补阳还五汤原书主治病症与制方本义。第三，现代临床上对补阳还五汤发挥应用之文献选录。第四，当前学者采取现代科技方法研究补阳还五汤疗效机制之成果。第五，选录当代名医与笔者谨守异病同治的法则，运用补阳还五汤治疗许多疑难杂病之验案。

一、王清任《医林改错》[1]的成就

王清任生于清代道光年间（公元1768—1831），为直隶省（今河北省）玉田县鸦鸿桥河东村人。王清任是武庠生出身，又捐过"千总"衔，但他以医为业，"名噪京师"。

通读王清任《医林改错》可知，他是一位潜心治学、尊古崇经及博览群书之人。例如：他在《半身不遂记叙》说："余少时遇此症，始遵《灵枢》《素问》、仲景之论，治之无功；继遵河间、东垣、丹溪之论，投药罔效。辗转踌躇，几至束手。伏思张仲景论伤寒，吴又可著瘟疫，皆独出心裁，并未引古经一语。余空有活人之心，而无济世之手。凡遇是症，必细心研究，审气血之荣枯，辨经络之通滞，四十年来，颇有所得。"他接着在《半身不遂论》中又历数古圣先贤对"半身不遂"的不同立论，诸如《灵枢》《素问》、仲景书等"三书立论，本源皆专主于风"；"至刘河间……其论专主于火"；李东垣"立法以本气虚外受风邪，是其本也"；"朱丹溪……其论专主于痰"。接着说，王安道研究了上述圣贤之论，认为圣书"所言是真中风"，三家"所言是类中风"；虞天民对王安道言提出了异议，认为"四方病此者，尽因风气湿痰火挟风而作"。最后王清任有所肯定地说："独张景岳有高人之见，论半身不遂大体属气虚，易中风之名，著'非风'之论，惟……其方不效者，可惜先生于此症阅历无多。"综上述可以得出结论：王清任对中风半身不遂的诊治下了一番功夫，他研究了经典著作，研究了各家学说，经过几十年的临床探索，创立了"屡验方法，万无一失，方可传于后人"的

补阳还五汤。此外，王清任的学问在《方叙》所述还有体现，他说："病有千状万态，不可以余为全书。查证有王肯堂《论治准绳》；查方有周定王朱绣《普济方》；查药有李时珍《本草纲目》，三书可谓医学之渊源。可读可记，有国朝之《医宗金鉴》。"上述可知，王氏对古籍之大部头的书都有浏览，是一位博学者。

王清任《医林改错》的成就主要是两个方面：一是对脏腑解剖学及某些生理功能的认识；一是关于气血的理论和临床实践经验。王氏自己认为，他的主要成就是第一个方面。他于《自序》开头即说："余著《医林改错》，非治病全书，乃论脏腑之书也……"接着于《上卷·医林改错脏腑记叙》，具体道出著书初衷乃"因前人创著医书，脏腑错误"，故"余于脏腑一事，访验四十二年，方得的确，绘成全图"。这就是说，王氏对《内经》《难经》等典籍对脏腑的解剖有质疑，乃经过几十年的解剖学实地研究，诸如赴义冢观察了因"染瘟疹痢症"死去的很多（"日有百余"）小儿"犬食之余"尸体尚全的"三十余人"；在奉天（今沈阳）、北京曾三次亲临刑场察看尸体；访问了有实际经验的人；作过动物解剖实验等等，始著成《医林改错》。此书敢于疑古、勇于创新、重视实践的精神，对我国的解剖学有一定的历史贡献。但是，由于王氏改错的依据是对病死与犯人尸体的观察，死人与活人有所不同，所以他的著述有不少错误。例如，他认为动脉是气管，静脉是血管，"气管行气，气行则动；血管盛血，静而不动。头面四肢按之跳动者，皆是气管，并非血管"（《气血合脉论》）。还说"心乃是出入气道路，其中无血"（《心无血论》）。上述认识显然是错误。所以，有人说《医林改错》是"越改越错"。这样完全否定也不公道。我们对王清任这本书应该有个客观、公正、历史的评价。他对中医学的贡献是敢于创新，重视解剖，这一点是秦汉之后至清代的第一人。王清任另一大贡献是"因著《医林改错·脏腑图记》后，将平素所治气虚、血瘀之症，论数条示人以规矩"（《方叙》）的三十来个方子。他创制了以活血化瘀为主的七个逐瘀汤，如血府逐瘀汤、膈下逐瘀汤、通经逐瘀汤、少府逐瘀汤、身痛逐瘀汤以及通窍活血汤、古下瘀血汤等，与以补气为主的补阳还五汤、黄芪桃仁汤、黄芪赤风汤、黄芪防风汤、黄芪甘草汤等。

二、补阳还五汤主治病证与制方本义

1. 补阳还五汤证之成因

王清任在论述补阳还五汤之前，先是《半身不遂论叙》，其具体内容是："半身不遂论、半身不遂辨、半身不遂本源、口腿歪斜辨、辨口角流涎非痰饮、辨大便干燥非风火、辨小便频数遗尿不禁、辨语言謇涩非痰火、辨口噤咬牙、论未病前之形状、论小儿半身不遂。"这些内容，乃分析了中风之主症半身不遂及常见兼症，以及"未病前"（即中风先兆）34种"形状"之成因，皆"元气渐亏之症"（《记未病前之形状》），一旦元气"亏五成剩五成"，五成之气归并于半身，而"半身无气，无气则不能动，不能动，名曰半身不遂"（《半身不遂本源》）。

2. 补阳还五汤证之类症

需要说明，书中所"论小儿半身不遂"，据其所述成因"多半由伤寒、瘟疫、痘疹、吐泄等症"；主症乃"渐渐手足不动，甚至手足筋挛，周身如泥塑"等。这颇似小儿麻痹后遗症"病后元气渐亏"者。随后为"瘫痿论"，乃"元气亏五成……若忽然归并于上半身，不能行于下，则病两腿瘫痿"。上述两病，虽然与中风病是不同的病，但成因皆元气亏损，故可异病同治，皆可以补阳还五汤为主方治之。由此可以领悟到，主治中风病之气虚为本，因虚致瘀为标的主方——补阳还五汤，还可治疗气虚为本，因虚致瘀所致的许多病症。

3. 补阳还五汤主治与用法

原文引录："此方治半身不遂，口眼歪斜，语言謇涩，口角流涎，大便干燥，小便频数，遗尿不禁。黄芪四两（生），归尾二钱，赤芍一钱半，地龙一钱（去土），川芎一钱，桃仁一钱，红花一钱。水煎服。

初得半身不遂，依本方加防风一钱，服四剂后去之。如患者先有入耳之言，畏惧黄芪，只得迁就人情，用一二两，以后渐加至四两，至微效时，日服两剂，岂不是八两？两剂服五六日，每日仍服一剂。如已病三两个月，前医遵古方用寒凉药过多，加附子四五钱。如用散风药过多，加党参四五钱，若未服，则不必加。此法虽良善之方，然病久气太亏，肩膀脱落二三指缝，胳膊曲而搬不直，脚孤拐骨向外倒，哑不能言一字，皆不能愈之症，虽不能愈，常服可保病不加重。若服此方愈后，药不可断，或隔三五日吃一付，或七八日吃一付，不吃恐将来得气厥之症。方内黄芪，不论何处所产，药力总是一样，皆可用。

方歌：补阳还五赤芍芎，归尾通经佐地龙，四两黄芪为主药，血中瘀滞用桃红。"

总结以上原文所述，方名之下首先明确主治症状与方药组成，随后明确补阳还五汤之适应证候、剂量用法及加味法，最后提炼方义要点而编写方歌。通过分析可了解，王清任对补阳还五汤的加味法为三点：①中风之初，"加防风一钱"，以助益气活血之力；②若已病数月，前医盲目使用寒凉药过多，损伤已虚之阳气，"加附子四五钱"，以温经助阳；③若用散风药过多，耗散正气，"加党参四五钱"以益气。党参善补内脏之气，黄芪善补肌表之气。

对于补阳还五汤的主治与用法特别强调如下：此方适合于中风病急性期"初得半身不遂"等表现，辨证属于气虚血瘀者。"若服此方愈后，药不可断"，应间断坚持服之，巩固疗效。若早期失治、误治，"病久气太虚"的后遗症，此方亦可应用，"虽不能愈，常服可保病不加重"。

4. 补阳还五汤主药黄芪之专长

王氏特别强调本方"四两黄芪为主药"，至少也要用"一二两"，最多"日服两剂，岂不是八两"？而当归尾、赤芍、川芎、桃仁、红花、地龙等活血通络药，只用一二钱，如此方药剂量配伍，充分体现了"治病求本，标本兼治"的法则，特别是重用黄芪的宝贵经验，更体现了王清任创新的精神，被广泛效法。

为了加深补阳还五汤重用黄芪的理解，引用古人论述如下：《神农本草经》记载黄芪"补虚"。《名医别录》明确了其补虚的具体功效是"益气"。《日华子本草》更明确指出："黄芪助气壮筋骨，长肉补血……"《得配本草》分析黄芪的具体功用说："黄芪补气，而气有内外之分，气之卫于脉外者，在内之卫气也；气之行于肌表者，在外之卫气也。肌表之气，补宜黄芪；五内之气，补宜人参。"《本草求真》总结性地说：黄芪"秉性纯阳"，为"补气诸药之最，是以有芪之称"。当今名医全小林教授认为，黄芪"补经络之气是很好的"。这切中补阳还五汤重用黄芪之要义。

5. 补阳还五汤方根求源

前面讲到，王清任效法古圣先贤，他读过仲景书及《医宗金鉴》。须知王氏补阳还五汤制方之法已寓于仲景书中。《金匮·血痹虚劳病》篇第2条治血痹之方为黄芪桂枝五物汤。《医宗金鉴·杂病心法要诀》对本方有深刻理解及发挥应用，指出："黄芪五物汤，治因虚召风，中人经络而病半身不遂者。然审其人若舌强难言，神气不清，则是痰火为病，不宜此方。若心清语謇，舌软无力难言者，乃是营卫不足之病，宜用此方。经曰，卫虚则不用，营虚则不仁。此方君黄芪而补卫，以起不用；臣桂枝、白芍而益营，以治不仁；佐生姜、大枣以和营卫也。不仁不用在右者属气，宜倍加黄芪；在左者属血，则加当归。在下两腿两膝软者，则加牛膝；骨软不能久立者，则加虎骨；筋软难于屈伸者，则加木瓜。周身或左或右经络不宣通者，则加炮附子。有寒者亦加之。此方屡试屡效者，其功力专于补外，所以不用人参补内、甘草补中也。"以上所述对黄芪桂枝五物汤的发挥应用，很值得学习。若细加思考便可以领悟，补阳还五汤即师承黄芪桂枝五物汤之法创制而成。

小结

王清任创制的补阳还五汤所治病症，是中风中经络，即西医学所述的脑梗死，其辨证属于气虚而血瘀者。该病"初得"时用之才能起到良方之良效。而目前的教科书及临床上，多不明王氏制方之本义，不是"初得"时尽快用之，而是在后遗症期才用该方，用之晚矣！如此岂能取得良效呢？但也有师法本义者，如曾启全等即以补阳还五汤治疗脑梗死急性期（发病72小时内，辨为气虚血瘀）30例取得满意疗效[2]。

三、补阳还五汤的发挥应用

《内经》曰："人之所有者，血与气耳。""五脏之道，皆出于经隧，以行血气，血气不和，百病乃变化而生"（《素问·调经论》）。人体血与气之重要，由此可知也。王清任通过尸体解剖与临床实践，深入思考，认识到人之血与气在生理功能与病理变化的极其重要性，创新了气血理论，由此研制了以逐瘀为主与补气为要的诸多著名良方，被当今临床学者广泛应用，取得良效。

毛泽东《实践论》说："马克思列宁主义并没有结束真理，而是在实践中不断地开辟认识真理的道路。"套一句话可以说，秦汉时期的经典医籍并没有结束真理，而是开辟了认识真理的道路。"通过实践而发现真理，又通过实践而证实真理和发展真理"（《实践论》）。中国医药学的创立与几千年的发展史就是如此。王清任通过自己的实践发展了《黄帝内经》气血理论在临床中的应用，我们同样应该效法先贤，在实践中"开辟认识真理的道路"，"通过实践而证实真理和发展真理"。以下摘要列举笔者与名医、学者对补阳还五汤的发挥应用。

（一）治疗高血压病

笔者根据多年临床经验，曾撰写"补阳还五汤在治疗高血压病中的应用"[3]与"补阳还五汤'治未病'探讨"[4]。中风病最常见的原发病是高血压病。笔者的经验是：高血压病气虚血瘀证，以补阳还五汤为主方治疗，确能取得降低血压与消除症状的疗效，从而达到预防中风，"治未病"之目的。

高血压病初期多表现为肝阳上亢或伴有肝肾阴虚的证候，病程日久者，其病机则以多虚、多瘀、虚实夹杂为特点。虚证主要表现为气虚、肝肾不足，实证以血瘀、痰浊内阻为多见。其正虚为本，邪实为标，由于正气亏虚，不能推动血液畅通，津液不得布散，则血瘀、痰阻而为病。法当治病求本，标本兼治。补阳还五汤适宜于气虚血瘀为主要病机的病证。笔者临床观察，高血压病气虚血瘀证的舌脉特点是：舌质淡，或淡而偏胖，或淡而紫暗，或淡红而嫩，舌苔白润或微黄；脉弦缓无力，或弦大按之无力，或弦细无力，高血压病总以弦脉为特点，弦虚脉才是气虚血瘀证。

笔者治疗高血压病应用补阳还五汤的常用剂量：黄芪60~90g，当归、赤芍、川芎、桃仁、红花、地龙各6~9g。加味法：①针对高血压病以肝肾不足为基本病机，一般加入杜仲、桑寄生、白芍、菊花；②血虚失眠多梦者加酸枣仁；③气虚明显者加党参或人参；④脾虚便秘者，加生白术、肉苁蓉；⑤脾虚湿阻苔腻者，加苍术、茯苓；⑥胸阳不振阵发胸闷者，加瓜蒌、薤白；⑦虚阳上浮头晕明显者，加天麻、钩藤；⑧虚热而苔薄黄者，加黄芩；⑨伴阳虚证候者，加炮附子或巴戟天、淫羊藿等。煎服法：每日1剂，水煎两遍合汁400~500毫升，分3次温服。血压降至正常后，改为隔日1剂，巩固治疗一段时间。

动物实验研究表明，补阳还五汤中黄芪的降压机制主要是直接扩张血管，且有强心、利尿、增强免疫功能及代谢等多种药理作用。补阳还五汤水煎剂对正常家兔和用去甲肾上腺素处理的家兔静脉注射均可扩张血管，使血压明显下降。在不影响心率的情况下，使心肌收缩力明显增强，显著增加心脑供血量，小鼠灌胃亦可使心脑血流量明显增加。

总之，补阳还五汤补气和血之功效，是通过对全身功能的调补作用，达到降低血压、消除症状而防治中风之目的。

（二）治疗缓慢性心律失常

孙明异[5]以补阳还五汤加味治疗缓慢性心律失常50例，取得满意疗效。缓慢性心律失常包括窦性心动过缓、窦房和房室传导阻滞、病态窦房结综合征、室上性和室性逸搏等。目前，西医药对此类心律失常尚无满意的疗法，而中医药对缓慢性心律失常的治疗，却大有潜力可挖。从1978年以来，孙明异用补阳还五汤加味，治疗经西医明确诊断并用西药多方治疗均无效果的此类患者，取得了满意疗效，现介绍如下：

临床表现：所治50例，均有不同程度的头昏乏力、神疲懒言、胸闷心悸、畏寒肢冷等自觉症状，半数以上病例有夜间憋气、心前区疼痛，多数伴有食欲不振、脘腹胀满、夜寐不宁、稍进生冷即便溏等症，极少数有反复晕厥史。面色萎黄或㿠白。舌质淡或淡红，伴有瘀斑或紫暗色，舌体胖大、苔薄白或白腻。脉象迟软而结，少数脉涩，个别有屋漏脉。50例中诊为冠心病19例，心肌炎后遗症31例。

治疗方法：全部病例均用补阳还五汤加味，水煎剂，每日1剂，分2~3次口服。心率在45次/分以下者，配合阿托品片0.6mg日3次，服用1周，凡心率在45次/分以上者，均停服阿托品、麻黄素等药。处方：黄芪50~100g，赤芍15g，川芎15g，当归10g，地龙10g，桃仁10g，丹参30g，桂枝10~20g。适当加味。

治疗效果：50例患者，除1例外，均经3个月的治疗，心率均达到65次/分以上，可正常工作学习，从事轻体力劳动。但在心率恢复正常后，仍须坚持治疗3个月以上，才能防止病情的反复。

体会：缓慢性心律失常皆因阳不胜阴，气虚血瘀所致，而且大多伴有脾肾阳虚的证候。故用益气温阳、化瘀通络之补阳还五汤加味治疗有效。在心阳不振，命门火衰的病例中，除加用了麻黄附子细辛汤温脾肾、助心阳、温经散寒之外，还根据"阴阳互根"的理论，加用了"生脉饮"以补心气、敛心阴，取得了满意疗效。

（三）治疗肺癌脑转移

邓海滨[6]总结了徐振晔用补阳还五汤加减治疗肺癌转移，取得良效。在各种脑转移癌中最为多见的是肺癌脑转移。肺癌通过血液循环发生脑转移占18%。肺癌脑转移的治疗已成为当前人们关注的问题之一。上海中医药大学附属龙华医院中医肿瘤科徐振晔主任医师应用补阳还五汤治疗肺癌脑转移，或单纯中药治疗，或配合西药治疗，取得了良好的效果。肺癌脑转移的症状及体征可呈多样化，其中最常见的可表现为酷似"中风"之神经系统症状，另外也可表现为颅内高压症状，出现剧烈头痛、呕吐等，或表现为癫痫发作。临床上对肺癌脑转移的治疗，西医学主要采取手术、放疗治疗，但常因复发而预后较差。近年来，中医对脑癌脑转移的治疗开展了积极的研究。有单纯运用中医药治疗者，也有与手术、放疗、化疗药物联合治疗者，均取得了可喜的成绩。中医药辨证施治能提高脑癌脑转移的治疗率，减轻症状，延长生存期，少数病人经中药治疗后，症状消失而达到临床痊愈。中药治疗毒副作用少，易为患者所接受，具有一定的优势。

徐振晔认为，气虚血瘀是肺癌脑转移的主要病机。"元气既虚，不能达到血管，血管无气，必停留而瘀"，形成气虚为本，血瘀为标的病因病机变化。徐氏经常运用补阳还五汤治疗脑癌脑转移取得良好的临床效果。临证之时，徐氏在方中重用生黄芪60g，甚则达90g，以益气行血托毒。活血药除当归一味外，常喜欢用炙蜈蚣化瘀通络止痛，取代桃仁、赤芍、红花，主要用于间叶组织与神经组织肿瘤。还有，治之尚应圆机活法，补气补肾并用；强调辨证与辨病、扶正与攻邪相结合；合理使用活血化瘀药。

（四）治疗视网膜静脉阻塞

杨艳等[7]用补阳还五汤加减治疗视网膜静脉阻塞26例，取得较好效果。视网膜静脉阻塞（RVO）是常见的致盲性眼病，临床单纯应用西药治疗本病收效较慢。本病是由于视网膜中央静脉主干或者分支发生阻塞引起的疾病，是以阻塞远端静脉扩张迂曲、血液凝滞、出血和水肿为特征的病变。本病在我国发病率近年来有上升趋势，多发于老年人群，这些人群发病患者大多有气虚表现，气虚导致气血瘀滞。我们采用补阳还五汤为主方治疗26例，对照组16例给予西药治疗，患者有原发病的积极治疗，同时给予阿司匹林肠溶片常规口服，维生素C、维生素E、地巴唑常量口服。治疗组在给予西药治疗的基础上，采用补阳还五汤化裁治疗。处方如下：生黄芪60g，当归10g，红花15g，川芎12g，党参15g，白术12g，穿山甲8g，甘草9g。临证结合患者的情况化裁。水煎服，每日1剂，15天为1个疗程，一般2个或3个疗程。两组治疗结果比较，治疗组疗效明显优于对照组（$P<0.05$）。

（五）治疗老年血管肿型内痔

汪平洋等[8]用补阳还五汤加味治疗老年血管肿型内痔属气虚血瘀，摄纳失职者153例，取得满意疗效。处方：黄芪60g，当归尾12g，赤芍9g，地龙9g，川芎9g，桃仁9g，红花6g，升麻6g，地榆炭12g，仙鹤草12g。风燥加荆芥穗6g，生地15g；湿热加黄连6g，车前子10g；便秘加麻仁30g。每日1剂，水煎服。7剂为1个疗程。Ⅰ期内痔连续用药2个疗程，Ⅱ期内痔连续用药3个疗程。治疗结果：血管肿型Ⅰ期内痔87例，全部治愈，总有效率100%；Ⅱ期内痔66例，总有效率89.4%。Ⅰ期内痔治疗效果优于Ⅱ期内痔。

补阳还五汤为气虚血瘀证而设。现代药理研究发现补阳还五汤有改善血液流变性、抗血小板聚集、扩张血管、恢复血液动力及血管壁的弹性、加速血流速度等功效。血管肿型内痔病程较短，痔体尚未纤维化，老年血管肿型内痔的病机为气虚血瘀，用补阳还五汤加味治疗，切中病机，故疗效显著。

（六）治疗前列腺增生症

李为安等[9]用补阳还五汤加味治疗前列腺增生症70例，收效颇佳。本组70例，年龄50~84岁，平均66.3岁，均有昼夜尿频、尿急、尿痛、尿线细、排尿困难、淋漓不尽。病程0.5~24年。治用补阳还五汤加味，基本方：黄芪30~60g，当归15g，赤芍、川芎、地龙、桃仁、红花、杜仲、肉桂、夏枯草、浙贝母、海藻、昆布各10g，川牛膝15~50g，萹蓄20g。每日1剂，水煎取汁分3次服，15天为1个疗程。服药期间禁烟酒，忌食生冷、辛辣、油腻之物，禁房事。伴尿路感染者加蒲公英30g，金银花15g，野菊花20g，黄柏10g；伴尿潴留者加琥珀3g（冲服），白茅根15~30g，石韦12g；血尿者加地榆30g；大便秘结者加火麻仁15g，大黄10g。本组病例经服药1~5个疗程，42例显效，临床症状消失或明显减轻，B超检查前列腺正常或基本正常，无残余尿；18例好转，症状减轻，B超检查前列腺缩小，残余尿少于10ml；10例无效，症状改善不明显，需留置导尿管或行手术治疗，B超检查前列腺大小无变化。总有效率为85.7%。

前列腺增生症多发于50岁以上的中老年人，属于中医学"癃闭"范畴。该病多以年迈体弱，气血亏虚，肾阳衰惫，瘀血败精瘀阻膀胱，日久致腺体增生，气化不及州都为主要病因病机。我们以益气活血，化瘀消癥，软坚散结，补肾利水为治则，方选补阳还五汤加味而治之。方中黄芪补气升阳，扶正利水；川牛膝能走能补，偏于活血，补肾化瘀，利水通淋，引诸药下行直达病所，用量宜重，重症病例可用至50g，能取速效，为方中要药。

（七）治疗腰椎间盘突出症

杜德利[10]补阳还五汤配合手法治疗腰椎间盘突出症75例，取得较为满意的效果。对照组72例采用传统手法按摩、牵引、点穴等治疗。治疗组在采用以上传统手法治疗腰椎间盘突出症的同时，辅以补阳还五汤。处方：生黄芪60g，桃仁10g，红花10g，当归10g，川芎5g，赤芍10g，地龙3g。水煎服每日2次。血瘀型：加丹参15g，三棱10g，制乳香、制没药各5g。寒湿型加细辛3g，防风15g，制川乌6g。肝肾亏虚型：加生地黄15g，白术10g，桑寄生15g，怀牛膝6g。连服10日为1个疗程，3个疗程后观察疗效。结果：治疗组与对照组总有效率分别为93.3%、81.9%，两组比较有显著性差异（$P<0.05$）。

（八）治疗慢性盆腔炎

耿嘉玮等[11]用补阳还五汤加减治疗慢性盆腔炎30例，取得明显疗效。本病发病机理为患者经期、产后、流产后调摄不当，房事不节或体虚感染外邪，余邪未尽，久羁胞中，气机被阻，气滞血瘀，瘀阻胞脉、胞络积结而成。同时由于病程较长，病势迁延，邪正相争日久，正气亏虚。《医林改错》认为，"元气既虚，必不能达于血管，血管无力，必停留而瘀"，即"因虚致瘀"。补阳还五汤适当加味，正切合慢性盆腔炎之病情。治疗组处方：生黄芪60g，当归6g，赤芍4.5g，地龙3g，川芎3g，桃仁3g，红花3g。黄芪初用30~60g，以后渐加至120g。加味法：小腹胀甚加川楝子、香附；下腹疼痛甚，带下量多、色黄、秽臭加红藤、败酱草、黄柏、蒲公英；有包块加莪术、夏枯草、皂角刺。水煎服。7天为1个疗程。对照组25例治疗方法：单纯经期间口服氟哌酸每次0.3g，每天2次；替硝唑每次0.5g，每日2次。7天为1个疗程。经1~3个疗程治疗结果：总有效率，治疗组（93.3%）明显优于对照组（64%）。

小结

以上所述八种病症的治疗，皆可以说是对补阳还五汤的发挥应用。这些病症，诸如高血压病、心律失常、视网膜静脉阻塞、血管肿型内痔等，皆为典型的血脉之病变，而其他四种，如肺癌脑转移、前列腺增生症、腰椎间盘增生症与慢性盆腔炎，虽非典型血脉之病变，但无不与脉络病变有关。根据中医学异病同治的原则，凡气虚为本，血瘀为标所致的多种病症，皆可以补阳还五汤为主方大法治之，方证相对，必有疗效。上述发挥应用已证实了这一点。

四、补阳还五汤的实验研究

以下就近来收集文献看到的有关补阳还五汤的几篇实验研究加以摘要。

（1）张竟之等[12]探讨了高血压病血瘀证的形成机制及黄芪多糖的干预作用。原发性高血压病（EH）是临床常见疾病，血瘀证是中医常见证型，是中西医结合研究的热点。而分子生物学时代的到来使中医证候的生物学原理研究达到更深的层次，本研究从TLR-NF-kB信号途径入手，通过观察黄芪多糖对EH血瘀证患者血清损伤的血管内皮细胞Toll样受体4（TLR4）、核转录因子-kB（NF-kB）表达的影响，从基因和蛋白层面探讨EH血瘀证的病理实质和形成机制。

本研究说明，EH患者较健康人、EH血瘀证患者较非血瘀证患者存在着更为严重的炎症反应和免疫紊乱，炎症反应和免疫紊乱是EH患者区别于健康人、EH血瘀证区别于非血瘀证的重要特征之一。

黄芪是传统的益气药，虽然没有直接活血的功能，但有间接的活血作用，这可在中医的气血理论和现代药理研究及本研究中找到证据。

（2）张运克等[13、14]探讨了补阳还五汤对脑缺血损伤的神经保护机制与改善脑缺血作用。脑缺血后神经营养因子基因表达的改变在抵御缺血性神经元损伤、维持神经元正常功能和脑缺血损伤修复过程中具有重要作用，其中碱性成纤维细胞生长因子（bFGF）能促进神经元存活及突起生长，对维护中枢神经系统正常功能起重要作用，被认为是一种最有效的营养因子。因此，本研究探讨补阳还五汤联合间充质干细胞（MSCs）移植对脑缺血再灌注损伤大鼠模型bFGF mRNA表达水平的影响。

本研究结果显示，补阳还五汤联合MSCs移植能通过上调脑组织bFGF mRNA表达水平，促进内源性神经营养因子bFGF基因表达而起对脑缺血再灌注损伤起保护作用。

本研究另一项结果显示，补阳还五汤可能通过提高脑组织中脑组织神经元特异性烯醇化酶（NSE）及胶质纤维酸性蛋白（GFAP）表达，从而促进移植的MSCs向神经样细胞分化，改善脑缺血损伤。

（3）陈荣等[15]研究补阳还五汤加味对急性脑梗死患者氧化应激机制水平及神经功能的恢复影响。脑梗死具有发病急、致残率高、致死率高的特点。血清超氧化物歧化酶（SOD）和丙二醛（MDA）的动态变化，在一定程度上可作为急性脑梗死患者病情轻重和预后评估的一个重要参考指标。补阳还五汤用于治疗气虚血瘀所导致的疾病，如中风、胸痹、脉痹等。本研究在明确补阳还五汤治疗急性脑梗死之药理研究基础上，进一步研究补阳还五汤加味治疗脑梗死的疗效及其在氧化应激方面的作用机制。研究结论：补阳还五汤加味能显著改善急性脑梗死患者的神经功能，降低氧化应激水平可能是其作用机制之一。

本研究将80例急性脑梗死患者随机分为对照组和治疗组各40例，对照组采用抗凝、降纤、抗血小板凝胶、扩容等西医常规治疗，治疗组在对照组的基础上采用补阳还五汤加味治疗，疗程均为14天。

结果：治疗组各项指标的改善优于对照组，两组治疗后差异均有统计学意义（$P<0.05$）。补阳还五汤加味处方：黄芪60g，桃仁10g，红花10g，当归10g，川芎10g，地龙10g，灯盏花30g，水蛭10g，细辛10g，葛根30g，石菖蒲15g，白芷

8g。每日1剂，水煎2次，早晚2次饭后服。

（4）姚晖等[16]探讨补阳还五汤及黄芪体外对家兔血小板活化因子受体活性的影响。近年来，对黄芪在补阳还五汤方中的配伍机制的研究多集中在黄芪的用量上，对补阳还五汤及黄芪体外对家兔血小板活化因子（PAF）受体活性的影响的研究迄今少见报道。为此，我们将动物分为补阳还五汤全方组（黄芪120g，当归尾6g，赤芍4.5g，川芎、地龙、桃仁、红化各3g）、活血组（赤芍、当归尾、川芎、桃仁、红花、地龙）和补气组（黄芪），采用放射配基受体结合实验，以家兔血小板PAF受体特异结合抑制率为评价指标，观察全方组、活血组和补气组对家兔血小板PAF受体活性的影响，以探讨黄芪在该方中的配伍机制。

PAF是迄今发现作用最强的血小板激活剂，为血小板激活的第3条途径。PAF可由血小板、白细胞、内皮细胞等多种细胞产生并具广泛的生物学活性，它与组织缺血再灌注损伤、冠心病、动脉粥样硬化等诸多心脑血管疾病密切相关。补阳还五汤主要用于"因虚致瘀"的中风患者，方中重用生黄芪取其大补脾胃之气，使气旺以促血行，祛瘀而不伤正，并助诸药之力，为君药；配以当归尾活血，有祛瘀而不伤好血之妙，为臣药；川芎、赤芍、桃仁、红花助当归尾活血祛瘀，地龙通经活络，均为佐使药。诸药合用，使气旺血行，瘀祛络通，诸症自可渐愈。

本研究结果：3组均能抑制^{3}H-PAF与家兔血小板PAF受体的特异结合，对PAF受体特异结合抑制程度由大到小依次为活血组、全方组、补气组，各组之间抑制率差异均有显著性（$P<0.01$）。

结论：单味黄芪120g对家兔血小板PAF受体与^{3}H-PAF的特异结合有一定的抑制作用，但黄芪与方中活血药配伍后，能使后者拮抗血小板PAF受体的作用明显减弱，使全方拮抗血小板PAF受体的作用缓和，防止大量活血药攻伐太过，体现了补阳还五汤"祛瘀而不伤正"的配伍机制。

小结

以上采用现代科学研究，论及补阳还五汤原文及其主药黄芪对高血压病血瘀证、脑缺血、急性脑梗死的疗效机理，以及对家兔血小板活化因子受体活性的影响，从不同研究方法证实了补阳还五汤及其重用黄芪对心脑血管病气虚致瘀证的疗效机理，也从现代科学角度证实了王清任根据中医学气血理论及病理变化而创制的补阳还五汤在临床上的实用价值。

季宇彬主编[17]收集1986~2001年全国杂志及专著中有关补阳还五汤药理作用的文章24篇，将其药理作用归纳总结为如下12个方面：①抗血栓形成和溶血栓；②抑制ADP诱导血小板聚集作用；③扩张脑血管、增加脑血流量；④改变血液的流变性；⑤对急性脑损伤的预防作用；⑥对神经损伤的修复作用；⑦强心作用；⑧增加心肌营养性血流量；⑨降血脂和抑制动脉硬化斑块的形成；⑩耐缺氧和抗疲劳；⑪抗炎免疫作用；⑫促进骨折愈合。上述种种药理作用，对补阳还五汤在临床中的广泛应用提供了现代科学依据。但必须铭记：只有在辨证论治的基础上运用补阳还五汤，才能取得良方之良效。

五、异病同治案补阳还五汤有良效

（一）当代名医运用补阳还五汤案例4则

1. 范文甫治疗中风医案

陈老师母，风中于脏腑，猝然而倒，不省人事，牙关紧闭，喉中痰鸣，遗溺。证已到危险极巅，按脉幸尚不散，还有希望。先用苏合香丸1粒，鲜竹沥24g，生姜汁1匙灌服。醒后服下方：生黄芪30g，赤芍9g，归身6g，地龙6g，桃仁9g，红花6g，淡附子9g，炙甘草3g，半夏9g。

二诊：见效，神清。惟半身偏瘫，舌强言謇。补阳还五汤。（《近代名医学术经验选编·范文甫专辑》）

编者按：本案患者卒倒昏迷，一般应诊断为中风中脏腑（脑出血）。但年老神衰，而中风中经络（脑梗死）者，亦可神志不清。当今科技发展了，做个CT即能鉴别。处方以补阳还五汤加减治之，如此方法，乃凭经验与辨证也。

2. 陆南山治疗高血压动脉硬化眼底出血医案

管某，男，64岁。1973年1月20日初诊。

【主诉】自1972年春起发现有高血压，血压最高为200/100mmHg。曾患口眼㖞斜，经治疗后痊愈，最近右眼视力下降。

【检查】右眼视力0.2，左眼0.4，两眼底视网膜动脉变细呈铜丝状，动静脉比例为1：2，动脉反光增强，动静脉有交叉压迫，右眼在黄斑附近出血较多。

【全身体征】脉象弦而兼革，搏指有力，体丰，精神萎软。

【辨证施治】体丰气虚，气虚则不能摄血归经，故眼底出血斑斑。先拟补气消瘀，然后再图其本。治以补阳还五汤：炙黄芪18g，赤芍9g，全当归9g，地龙

3g，川芎3g，桃仁1.5g，红花3g。

上方开始服5剂后，眼底出血即见好转，因此原方加茜草根、小蓟，连续又服50剂后，左眼底出血完全吸收，视力亦已进步至右眼0.4，左眼0.5，矫正视力未查。以后调理高血压。随访至1975年1月，复查眼底未见出血。(《眼科名家陆南山学术经验集》)

编者按： 此案患者检查："右眼在黄斑附近出血较多"，却敢于用活血药，此中医学辨证论治之特色，非良医莫为。其"脉象弦而兼革，搏指有力"（高血压病日久必见弦脉）与"精神萎软"等综合分析，乃本虚标实证，故以补阳还五汤法标本兼治而取效。

3. 岳美中治疗震颤麻痹医案

余曾治农林部某男性患者，70岁，患震颤麻痹。初诊时两手震颤，不能自行上汽车，步态慌张，坐立不稳，脉虚弱，重按欲无，舌有少量瘀点。给予补阳还五汤，地龙用三钱，黄芪自首剂二两，逐渐加至八两，服药半年而缓解。(《岳美中医话集（增订本）》)

编者按： 此案主症特点结合年龄，颇似西医学所述"帕金森氏病"。患者"脉虚弱……舌瘀点"，为典型元气虚而致瘀证。岳美中先生处方宗王清任补阳还五汤之本义，重用黄芪"至八两，服药半年而缓解"。如此年老顽疾，治之如抽丝，王道无近功也。笔者受岳美中先生此案之启发，以补阳还五汤治"帕金森氏病"取得良效，详见笔者后文案例。

4. 颜德馨治疗下肢深部静脉炎医案

章某，男，62岁。患者阑尾切除术后出现右下肢深部静脉炎，行动后疼痛加剧，由外地转诊来沪住院。

初诊： 右下肢深部静脉炎，局部皮温较低，肝掌，自觉胸痞心悸，脉沉涩，舌紫苔薄。证属气滞血瘀，复以高年积劳，气分已虚，气虚则血流不畅，更益瘀血之势。故拟益气化瘀，温通血脉，标本兼施。方药：生黄芪15g，当归9g，红花9g，桃仁12g，广地龙6g，川牛膝12g，漏芦9g，威灵仙12g，川芎9g，王不留行9g，桂枝4g。4剂。

二诊： 药后下肢得汗，但脘次不适，脉右细左弦滑。气分不足，瘀阻络脉。因有胃病史，应予兼顾。方药：上方加木香6g。4剂。

三诊： 下肢有汗，为循环来复之机，静时无所苦，活动后微有痛楚，较以往为缓。药后胸宇痞胀亦有好转，脉右细左弦。气虚乃其本，瘀滞乃其标，瘀者淤也，得热则通，取此义而增删。方药：同上方加鹿角9g，桂枝加为6g，去漏芦。连服12剂，症状完全消失而出院。(《中华名中医治病囊秘·颜德馨卷》)

编者按：此案患者为深部静脉炎，联系"脉沉涩，舌紫"，证属血瘀无疑，再四诊合参，结合年龄，其"气分已虚"，总之为气虚血瘀，大法应益气活血，故以补阳还五汤加减治之。服"药后下肢得汗"，此气充血活，营卫通畅之佳兆。通则不痛，故疼痛缓解。

小结

上述四位名医治例，皆为气虚而血瘀的证候，但有的典型，有的不典型。岳美中先生治例最典型，故以王清任制方之大法，重用黄芪而取效。其他三位先生之治例，其气虚血瘀证皆不典型，故运用补阳还五汤皆有所加减，且主药黄芪之用量也不大。活用圣贤之方，为名医之本色也。

（二）运用补阳还五汤案例7则

1. 中风（脑梗）半身不遂用补阳还五汤疗效良好

陈某某，男，62岁，2018年2月21日初诊：患者有高血压病史10年，一直未服用降压药，但注重经常活动，每天步行一个多小时。于7天前在行走半个多小时后感觉头晕，右侧肢体乏力，休息片刻后努力走回家。因右侧半身不遂言语不清急诊入海口市人民医院。住院后作CT：脑梗。给予针对性治疗7天至今，右侧半身不遂、语謇无明显改善，经外甥女邀请去医院出诊，望舌尖暗红、苔黄腻，诊脉沉弦少力。治法分先后：先用安宫牛黄丸开窍通络、清热化痰，当晚1丸，明日上午1丸；尔后用补阳还五汤加味。

处方：生黄芪60g 川芎10g 当归10g 赤芍10g
   桃仁10g   红花10g 地龙10g 黄芩10g
   陈皮10g   水蛭粉5g（冲服）

3剂，日1剂，水煎两遍合药液约400毫升，分3次温服。

二诊：2月25日。服药后心情舒畅，BP132/70mmHg，苔黄（黄芩色黄染苔）。谨遵"四两黄芪为主药"之本义，并加入参附以助其力。

处方：生黄芪120g 川芎10g 当归10g 赤芍10g
   桃仁10g   红花10g 地龙10g 陈皮10g
   党参10g   人参5g   炮附子5g 水蛭粉5g（冲服）

3剂，煎服方法同前。

三诊：2月28日。服2月25日方后患者右侧上肢功能有所改善，能自动上抬过肩；下肢改善不明显。晚上口干，白天没有上火现象，大便2天一次，因便干排便困难，需用开塞露。补充说明：患者中风前有高血压病10余年，血压160/90mmHg上下，始终未服用降压药，糖尿病病史10余年，服降糖药治疗，现住院用降压、降糖治疗。今日血压150/80mmHg。仍以补阳还五汤为主方，合用茵陈蒿汤清痰热之标证。同时服用大黄䗪虫丸以通腑逐瘀，每次1丸（腊丸，每丸3g），日3丸，以大便日二三次为度，适当增减用量。

处方：生黄芪120g 川芎5g 当归10g 赤芍10g

桃仁10g 红花10g 地龙10g 薏苡仁30g

茵陈20g 栀子10g 大黄5g

4剂，煎服方法同前。

四诊：3月4日。服用上方感觉舒服，右侧肢体功能进一步恢复，因为住院，在服中药期间配合针灸、康复、西医治疗。2月28日服用大黄䗪虫丸3丸后，大便通畅。时而咽干而咳，脉弦滑按之少力，90次/分。BP140/90mmHg，守方减黄芪量，加玄参、车前子利咽止咳。

处方：生黄芪90g 川芎5g 当归10g 赤芍10g

桃仁10g 红花10g 地龙10g 薏苡仁30g

茵陈20g 栀子10g 大黄5g 玄参10g

车前子20g

4剂，煎服方法同前。

五诊：3月7日。服药后右侧上下肢逐渐恢复，大便日1~2次，干咳、无痰，舌暗红，苔黄，右脉弦滑、左脉弦细。BP120/80mmHg。仍用大黄䗪虫丸凉血活血通络；汤剂改拟滋水清肝饮加利咽止咳药。

处方：生地30g 山药15g 山萸肉10g 丹皮20g

茯苓10g 泽泻10g 当归10g 赤白芍各10g

黄芩15g 栀子10g 桑叶10g 菊花20g

玄参10g 渐贝母10g 麦冬15g

4剂，煎服方法同前。

六诊：3月12日。服用后干咳无痰明显减轻。再改用3月4日方6剂。

七诊：3月18日。右侧肢体无力明显恢复，基本活动自如，下肢缓慢自行行走，右手握力稍差，能自主用饭匙，但尚不能用筷子，大便日一次，目前口服降压、降糖药。BP：130/85mmHg。守补阳还五汤，加入补肝肾、强筋骨药。

处方：生黄芪90g　　川芎5g　　　当归10g　　赤芍10g

桃仁10g　　　红花10g　　　地龙10g　　薏苡仁30g

川断20g　　　杜仲15g　　　桑寄生20g　怀牛膝15g

炮附子5g　　　鹿角霜20g

4剂，煎服方法同前。

八诊：3月21日。右侧肢体功能进一步恢复，手握力接近正常。能自行小步行走。舌偏暗红、苔薄黄，脉弦略滑。BP140/98mmHg。守上方去附子，加黄芩15g以清热，佐制黄芪重用之甘温。4剂，前服法同前。

九诊：3月25日。服药无不适，舌质暗红、苔薄黄，脉弦细，左脉少力、右脉略滑。BP：130/80mmHg。以补阳还五汤加补肝肾及养血通络药。

处方：生黄芪90g　　川芎5g　　　当归10g　　赤芍10g

桃仁10g　　　红花10g　　　地龙10g　　桑寄生20g

怀牛膝15g　　鸡血藤30g　　银花藤20g

6剂，煎服方法同前。

十诊：4月1日。右侧上肢握力接近正常，下肢能缓慢正常行走，大便日1次，饮食正常，舌脉同前。BP：120/80 mmHg。守上方加川断、杜仲各20g，以加强补肝肾、强筋骨之功。6剂，煎服法同前。

十一诊：4月8日。患者中风脑梗所致右侧半身不遂基本恢复而接近正常，守上方7剂，隔日1剂，巩固治疗。特别说明：以上自3诊至11诊，始终在服用汤剂的同时服用大黄䗪虫丸，每次1丸，第日二三丸，以大便日一二次为度。

十二诊：4月22日。如上所述，病情稳定，进一步改善，继续以"汤"与"丸"并用法，隔日服用，7剂。

十三诊：5月6日。患者能自主步行一个小时。可停药自行调养。

吕按 此案记述比较具体，句句真实，可以说是运用补阳还五汤治疗中风（脑梗死）疗效良好的案例。之所以疗效好，可以总结的经验可归纳为以下几点：

第一，时间。中风后7天用中药治疗较及时。须知中风后应及时治疗，越早效果越好。不论中医，还是西医，尽早抓紧治疗是取得较好疗效之关键点。时间就是生命，就是疗效。王清任创立的补阳还五汤治中风，就是用于"初得半身不遂……然病久气大亏……常服可得病不加重……"这使我想起十几年前治疗的一例中风患者，是我的研究生父亲，50多岁，多年高血压病，一日初得半身活动不利，因不想住院，在家中服用补阳还五汤为主方，适当加味治疗，因为病情不太重，又治得及时，治之前一二天就有疗效，七八天后患侧肢体活动基本恢复正常。遗憾的是，近几十年来，中风病之类危重病患者，几乎都是就诊于西医，古老的中医药无用武之地了！西医治不了之后再求诊于中医，已经失去了最佳治疗时机，再用补阳还五汤之类的良方，也难以取得应有之良效。

第二，辨证。辨证论治是中医学最核心、最精华的理念。具体到中风病而言，只有辨证为气虚血瘀，即脑部血脉因气虚致瘀所致的半身不遂为主的证候，才是典型的特点，才是运用补阳还五汤最切合的证候。若证候不典型，病机较复杂，不十分切合，就应灵活加味用之，或适当配合其他方法。就此案而言，其舌脉表现，脉搏动少力，为气虚之象，但舌质暗红苔黄，则不仅血瘀，且瘀而化热。如此瘀热之象，当清泄之，才能为重用黄芪之甘温补气创造适合的条件。用什么方药清脏腑之热呢？仝小林教授的经验是用安宫牛黄丸，并且有数则成功有效的案例为证。我让此患者先服两丸安宫牛黄丸，就是学了仝教授的经验。我自己的经验是得益于多年研究仲景书，认为《金匮要略》治"内有干血（久瘀）"的大黄䗪虫丸，切合中风病气虚血瘀而瘀热明显者。故对此例病人治疗一个多月，取得疗效，就是用补阳还五汤的同时，始终服用大黄䗪虫丸，每次1丸，每日3次。该丸主药大黄既通腑泄热，又活血化瘀，且合用草本类活血药与虫类通络，并用干地黄、芍药"滋水行舟"，以及黄芩清热、杏仁宣肺等，诸药配合，各显其功，协同逐瘀通络。如此功效而用之，是对补阳还五汤中地龙之一药的发挥运用。上述"两丸"配合运用之外，还加入桑寄生、鸡血藤、银花藤等枝藤类清热、养血、通络，这是学习古人取类比象的观念，即枝藤类药可通达四肢脉络。还依据急则治其标的法则，曾一诊改用滋水清肝饮，治木火刑金所致咳嗽。

第三，剂量。许多名医、学者都感叹一句话："中医不传之秘在于剂量。"王清任创制补阳还五汤的秘诀，就在于他效法医圣张仲景治血痹病的黄芪桂枝五物汤之法，而重用黄芪为主药，仝教授说："黄芪这个药对于补经络之气是很好的"。黄芪甘温，纯阳之品，善于补体表之气，这是古人的共识。王清任在谈论运有黄芪之剂量的经验时说："如患者先有入耳之言，畏惧黄芪，只得迁就人情，用一二两，以后渐加重至四两，至微效时，日服两剂，岂不是八两？两剂服五六日，每日仍服一剂……"如此用法用量，这就是经验，就是取得良方之最佳疗效的宝贵经验，不能忽视。我的这个治例，使用黄芪60g，逐步加量至90g、120g，随后又减量为90g，就是效法王氏之经验。恰到好处的运用好黄芪的剂量，是用好补阳还五汤的关键点。遵守原方剂量，方中黄芪一定要重用，而6味活血通络药，一定要少用，"不可令臣过于君"，才不失原方之本义。

第四，疗效。对于中医学来说，历千年而不衰，而且在当今强势的西医面前，大有方兴未艾之势，就在于中医药有千真万确，确实可靠的疗效。对于西医治不好、治不了的病，有的也能取得疗效。总之，疗效是硬道理，是中医赖以生存的根本。上述患者住在海口市人民医院，他的疗效就是一个"活广告"，先后有五六个中风半身不遂患者慕名求诊。下一番功夫，学好中医，干好中医，提高疗效，弘扬中医，惠及民众。此为中医工作者奋斗的目标。

2. 脑出血1个月后仍半身不遂，补阳还五汤有特效

唐某某，男，53岁。"突发右肢活动不利1个月"于2018年2月23日入院。

【现病史】患者一月前劳累后突发右侧肢体活动不利，无昏迷、抽搐等，当时送海口市某西医院就诊，行头颅CT提示：左侧基底节脑出血并破入脑室。予脱水降颅压、营养脑神经等治疗，一个月后右侧肢体不遂无改善。为进一步中西医结合治疗，来我院就诊收治我科。入院症见：神志清，右侧肢体不遂且疼痛麻木，言语不利，偶有咳嗽，情绪低落，食欲如常，睡眠可，大便干，小便频。

【既往史】否认"高血压、糖尿病、冠心病"等病史，有乙型肝炎、肝硬化等病史，吸烟30余年。

【神经科查体】BP：127/75mmHg，颈无抵抗，不完全运动性失语，右口角低垂，右鼻唇沟变浅，双侧瞳孔等大同圆，光反射灵敏，双眼活动灵活，伸舌居中，张口时下颌居中，右侧肢体肌力0级、肢体肌张力低、腱反射减退；左侧肢体肌力5级，肌张力、腱反射正常。右侧肢体痛觉、温度觉减退，双侧Babinski征阴性。

【辅助检查】头颅+胸部CT：①左侧基底节放射冠区脑出血吸收期。②双侧基底节区及放射冠区腔隙性脑梗死。③胸部CT平扫未见明显异常。腹部彩超：①肝实质回声增粗。②脾脏、胰腺、双肾、膀胱、前列腺未见明显异常。心电图示：窦性心动过缓。

【入院诊断】中医诊断：中风病，中经络，阴虚风动证。西医诊断：①脑出血②慢性肝炎乙型并肝硬化。

【一般治疗】神经节苷脂促进神经修复，并给予针灸治疗。

3月1日吕老查房：舌暗红少苔，脉弦细缓少力。吕老根据上述病史、症状及检查，并询问病因后分析说：患者发病前因体力过度劳累，耗伤气血，气不摄血，卒发中风脑出血，血溢于脉外，久则为瘀血，故病机为气虚血瘀。患者舌质暗红，为血瘀导致的郁热之象，脉弦主瘀（动脉硬化），细主气血不足，缓而少力为气虚鼓动乏力之象。根据辨证与经验，治以益气活血通络，方用补阳还五汤加味。有医生提出质疑：患者为出血性改变，对活血化瘀药，特别是方中地龙（现代研究有抗凝作用）应有所顾忌。吕老认为，中医治病不能拘泥于西医理论，血溢脉外不久即为瘀，只要辨证准确，可大胆应用。方中黄芪善补肌表血脉之气，重用为君药，川芎、赤芍、当归、桃仁、红花等草本类活血化瘀药与地龙之虫类通络并用，协同而增效，加上三七粉止血、活血、养血三功俱备，加人参善补五脏之气。

处方：黄芪60g   川芎10g   赤芍10g   当归10g

桃仁10g   红花10g   地龙10g   人参10g

三七粉5g（分冲）

7剂，日1剂，水煎服。

3月8日吕老二诊：患者服上方后，右侧下肢不遂明显好转，言语不利减轻，食欲如常，睡眠可，大便稀，小便调。舌暗红苔黄腻，脉弦细缓。查体：右下肢肌力恢复至3级，肌张力较前升高，腱反射活跃，巴氏征弱阳性，而右上肢肌力无改善，肌张力较前升高；左侧肢体肌力5级，肌张力、腱反射等如常。复查CT：出血基本吸收。吕老认为：经西医西药治疗1月余患者右侧半身不遂无好转，而服中药后患者下肢不遂明显好转，这显示了中医药之特殊疗效，患者与医者都为之高兴！患者因饮食不节，近日出现大便增多而稀，舌苔黄腻，为湿热之象。守原方加大君药黄芪用量，加入黄连"清湿热而厚肠胃"以止泻，加党参、白术、茯苓补气健脾燥湿。

处方：黄芪90g   川芎10g   赤芍10g   当归10g

桃仁10g   红花10g   地龙10g   人参10g

三七粉5g   党参10g   炒白术10g   茯苓10g

黄连10g

4剂，日1剂，水煎服。

3月15日吕老三诊：患者右侧肢体活动不利进一步恢复，言语不利更减轻，可正常交流，食欲如常，睡眠可，二便调。舌暗红苔白，脉弦细缓。右上肢肌力恢复至1级，肌张力较前升高，右下肢肌力3+级，肌张力较前升高，腱反射活跃，巴氏征阳性；左侧肢体正常。患者二便正常，按吕老指示，前方去黄连，改黄芩10g，以黄连太苦，久服伤胃，加黄芩为黄芪之佐药。大便已正常，故去白术、茯苓、党参，黄芪加量至120g，以加强益气通络之功效，继续服用7剂。

3月22日：患者右侧肢体活动不利进一步好转，可扶行，言语不利基本缓解，食欲如常。右上肢肌力1级，肌张力正常，右下肢肌力4级，肌张力正常，腱反射活跃，巴氏征弱阳性；左侧肢体正常。患者病情明显好转，准备办理出院，要求继续口服中药，守前方7剂带药出院。（王家艳协助整理）

吕按 患者中风脑出血在市级西医院治疗一个月，右侧肢体不遂无改善。由于患者脑出血位于基底节区，运动束支密集，西医判断"恢复的可能性不大"，将希望寄托于中医。经过上述辨证施治，选古人之良方专药，以补阳还五汤为主方，益气活血通络，特别是重用黄芪，由60g加至90g，大补肌表血脉之气及元气。《医林改错·瘫痿论》说："元气归并左右，病半身不遂……元气亏五成……必见气亏诸态。"《本草纲目》说："脑为元神之将。"元神与元气相互依存，故黄芪补元气亦补元神也。患侧肢体不遂，服药18剂而逐步明显改善，彰显了中医药之优异疗效。又，依照西医诊治，脑出血后切忌活血、抗凝药。这要具体情况具体分析。出血初期，确实应以止血为要，但脑出血离经之血不久则成为瘀血，这就应该活血通络了，以恢复气血的周流，或建立侧支循环，以利于脑部支配的肢体功能得到恢复。这就是中医药之特色的充分体现。据临床观察，中风半身不遂，多是下肢恢复较快，上肢较差，这个患者右侧下肢由0级恢复到4级，上肢由0级到1级也是如此。

3. 补阳还五汤治愈帕金森氏病二例

例一，武某某，女，78岁，2016年12月18日初诊。两手震颤间断发作几年，近来加重，最近一周表现口颤，影响进食，且少寐多梦，气短，纳可，便调，脉滑按之少力，舌暗红苔中薄黄腻。回想几年前一个大学同学的丈夫60多岁，两手轻度震颤，医院诊断为帕金森病。因患者脉细、手凉，处方以当归四逆汤加味，服之有效。据此经验，该患者亦以当归四逆汤加减。

处方：当归20g　　桂枝10g　　白芍20g　　细辛10g
　　　鸡血藤30g　夜交藤30g　地龙10g　　蜈蚣2条
　　　防风10g　　黄芪30g　　生甘草10g　生姜20g
　　　大枣20g

3剂，日1剂，水煎服。

二诊：12月21日。服上方3剂后，眼睛感觉清亮，食欲改善，夜间睡眠好则震颤明显减轻，脉缓按之少力，舌暗红苔黄。守前方加生炒枣仁各30g，紫河车粉3g（分冲），4剂。

三诊：12月25日。舌暗红苔中薄黄，脉大按之少力，辨证改拟加减复脉汤加减，目的是益阴柔筋潜阳止颤。

处方：

生甘草10g	桂枝5g	党参10g	生地黄40g
麦冬20g	白芍20g	生牡蛎30g（先煎）	生鳖甲20g（先煎）
生龟板10g（先煎）	山萸肉20g	生姜20g	大枣20g

5剂，日1剂，水煎服。

四诊：2017年1月1日。服药后手颤缓解，口颤加重，间隔10分钟左右需长吸气1次。舌暗苔中薄黄，脉大按之少力。改拟补阳还五汤加味。

处方：

生黄芪60g	川芎5g	赤芍10g	当归10g
桃仁10g	红花10g	地龙10g	蝉衣5g
防风10g	陈皮10g	珍珠母20g（打碎）	钩藤30g（后下）

4剂，日1剂，水煎服。

五诊：1月4日。服上方后口颤减轻，舌淡红略暗苔中薄黄，脉弦缓。BP130/60mmHg。守上方（补阳还五汤）加黄芩10g，6剂。

六诊：1月11日。服上方口颤的频率减低，近几天大便不成形，食欲差。舌淡暗苔薄黄。守上方6剂。

七诊：1月18日。服上方后口颤明显好转，仍大便日二三次，不成形，食欲差，舌淡红苔薄黄，脉弦按之少力。守上方6剂。

约20天后患者又来到门诊，高兴地说："吕大夫，您看我的手和口，基本上不颤了，春节前后停了20多天的药，也没有复发。十分感谢！我停一段药观察看看。"

例二，林某某，男，76岁，2016年12月17日初诊。手颤3年，体瘦，苍老态，行走不稳，周身乏力，睡眠差，夜尿七八次之频而量少，健忘，脉弦滑按之虚，舌淡红苔中微黄。查头颅CT：脑萎缩等。治用肾气丸合五子衍宗丸加减，以补肾缩尿。

处方：

生熟地各15g	山药20g	山萸肉20g	茯苓10g
炮附子5g	肉桂5g	巴戟天10g	仙灵脾10g

| 枸杞子10g | 菟丝子10g | 五味子10g | 金樱子10g |
| 芡实15g | 杜仲10g | | |

7剂，日1剂，水煎服。

二诊：12月30日。服上方7剂后夜尿减少一二次，其他症状改善不明显，仍走路不稳，易摔倒，怕凉，大便日1次，便秘时使用开塞露，舌淡暗苔薄白，脉弦大按之少力。今日测血压：150/90mmHg。改拟补阳还五汤合五子衍宗丸加减，意在大补元气，佐以补肾助阳，润肠活血。

处方：生黄芪60g	川芎5g	赤芍10g	当归10g
桃仁10g	红花10g	地龙10g	枸杞子10g
金樱子10g	覆盆子10g	菟丝子10g	五味子10g
生白术30g	肉苁蓉20g	炮附子10g	

7剂，日1剂，水煎服。

三诊：2017年2月4日。服去年12月30日方7剂后，头晕、四肢乏力缓解，现不用开塞露也能自行大便。脉大按之虚，舌嫩暗红苔薄黄。今日血压：110/70mmHg（未服降压药）。疗效较好，效不更方，守方去附子7剂。

四诊：2月18日。服上方后小便次数减少，行走时脚步较前平稳有力，脉大按之少力，舌暗红苔薄黄腻。守上方7剂。

五诊：3月4日。服上方手抖明显减轻，行走如上次所述，口干，夜尿频均改善，大便日1次，质干难解。舌红少苔薄黄，脉弦按之少力。再守上方7剂。

六诊：3月25日。服上方后手抖明显减轻，夜尿次数减少，大便调，饭后易饿。舌暗红苔薄黄微腻，脉按之少力。血压：120/80mmHg。仍守上方加熟地20g，意在以甘补腻中而治疗易饥饿。

七诊：4月15日。服上方7剂后，双手震颤、走路步态、夜尿频等症状均明显好转。舌淡红苔白，血压：110/70 mmHg。再守上方7剂。（邓霖主治，韩财畤协助整理）

吕按 帕金森氏病是常见的老年病之一。由于该病严重影响患者生活质量，因此称为"不死的癌症"。笔者如何想到用补阳还五汤治疗帕金森氏病呢？时间要从2016年的春夏之季说起。当时笔者在河北中医学院图书馆收集研究仲景书之文献时发现，几十年来补阳还五汤的临床应用很广泛，其中，已故名老中医岳美中老先生应用补阳还五汤治老年病"震颤麻痹"的一则医案（收录于前面）启发了我。

上述笔者的验案证实，补阳还五汤为一首治疗帕金森氏病的奇效良方。但应明确指出，不是一首补阳还五汤就可以包治所有的帕金森氏病，其取效的关键是辨证，也就是医圣张仲景说的"观其脉证，知犯何逆，随证治之"（《伤寒论》第16条）。我治疗的帕金森氏病验案两则，观其"脉证"特点，可初步总结以下规律。

脉诊与舌象特点：主脉是大脉，也就是《金匮要略·血痹虚劳病》篇第3条讲的："夫男子平人，脉大为劳……"这种虚劳病"脉大"的脉象特点：轻取脉形豁大，重按空虚少力，为外似有余，内实不足之脉。这种大脉可具体表现为：浮、弦、革、芤、缓，或略滑，但不会是数脉。这些大脉之类反映了一个共同病机，即精气内损，气虚致瘀。所治的两个案例，都是以大脉为特点。运用补阳还五汤的舌象，不一定是舌淡，也可以是舌质紫暗，舌苔或白或黄或稍腻，全舌湿润。如此舌象，体现了老年病多虚多瘀的共性特点。回看所治两个案例之舌象即如此。

病性特点：一个字"虚"，更确切的说是气虚为主，为功能减退的证候。经曰："阳气者，精则养神，柔则养筋。"阳气虚损，神明失守，筋脉失养，故表现为以"震颤"为特点之帕金森氏病。学习总结《金匮要略》中虚劳病之病因病机规律，由于体质不同，发病之初，可表现阳气偏虚，或阴血偏弱，但发展到中晚期，多表现为阴阳俱虚而阳气虚损为主。阳气虚损，则身体功能减退。从以上所治两则案例而言，如例一之"间隔10分钟左右需长吸一口气"为气虚，并见脾虚之纳少、便软；例二之周身乏力、行走不稳、怕凉为气虚与阳虚，并见肾气虚之夜尿频、大便难。

总之，笔者所治两个案例，皆以阳气虚损为主，故皆以补阳还五汤为主方，例一辅助潜镇止痉药；例二合用补肾缩尿方。方证相对，皆服用几十剂，历经一二个月或二三个月而取得震颤基本缓解之疗效。且停药在近期无复发。远期疗效有待随访。两个病人在治疗过程中也走过弯路。如例一用过当归四逆汤、加减复脉汤；例二首次用的肾气丸，皆因疗效不佳，改用补阳还五汤后取得良效，这正如《良方·自序》所说："医诚艺也，方诚善也，用之中节也。"

4. 补阳还五汤治前列腺增生案例

林某某，男，76岁，2017年2月25日初诊。退休前为体育教师，体质较好。患者尿急1年，夜尿一二次，舌淡暗苔白，脉沉弦。查B超：前列腺肥大有钙化灶。治用补阳还五汤加味。

处方：黄芪60g　　　川芎5g　　　赤芍10g　　　当归10g

　　　桃仁10g　　　红花10g　　　地龙10g　　　怀牛膝30g

　　　䗪虫10g

7剂，日1剂，水煎服。

二诊： 3月4日。服上方后尿急明显好转，尿量较前增多，大便日一二次而成形，睡眠改善，舌偏暗红苔薄黄中间稍腻，脉沉弦。血压：120/80mmHg，效不更方，守上方14剂。

三诊： 4月15日。服上方尿急基本缓解，睡眠进一步改善，再守方14剂，以巩固治疗。（李深明主治，王紫薇协助整理）

`吕按` 从上述患者的年龄、主症特点及B超检查结果综合分析，诊断为"前列腺增生症"无疑。据李氏临床报道[9]，以补阳还五汤为主方，加补肾与软坚散结药，重用黄芪30~60g，川牛膝15~50g。治疗70例，疗效颇佳。李氏强调该方重用"黄芪补气升阳，扶正利水；川牛膝能走能补，偏于活血，补肾化瘀，利水通淋，引诸药下行直走病所，用量宜重，重病例可用至50g，能取速效，为方中要药。"笔者学以致用，临证借鉴之，笔者所治案例，处方用药谋求少而精，用补阳还五汤，只加上怀牛膝与䗪虫两味药。下面求索历代本草学家之论述，谈谈牛膝与䗪虫的功用特点。

牛膝之用，始于《本经》，名曰"百倍"。怀牛膝之称，见于《本草便读》。牛膝生熟有别，生用散瘀血，消痈肿；熟用（汤浸）补肝肾，强筋骨。《本经》曰百倍"味苦酸，主寒湿痿痹，四肢拘挛，膝痛不可屈，逐血气，伤热火烂，堕胎"。朱丹溪说："牛膝，能引诸药下行，筋骨痛风在下者，宜加用之。"自此之后，本草学家著述，多曰牛膝"性主下行"。如《本草经疏》说："牛膝走而能补，性善下行，故入肝肾。"《医学衷中参西录》说："牛膝原为补益之品，而善引气血下注，是以用药欲其下行者，恒以之为引经……为其性专下注，凡下焦气化不固，一切滑脱诸证皆忌之。"《本草正义》说："……但其性直下，并能通经络而利机关，惟股膝足胫诸证，最为捷应，而手臂肩背之病，亦非怀庆牛膝所能呈功，则以根茎下达，故不能横行而上升也。"又说："川牛膝之名，不见于古书，惟张石顽《本经逢原》谓怀产者长而无旁须，水道涩滞者宜之。川产者细而微黑，精气不固者宜之……"现代多认为川牛膝功多祛风利湿，其他与怀牛膝相同。总之，牛膝以根茎下达，性主下行，善引气血下注，故肝肾不足与腰膝以下诸多病症，以牛膝治之，并为引药下行之引经药，为其专长也。

接着说䗪虫之用。经方中共有4首用及䗪虫，《金匮》大黄䗪虫丸之干血劳为其一，该方由两类药物组成，一类是破血逐瘀之品；一类是润燥养营之品。方以䗪虫为名，可见其为动物性破血逐瘀药之首。该方动物药有四种，为何单以䗪虫命名呢？这说明䗪虫与其他动物破血逐瘀药不同。䗪虫虽可破血，但亦有和血之功，药性和缓，不仅可用于实证，亦可用于虚证。干血劳本虚中夹实，惟䗪虫为对证之药，其他皆为峻悍之品，乃不得已而用之，故不以命名。可见经方之方名，仲景皆有讲究。《长沙药解》总结经方4首用䗪虫说："䗪虫善化瘀血，最补损伤，《金匮》鳖甲煎丸用之治病疟日久，结为癥瘕；大黄䗪虫丸用之治虚劳腹满，内有干血；下瘀血汤用之治产后腹痛，内有瘀血；土瓜根散用之治经水不利，少腹满痛。以其消癥而破瘀也。"总之，上述4个方证，或久病正虚致瘀，或产后体虚致瘀，故4方用䗪虫，皆取其和血通络之功。有感于此，故笔者治老年病因虚致瘀者常用䗪虫。关于䗪虫炮制法，《得配本草》："去足，或炒、或醉死用。"以上4方或用酒浸，或用酒煮，或用酒送服，这个经验很宝贵，实践证明，䗪虫酒浸后炒制效力最佳。

5. 肺癌转移脑瘤术后治用补阳还五汤特效案

李某某，女性，60岁，2018年2月24日初诊：应患者朋友邀请，去家里诊治。肺癌脑转移肿瘤，导致左侧肢体乏力渐至不遂15天，手术切除两个肿瘤，大的约5~6公分。术后虽然左侧上下肢不遂有所好转，但现在术后15天仍然不能自理，排便不畅。患者忧郁面容，体瘦，面色晦暗，纳可，夜眠差。舌嫩偏红无苔而润，脉浮数偏弦按之空虚。治法：益气养血通脉。以补阳还五汤加味。

处方：

生黄芪60g	川芎5g	当归10g	桃仁10g
怀牛膝10g	地龙10g	人参6g	麦冬15g
五味子5g	石斛10g	陈皮5g	红花10g

3剂，日1剂，水煎两遍合汁400多毫升，分5~6次少量频服。

二诊代述：2018年2月28日。家属门诊代述服上方3剂后，大小便改善，别人扶助能二便，夜眠好转，肢体障碍如前。守方4剂，水煎服，煎服法同前。

三诊代述：2018年3月4日。又服药4剂后，小便较前通畅，大便由数日1次变为1天1次，左侧肢体功能有所好转，搀扶能在屋内行走，患侧手指由不遂而可以伸屈，在床上由不能动而可以自行翻动，食欲良好，三餐之间加餐2次。舌嫩略红无苔裂纹，质润。守方继续服用7剂。

四诊代述：2018年3月11日。又服药1周后，左侧肢体功能进一步改善。搀扶行走时左脚麻木，卧床休息后缓解。食欲好，三餐之间还需加餐2次，大便正常日1次，夜尿多4~5次，舌嫩红、无苔、有裂纹。由于服药后诸症逐渐改善，本着效不更方的原则，再守原方7剂。

五诊代述： 2018年3月18日。服药1周睡眠更有改善，食欲好，大小便如常，面色晦暗已有光泽，不用家人扶着可行走，舌嫩红、少苔、裂纹。再守前方6剂加杜仲以补肝肾，强筋骨。

六诊： 2018年4月1日。患者乘坐自家车，车程几十里来门诊当面就诊。患者因为上周去海南省人民医院做检查：术后脑肿瘤有复发。因此精神不好，停药一周，睡眠、精力、体力较差，食欲尚可。右脉略弦滑，左脉弦细、按之少力，舌暗红、少苔、湿润。守方略加减。

处方：生黄芪60g　　川芎5g　　　当归10g　　　赤芍10g
　　　桃仁10g　　　红花10g　　地龙10g　　　人参5g
　　　党参5g　　　黄精20g　　麦冬15g　　　石斛10g
　　　五味子5g

7剂，日1剂，煎服法同首诊。

胸部CT平扫与颅脑增强核磁如下：

2018年3月26日胸部CT平扫：左上肺腺癌治疗后，对比2018年1月29日片：左肺上叶占位，较前稍增大。双肺散在小结节，较前增多、增大。双肺少量慢性感染性病变，大致同前。部分胸椎体高、低密度影，较前相仿，骨转移？建议ECT检查。纵隔及双侧腋窝小淋巴结，较前增多、增大。心包稍增厚，同前。心包少量积液。右肾小囊肿，同前。肝右叶后上段稍低密度灶，同前，多考虑囊肿。原肝右叶前段斑点状致密影，现片未扫及。

2018年3月29日颅脑增强核磁：考虑颅脑术后改变，右侧顶枕叶术后残腔形成，残腔边缘多发条状结节状明显强化，请结合临床及随诊。双侧小脑半球多发异常强化灶，考虑转移瘤。右枕骨多发异常强化结节，考虑转移瘤可能。左额叶少许腔隙性缺血梗死灶，同前。左侧乳突炎，同前。左侧上颌窦囊肿。

七诊代述： 2018年4月8日。服上方补阳还五汤后夜眠、食欲、精神状态等均转好，但左侧下肢活动不利较前有加重之势，可能与上述检查脑肿瘤转移术后复发有关。手机摄像：舌稍红苔白。守六诊方，加用西黄丸（牛黄、麝香、乳香、没药），功能：清热解毒，和营清肺。用于癌肿等。口服1次3g，日1次。（及孟协助整理）

吕按 患者于上述初诊之前的两个多月期间，间断到门诊诊治，无明显自觉症状，诊脉望舌，以阴虚为主而辨证治之。于术后半个月诊治情况如前。经前述先后六诊，获得良好疗效，意外惊喜！总结如下：患者先后五诊，服药27剂，其左侧半身不遂，不能自行翻动，不能自行二便，逐渐改善，能自行活动与大小便；少寐眠差而逐渐睡眠良好；食欲由尚可而逐渐良好；大便由日三四次而逐渐正常（日1次）；小便夜尿多（四五次）加服五子衍宗丸后而减少。上述疗效，改善了患者的基本生理功能：能吃、能睡、二便正常，由此正气恢复，大气运转，患侧半身不遂逐渐恢复功能。如此改善了生活质量，其精神振奋，心生欢喜，故面色改观。但复查后说脑瘤又有复发，患者难免有精神负担，心生忧患……劝之正气存内，可抵抗病邪而"带瘤生存"。

患者于五诊与六诊期间停药七八天，本已逐渐改善之势而出现反复，如睡眠、精力、体力比服药时较差，这足以说明，补阳还五汤具有确切的疗效。着重分析三点：

第一，重用黄芪益气却不上火之功：连续服用的方中主药黄芪重用60g，27剂之总数1620g，达三斤多，患者始终无温补之口干舌燥等上火的不良反应，为何？"虚则补之"，此中医之大经大法。特别是患者舌偏红无苔为阴虚之象，不宜温补；脉弦数亦主热象，但诊脉中取、沉取空虚，这反映了阳气虚，鼓动无力之本质。故以大剂补气之黄芪连续服之，患者左侧肢体不遂及周身虚乏逐步改善。

第二，未用安神药却睡眠改善之机：患者服药后睡眠改善，但方中没有用一味安神之药，为何？《素问·生气通天论》曰："阳气者，精则养神，柔则养筋。"李时珍说"脑为元神之府"（《本草纲目·辛夷·发明》）。所谓"元"，为首之义；元神，当今可理解为人体高级中枢神经功能活动；府，精血所在之处。益气和血（既活血，又养血，即是和血）通络方法，使气血之虚得以补充，"元神"得之营养，故夜卧则能安然入睡。

第三，益气法为主却食欲、二便改善之理：服药后食欲良好，二便改善，此为何？方中重用黄芪与诸药相合，脾气之虚得到温运，脾营之弱得到调养，水谷精微不断得到补充，气血充足则五脏安和，肢体强健矣。又《灵枢·本神》："小肠、大肠，皆属于胃。"这里说的胃，可以理解包括脾之功能，即脾、胃、大肠、小肠都属于消化系统，方中主药黄芪大剂补之，脾胃之气充足，运化良好，则恢复了。《素问·灵兰秘典论》有"大肠者传导之官，变化出焉。小肠者，受盛之官，化物出焉"（《素问·灵兰秘典论》），则大便转为正常。其小便用了五子补肾药亦减少。

总之，中医学治病求因、辨证求本、论治求准，"勤求古训，博采众长"，选取古圣先贤所精心提炼的良方专药，是我辈临床上提高疗效的成功之路。

6. 中风（脑出血）后遗症用补阳还五汤过敏案例

患者殷某某，男，50岁，因右侧肢体乏力5年，加重伴言语不清于2017年12月19日就诊。

【现病史】5年前因在抓小偷过程中突然出现言语不清，右侧肢体乏力，当时测血压220/120mmHg，遂至当地医院就诊，颅脑CT示：脑出血。予第二天行手术治疗，术后意识清楚，仍有言语不清、肢体乏力。现症见：言语不清，右侧肢体乏力较前加重。大便干，时因便秘需用开塞露辅助通便，小便调，纳眠可。查体：Bp 140/90mmHg，伸舌偏右，右侧鼻唇沟变浅，额纹消失。既往有高血压病多年，服用硝苯地平缓释片控制血压，自诉血压控制尚可。

【辨证诊治】诊断：中风病（脑出血）后遗症。吕老根据患者病史与目前之舌质淡嫩、苔少而润，脉沉弦硬缓少力等特点，辨证为气虚血瘀为主。治以益气活血通络，佐以温运通腑法，以图旧病痼疾有所恢复，并预防再发中风。方用补阳还五汤加味。

处方：黄芪60g　　川芎5g　　赤芍10g　　当归10g
　　　桃仁15g　　红花10g　　地龙10g　　水蛭5g
　　　生白术40g　　陈皮10g　　肉苁蓉（酒）20g

7剂，每剂水煎两遍，合并煎药液400~500ml，分早中晚3次空腹温服。

2017年12月22日电话联系：患者于当日傍晚服用第一次药后不久出现腹痛（服药后10余分钟出现），且双上肢、背部、臀部、腹部等散发不规则略高出皮肤之斑块，瘙痒，晨起后斑消、痒止、腹痛除，但感乏力。家属电话告知吕老，吕老考虑为药物过敏引发"荨麻疹"。告之将一次药量减半再服一次，有特殊情况随时联系。患者服用后又出现上述荨麻疹，第二天早上自行消失。

复诊：2017年12月26日。对患者过敏的处理：今日来就诊，血压125/86mmHg，舌脉同初诊。吕老指示在上方中去水蛭，水煎后只服1剂药量的1/4，观察有无过敏反应。患者家属电话，服药后又出现过敏同前。告之再将方中的地龙去除，水煎后亦只服1剂药量的1/4，观察还有无过敏反应，服用2次后再未出现腹痛、周身起荨麻疹反应，舌脉如前。吕老认为辨证无误，只是药物过敏引发"祸端"，治宜

初诊方去地龙、水蛭。（惠慧、及孟协助整理）

吕按 补阳还五汤为清代医家王清任创制的治中风（脑梗死）之方，此乃当今中医界公认的名方。须知王氏该方本为中风初发之救急良方。后遗症期再用之，已失去最佳疗效之时期，但亦可用之，有益无害也。上述患者辨证用上方，却出现意想不到的腹痛，起斑块而痒，此为药物过敏之"荨麻疹"无疑，其腹痛也是肠道药物过敏之反应。患者服药后乏力乃过敏反应所致。不然，重用黄芪，怎能反而乏力呢？通过观察：去水蛭过敏依旧，再去地龙后过敏消失。因此可以判断为地龙过敏。此笔者几十年不遇之用地龙过敏现象，请同行共识之。

参考文献

［1］王清任.医林改错评注.北京：人民卫生出版社，1976.

［2］曾启全，孙智锋，陈强松，等.补阳还五汤治疗脑梗死急性期30例.中医杂志，2010，51（2）：147.

［3］吕志杰，武小妮，王玉玲，等.补阳还五汤在治疗高血压病中的应用.浙江中医杂志学报，23（5）：30~31.

［4］吕志杰，班光国，李留建.补阳还五汤"治未病"探讨.中医杂志，50（5）：473.

［5］孙明异.补阳还五汤加味治疗缓慢性心律失常.中医杂志，1995，36（2）：81~82.

［6］邓海滨.徐振晔善用补阳还五汤加减治疗肺癌脑转移经验.中医杂志，2003，44（8）：577~579.

［7］杨艳，尚虎虎.补阳还五汤加减治疗视网膜静脉阻塞26例.中医杂志，2009，50（11）：1006.

［8］汪平洋，周鸣声.补阳还五汤加味治疗老年血管肿型内痔153例疗效观察.中医杂志，1999，40（3）：168.

［9］李为安，李运斋.补阳还五汤加味治疗前列腺增生症70例.中医杂志，2002，43（1）：49~50.

［10］杜德利.补阳还五汤配合手法治疗腰椎间盘突出症75例.中医杂志，2007，48（12）：1086.

［11］耿嘉玮，彭玲玲.补阳还五汤加减治疗瘀血阻滞型慢性盆腔炎30例.中医杂志，2011，52（13）：1148~1149.

［12］张竞之，陈利国，胡小勤，等.黄芪多糖对原发性高血压病血瘀证患者Toll样受体4、核转录因子-kB表达的影响.中医杂志，2011，52（15）：1286~1289.

［13］张运克，杨广华.补阳还五汤联合间充质干细胞移植对脑缺血再灌注损伤大鼠bFGF mRNA表达的影响.中医杂志，2011，52（7）：589~591.

［14］张运克，高峰，张丹，等.补阳还五汤联合骨髓间充质干细胞移植对脑缺血再灌注大鼠脑组织NSE和GFAP表达的影响.中医杂志，2013，54（23）：2043~2045.

［15］陈荣，曹校校.补阳还五汤加味对急性脑梗死患者氧化应激水平及神经功能恢复的影响.中医杂志，2011，52（12）：1032~1034.

［16］姚晖，张继平，陈芝喜，等.补阳还五汤及黄芪体外对家兔血小板活化因子受体活性的影响.中医杂志，2006，47（8）：613~615.

［17］季宇彬主编.中药复方化学与药理.北京：人民卫生出版社，2003.

第七章　古代脉学名著五部读后述评

脉诊是中医学的一大特色。但"脉理精微，其体难辨"，脉学精深，神妙难测，故欲掌握脉法，难矣！古今志士都常说一句话："世上无难事，只怕有心人。"纵览历代名医临床大家，他们都是平脉辨证以决生死，并妙手回春的高手。高手成功的秘诀，无非勤学深思，多多临证，善于领悟，注重总结。当然，得遇名师指点迷津固然是好！然求之不得，就只能靠"高手成功的秘诀"了。

笔者大学毕业后工作40余年，前10年在医院临床为主，业余时间看不完的书；尔后25年在学院从事教学为主，空余时间经常临床，且写不完的论文、写不完的书；退休6年了，人退心不退，坚持临床、讲座、著述。我的研究方向以医圣张仲景《伤寒杂病论》为主，其"辨某某病脉证并治"的诊治思路深入吾心。上下求索40年，可谓学业日进，临证确有成效。但扪心自问，自己在脉理上还缺乏研究、在脉法上还缺乏功夫，这影响了诊断的准确，疗效的提高。每每读到名医高手平脉辨证而疗效神奇的脉案，不禁拍案叫绝！"未尝不慨然叹其才秀也"。

2017年孟秋翻阅收集文献资料时，看到《中医杂志》（1963年第1期第29~32页）刊载的任应秋先生"如何阅读脉法书"一文，受到启发，便行动起来，阅读其推荐的"五部"脉学名著，分别是：元·滑寿《诊家枢要》，明·张景岳《脉神章》、李中梓《诊家正眼》，清·张璐《诊宗三昧》、周学海《重订诊家直诀》。阅读过程中转念一想，愚临证困惑，有追求掌握脉理、脉法的愿望，而热爱中医的广大临床工作者和自己一样，都有着共同的追求、愿望。因此，一边学习，一边将这五部脉学名著编注出版。

对任应秋先生推荐的五部古代脉学名著阅读、编注之后，确实很有收获，开阔了眼界、丰富了知识，为临证水平的提高夯实了基础。这五部脉学专著，篇幅都不长，文字最多的李中梓《诊家正眼》不足5万字；最少的滑寿《诊家枢要》只近1万字；张景岳《脉神章》约2.5万字；张璐《诊宗三昧》近4万字；周学海《重订诊家直诀》近2万字。总计约14万字。这五家专著皆学本《内》《难》与仲景书等秦汉经典，兼采名家之长，融合独自研究成果而成书。五家著作之不同学术价值，笔者评论如下：

第一，《诊家枢要》是《脉经》之后，又一部早期的脉学专著。二者的区别：《脉经》内容多而杂，虽以《脉经》命名，却非论脉专著；《诊家枢要》则为少而精的论脉专著。滑氏论脉，引据《内经》，独立思考，善于提炼要点，有所创见，被后世医家所尊重。

第二，《脉神章》分上、中、下三卷。上卷为摘录《内经》脉学原文。下卷为摘录《难经》、仲景书及数家名医脉义。中卷是张景岳研究脉学之成果，其理论与临床融通，文理并茂，为上乘之作也。笔者建议：上卷与下卷浏览可也，中卷应当认真阅读。

第三，《诊家正眼》分上下两卷。其上卷节录经典著作之论脉要点，注释精当。下卷论28脉，每种脉之体象、主病或兼脉，皆以四言成句，言简意赅；最后为"按"语，将经典与数位名家脉论融会贯通，以详述各脉之特点、主病及类脉鉴别等，并批驳高阳生《脉诀》之伪。李氏之著，为难得的脉学专著，应首选精读。

第四，《重订诊家直诀》分上、下两卷，为周学海在潜心研究而撰写的《周氏脉学四种》（《脉学简摩》《脉简补义》《诊家直诀》《辨脉平脉章句》）专著的基础上，"特撮其要者，简之又简，别为此编"。读过《直诀》之后，首先应肯定的是，周氏致力于脉学之研究，确有独到的创新见解，值得重视。但是，有些篇节，理论抽象，难以理解，不必死抠，浏览之可也。

第五，《诊宗三昧》一书涉及佛学，贯穿着《内》《难》、仲景之学，为临床经验的结晶。张璐年寿八旬，终其一生献身于中医，令人敬重！但张氏著作，不及滑氏之作少而精，不及李氏之作详而实，不及景岳之作文理并茂，不及周氏之作有所创见。笔者原以为，张璐此著乃晚年高寿之作，理应更有价值，也确有一定的理论与临床价值。但是，由于张氏晚年精力不及，此作乃门人弟子、后嗣协助整理而成，故影响了其价值。总为名家之作，浏览可也。

总之，若读者时间有限，不能通览五种名著，应选读以下重点内容：文理畅通的《诊家正眼》《脉神章·中卷》《诊家枢要》以及《重订诊家直诀》上卷，其《诊宗三昧》的部分篇节可以读。如此建议的依据，详见五部脉学名著之导读。总之，应下苦功夫读点名医脉学名著，为成就良医打下脉学基础。

第八章　医德仁术

《孟子·离娄下》第二十八章曰："君子所以异于人者，以其存心也。君子以仁存心，以礼存心。仁者爱人，有礼者敬人。爱人者，人恒爱之；敬人者，人恒敬之。"本文从医生医德方面讲述两点：一是医德高尚，着重总结现代97位名老中医之崇尚医德的箴言名句。二是通过一个晚期牙龈癌的治疗经过，谈每一个有德行的医生应具有的爱心关注。

（一）医德高尚

德者，仁之本；仁者，术之基也。医为仁术，医德不好，难为良医。中华民族是一个古老而优秀的民族，中医学具有崇尚医德的传统。古圣先哲，历代名医，无不医德高尚，医术精良。

笔者于30多年之前，刚刚大学毕业参加工作二三年，在新华书店陆续购买《名老中医之路》一、二、三辑，以无限崇敬的心情拜读了一遍，又细心品味了第二遍，感受颇深，心得良多，便潜心求索诸位名老中医成才之路径。经过细心归纳，系统总结，总结出97位名老中医具有共性的九个要点，即：学医途径、为医素质、精通经典、博览群书、熟读背诵、勤奋刻苦、临床实践、衷中参西、学习方法，其中第二点"为医素质"又具体归纳为四：一者，雄心壮志；二者，古文基础；三者，医德高尚；四者持之以恒。这里具体讲"医德高尚"。

据说沛县有一座华佗庙，庙里有一副对联，上联第一句是"医能剖腹"，下联第一句是"士贵洁身"，概括地反映了人民永远怀念华佗这位医术与医德并重的伟大医学家。为医勿忘"德"，这是自医圣至历代诸贤一贯倡导和坚守的医德风尚。例如：医圣张仲景针对当时伤寒疫邪流行，在《伤寒杂病论·序》中说"感往昔之沦丧，伤横夭之莫救"，因而"勤求古训，博采众方"，发奋著书；《褚氏遗书》指出，为"大医者，非仁爱之士不可托也，非聪明理达不可任也，非廉洁淳良不可信也"；《古今医统》讲到"庞安时为人治病，十愈八九，轻财如粪土，而乐意耐事如慈母"；《千金要方》之"论大医习业"，"论大医精诚"等医德文章，对后世影响很深。在97位现代名老中医中，几乎都强调了医贵有德。关于医德规范，归纳起来大概有如下几点：

1. 全心全意为人民服务，以德统才

关于德与才的关系，清代名医吴鞠通有这样的论述："天下万事，莫不成于才，莫不统于德。无才固不足以成德，无德以统才，则才为跋扈之才，实足以败，断无可成。"刘炳凡说："为病人服务要全心全意，这，既非粉饰之词，更非政治口号，而是必须毕生身体力行的医德。在应诊中，应该要求自己做到：耐心地倾听主诉，详细地询问病史，专心地进行四诊，精心地求出诊断，细心地组方用药，详尽地交代服药宜忌。更重要的是，无论病人地位之高下，性别之男女，年岁之长幼，外貌之妍媸，家境之寒裕，关系之亲疏等，均一视同仁。否则，不败于医之技，而将败于医之德。"陈鼎三先生一生非常注重医德，"认为医德与医术都关系到治疗的质量和效果，就二者的关系而言，应当是以德统才，方为良医。"吴少怀先生一贯训诫徒弟，"医德重于技术。治病救人，不能自卖聪明，宁做鲁肃，不学周瑜"。先生并说："当医生的要想到病人的痛苦，一切劳累就都忘了。"有的病人说："找吴老诊病，一进他家大门，就觉得温暖如春。"先生晚年卧病不起，躺在床上还要为病人诊脉辨证。他说："只要我的大脑清楚，不糊涂，我就给人看病。"王文鼎先生"一生以全心全意为人民服务的思想和高超的医术，治愈了许多疑难病症，因而赢得人们的称赞"。孔伯华先生临终前对亲属谆谆嘱咐："儿孙弟子等，凡从我学业者，应尽其全力为人民很好服务，以亟我未尽之志。"韦文贵先生说："只要生命不息我就要为人民服务。"上述名老中医们的高尚医德是多么感人至深，令人肃然起敬！真乃我辈之师表也。

2. 不图名，不贪利

"良医处世，不矜名，不计利，此其立德也"（《临证指南医案·华序》）。医圣张仲景非常唾弃那种不"精究方术""唯名利是务"的"居世之士"。医为仁术，是高尚的职业。若把医术作为追名逐利的资本，就是"把救死扶伤的高尚的人道主义逐渐变成了卑贱的利己行为"（刘炳凡）。刘季三先生在生前常教育学生说："学习医学，不是为了贪图名利，而是为了人民的健康去忘我地劳动，贡献自己的聪明才智。"古今名医们就是这样不图名、不贪利，洁身行医，德高望重。

3. 不掩人之美，不夺人之功

蒲辅周先生不仅毕生勤于医学，精于医学，尤重医德。他谦虚，谨慎，严于律己，宽以待人。对同道、对病人极度负责，不徇情，不逢迎，事败不推卸

责任，功成不掠人之美……经常提及，要注意不要掩人之美，夺人之功。汪逢春先生也是这样，他"注重医德，对于同道不贬低不攻击。尝遇病人经前医治疗不效者，也积极想方设法扭转病势；一旦无望，也不发怨言，不找借口推卸责任"。施今墨先生主张"必须广结师友，德才自尚，互相砥砺，真诚相见"。中医同道之间真诚相待，中西医之间也是如此。如汪逢春先生"凡遇疑难大症，有时也邀著名西医刘士豪、方石珊、汪国桢一起讨论研究……妇科会诊常请林巧稚、田凤鸾"。这种高尚的医德，开明的精神，对旧社会遗留下来的"同行生嫉妒"，"同行是冤家"的恶习是鲜明的对照和有力的鞭挞。

4. 取人之长，补己之短

唐代大医孙思邈《备急千金要方·序》说："一事长于己者，不远千里，伏膺取决。"李聪甫说："要想在医术上精益求精，就得牢记满招损，谦受益是获得进益的前提。"张珍玉说："在治学方面，各有所长。我们应该取别人之长，补己之短。"肖友龙先生"虽德高望重，但非常虚心诚恳，尊重同道。他与孔伯华先生最为志同道合，二老推心置腹，经常交换学术思想，共为挽救中医事业伸张正气，共为发展中医教育贡献力量。尽管他们临床上各有特点，但他们从不自以为是，为了治病救人这一崇高目的，他们常在一起合诊，这一点确实值得后辈学习"。先生"常以'尺有所短，寸有所长'教育后学"。施今墨先生"医德极好，虽名扬海内外，但接人待事，谦恭诚恳，从不诽贬同道。专视他人之长，常忖个人之短。如对某病自己经验较少，即推荐病人至有专长的医生处诊治，甚至对学生的治疗经验，也常常接受使用"。王静斋先生"与北京四大名医之一孔伯华极为友好，每逢孔先生来津出诊，即与终日相聚，探讨病理，互相会诊，在当时中医界传为佳话"。蒲辅周先生说："由于时代关系，中医的门户之见根深蒂固。现在时代不同了，年轻一辈应该和睦相处，取长补短，共同提高。"先生"对于同道中人，如章次公、冉雪峰，秦伯未、岳美中、任应秋，李翰卿等诸先生，他认为他们各有所长，风雨一堂，切磋砥砺，取长补短，其乐何如"。谦虚、谨慎、戒骄、戒躁，诚恳地向同事、向学生、向群众、向一切有知识的人学习，取人之长，补己之短，不断提高自己的思想修养与学术水平，这是每一个名老中医都具备的美德。名医皆如此，我辈何所骄？

总之，诸位名老中医不但医术精良，而且医德高尚，他们以德统才，为晚辈后生树立了楷模。

（二）爱心关注

2017年3月9日上午门诊，年轻的姐妹俩陪着年迈的父亲（王某某，61岁，农民）来看病。女儿代述说：父亲自53岁开始掉牙，于3个多月前因牙齿松动去海南省人民医院口腔科就诊，发现部分牙齿脱落，下齿槽牙掉光了，未掉的牙齿发黑，牙齿缺损，经检查诊断为"牙龈癌"。如果手术，要去掉下巴，术后易复发。患者惧怕手术，故来就诊，要求中药保守治疗。患者身在甘肃省农村，靠务农为生，吸烟史几十年，已戒了4年。四诊：患者气质厚道，身较高体偏瘦，面白少华，左侧腮部不适，望之黏膜灰白色，食欲、睡眠均可，二便正常。脉大偏弦按之少力，舌淡暗尖略红苔微腻。四诊合参，对其生活经历、病史、西医诊断等结合分析，考虑正虚为本，气虚为主，浊毒久郁口腔而发病。治法：益气固本，解毒化浊。以补中益气汤合《千金》苇茎汤化裁。

处方：黄芪40g　　　党参15g　　　炒白术20g　　　茯苓10g
　　　炙甘草10g　　　升麻10g　　　当归10g　　　陈皮10g
　　　炒薏苡仁40g　　芦根20g　　　冬瓜仁15g　　　桃仁10g
　　　竹叶5g

7剂，日1剂，水煎两遍合汁，分3次温服。

患者女儿拿到方子说：吃一周看看吧，就算是安慰剂。我听了郑重地说：不是安慰剂，吃了中药会有某些疗效，或有意想不到的效果，一定坚持服药。

二诊：2017年3月30日。服上方7剂后，感觉比以前舒服，就照方自行取药几剂，现自觉牙龈癌局部肿物有消退现象，故来复诊。效不更方，守原方15剂。每日1剂，水煎服。

三诊：2017年4月22日。继服上方15剂期间，病情意外改善，十分惊喜！改善情况：牙龈下颌部肿物溃疡消退，左腮部肿物溃疡缩小。其他情况稳定，如此起效，也在我的意料之外，暗自称道，我们的中医学确实有优势和特色。患者女儿说：父亲多次想回老家甘肃，因家里还有土地、苹果园，这都需要管理。我说：随心所欲吧，回到故乡干点农活，心情好，再坚持服中药，这有利病情恢复。守原发20剂，告之可吃几日停1天。

随后一年坚持服药概要：三诊之后，我由海南省中医院回到河北中医学院，患者女儿与我保持微信或电话联系，间隔一个月左右让我开一次药，因她在海口，其父亲在农村取药不方便，故每次开方后委托石家庄市某中医诊所给取药、寄药。如上四个月寄药数次，病情稳定，父女都感激不尽！

大约8月底，其女儿联系说：父亲听说一个偏方，可以治他的病，是局部外用药，用了几次后，病情反变坏，左腮部又溃疡加重，故此紧急求救。因路隔两省，其父女也在两地，不能就诊，只能摸索着开方寄药。由于原方补中益气汤与《千金》苇茎汤化裁已疗效不佳，就先后结合用《痈疡剂》之仙方活命饮（贝母、白芷、防风、赤芍、当归尾、甘草、炒皂角刺、炙穿山甲、天花粉、乳香、没药、金银花、野菊花、蒲公英、紫花地丁、紫背天葵子）、**透脓散**（生黄芪、当归、炒穿山甲、皂角刺、川芎）以及大黄䗪虫丸、犀黄丸（犀牛、麝香、乳香、没药、黄米饭等炮制而成）等，但难以阻止病情发展，其左面部菜花样肿物逐渐增大，却精神状态好、饮食好、睡眠好，二便正常。

坚持间断用药至2018年4月初，患者身体渐瘦，体重减少，虽精神状态等一般情况尚可，但有恶化之势，女儿为尽孝心，带父亲来北京，一是看病，二是旅游。找了一家大的权威医院诊治，专家问过病史，查其左面肿物菜花状，大如拳头，且身体消瘦等，告之女儿，病至晚期，无药可治，建议用中医中药调治。四月的北京，春暖花开，正是旅游的好时节，女儿陪着父亲，看了北京的故宫、颐和园等名胜，爬上长城八达岭。尔后回到海口，再次到我的门诊就诊：患者面戴口罩，摘下观察，左面颊部菜花样肿物比拳头还大，凹凸不平，表面暗红，皱褶部渗血，以云南白药、三七粉外用也止血不理想，口只能半张，只能望见舌尖淡红，诊脉大而无力，测血压尚正常。精神状态等一般情况尚可，还能问候于我，表达感谢！照前述方药有所变通，开药7剂，此后又复诊两次，后一次带药回甘肃，我在5月底也从海口回到河北。6月与7月初，患者女儿又与我联系，在石家庄市寄药3次后，音讯间断了半个月。7月底，患者女儿微信告知我："爸爸走了……"后她表达了由衷的谢意，感谢这一年多我给予她父亲的医治、支持和鼓励。她说道：常常和挚友亲朋感叹，大概是上天的恩宠让我们遇见了您，您高尚的医德于一颦一笑中变成了一道光，驱散了爸爸患病以来积聚心头的恐惧，照亮温暖了他生命的最后时光！您身上永恒的人格魅力，让我们这些晚辈感觉永远只能望其项背而无法超越，只能永远努力追逐！

而我得知患者去世的消息，不禁感伤而落泪！我回答：你说得那么真挚！让我激动！我做得还没有这么好，只能努力为之吧。

医生对于患者当心存仁爱，而患者对于医德仁心的尊重，同样让人欣慰！

医案选集

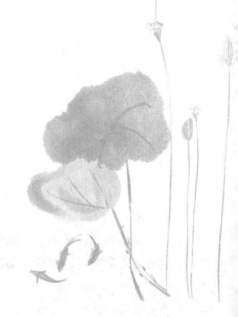

第九章　热性病

一、桂枝汤治妊娠感冒案与平人卫气不和案

1. 妊娠感冒案

诗某某，女，34岁，2018年9月10日诊。

【主诉】已怀孕15周，因感冒来诊。

【现病史】近3日感冒，由于在怀孕期间，既不敢用西药，也担心用中药。3天来只是以饮食调养，但感冒不见减轻，却有加重之势。不得已给笔者打电话，问是否可以中药治疗？我说可以治，中药治感冒，不会对胎儿产生不良影响。门诊就治：主诉3天以来，咽痛、鼻塞、流鼻涕、头痛、低热、出虚汗。脉滑（为孕脉），舌略红苔微黄。

【既往史】原有"子宫腺肌症"而不孕，经笔者调治后怀孕至今。治不孕情况详见第十一章"四、不孕（子宫腺肌症）以先补后通法怀孕纪实"。

【辨证论治】问其病因为受凉，病情即太阳中风证，治以桂枝汤为主方。但妊娠期间是否，应当慎用呢？此时联想到《金匮要略·妇人妊娠病脉证并治》第1条曰："妇人得平脉，阴脉小弱，其人渴，不能食，无寒热，名妊娠，桂枝汤主之……"此案论妊娠早期胃气不和证，或是胃气虚弱者，以桂枝汤主之。因此，妊娠而感冒，属于桂枝汤证，用之勿忧也。但病经3日，舌苔微黄，为化热之兆，且古人曰胎前多热，当今又营养良好。故参考同篇第9条所云"妇人妊娠，宜常服当归散（当归、黄芩、白芍、芎劳、白术）。"于桂枝汤中加黄芩。

处方：桂枝20g　　　白芍20g　　　生甘草15g　　　生姜20g（自备，切片）
　　　大枣5枚（约25g，自备，切开或瓣开）　　　黄芩15g

3剂。当时中午至晚上，分3次温服1剂，服药后护理与是否服第2、第3剂，详如桂枝汤方后注。

服药效果：患者3日后电话告之：服药第1剂期间，周身持续微汗出，外感诸症逐渐减轻，就诊后第2日服了第2剂，诸症基本消除，未服第3剂。特别

致谢！

2. 平人卫气不和案

黄某某，男，80岁，2018年9月18日以头晕间作2个月收入海南省中医院脑病科。于9月23日我查房时重点看了该患者。

【主诉】十几年以来，阵发恶风怕冷，急需加穿衣服以御寒，不久便周身发热，继则汗出而病情缓解，如此发作无定时。

【现病史】多种求医及住院诊治，多种检查无明显异常，治有小效又反复发作，有逐年加重之势。望其面白少华，体型中等；问之二便尚可，食欲一般；舌质嫩略红、苔白微腻，诊脉大而缓、右脉少力。

【辨证论治】想其发病特点，与《伤寒论》第54条所述颇类似，原文曰："病人脏无他病，时发热自汗出而不愈者，此卫气不和也，先其时发汗则愈，宜桂枝汤。"方证相对，即用原方。因患者怕食辛辣，故方中减少生姜、增加大枣用量，加黄芪者，以右脉少力也。

处方：桂枝30g　　　白芍30g　　　生姜20g　　　大枣50g
　　　炙甘草20g　　黄芪15g

3剂，日1剂，水煎分3次温服，如桂枝汤方后注之服法及调护。

二诊：2018年9月26日，服上方3剂后，时而恶风怕冷，尔后发热汗出之发作明显减少并减轻，发作亦轻微。但服药后有胃中不适感。脉缓，舌象如前。考虑方已中病，但其胃中不适，可能与方中用药的剂量较大，特别是重用大枣有关，"以甘者令人中满"也。守方减少用量，进一步调护，可望营卫自和而愈。（及孟、惠慧协助整理）

吕按 桂枝汤为仲景书群方之冠，外调营卫，内调阴阳，中调脾胃，为以调为主，以补为辅之圣方，适当加减，灵活变通，可通治外感、内伤所致的许多病症。

二、桂枝加葛根汤治杂病与外感"项背强几几"案

符某某，女，55岁，2018年10月16日初诊。

【主诉】发热，恶风，周身酸软，头痛项强3天。

【现病史】3天前阴雨天受凉，因而周身酸软，恶风稍怕冷，继则发热，自测体温：38.4℃，自行口服感冒清热冲剂，吃饭后盖被休息，不久汗出，发热等好转。因不慎又着凉，发热等症状加重，故来门诊就诊。测体温：38.8℃，恶风，

时而汗出，头晕，头痛以左侧为甚，颈项拘紧。脉弦偏数，舌暗红苔黄。

【既往史】患者二周前因头晕在老年病科住院，之前在周四上午的查房看过此病人。其住院经检查，结合多年病史，诊断为中枢性眩晕、颈椎间盘突出、冠心病、高血压病、慢性胃炎等。查房时患者主诉为头晕一年多，近几个月伴有左侧头痛、胀、麻，连及项背部拘急不适，曾局部拔罐效果不佳，口服多种中西药，或有好转，但近来加重而入院治疗。望其形体较瘦，问之大便难，纳可。脉弦而软，舌暗红苔薄黄。四诊合参，抓其主症，为桂枝加葛根汤证，适当加味，处方：葛根50g，桂枝15g，赤白芍各15g，甘草15g，生姜10g，大枣30g，黄芩15g，薏苡仁20g，5剂，日1剂，水煎服。服上方第1剂后，即感觉头项部舒服，服完5剂后，左侧头痛、胀、麻及项背拘急皆明显减轻。一周后再次查房，患者高兴地说："服用您开的药好多了，特别感谢！"但患者又说："服药后大便好解了，却次数增多，大便昼夜三四次，腹中不适，肠蠕动增强则欲大便，便后缓解，嗳气时发。"考虑头项部症状明显缓解，反大便次数增多，此方中重用赤白芍，又加黄芩，寒凉太重而伤及肠胃之过也。仍守主方大法，但加减药味，减轻剂量。处方：葛根10g，桂枝10g，肉桂5g，炒白芍10g，炙甘草10g，炮姜5g，大枣20g，党参10g，旋覆花10g，7剂，日1剂，水煎服。服药后头项症状明显缓解，大便恢复正常，嗳气消除，故出院。出院后感冒如前主诉与现病史。

【辨证论治】如上所述，患者在住院期间，本为杂病之头项病变，变通使用治伤寒之桂枝加葛根汤取得良效。近日外感，证候表现为桂枝加葛根汤证，理所当然用之。

处方：葛根30g　　　桂枝20g　　　白芍20g　　　炙甘草15g

生姜15g（自备）　大枣4枚（自备，约20~30g）

3剂，当日下午煎1剂分3次温服，师法桂枝汤方后注之服法，"半日许令三服尽"，即两小时服一次药，以周身微微持续汗出为佳。服第1剂后病不除，第2日如前法服第2剂、第3剂。

复诊： 10月19日。就诊下午及晚上分3次服上方1剂，汗出热减；第2次再服1剂，热退病除。（杜琳、邓霖、符春梅协助整理）

三、大柴胡汤治外感振寒立见功效

吴某某，男，78岁，海南人。2018年2月4日上午初诊。

【主诉】时发周身振寒一周。

【现病史】半个月前患感冒、咳嗽，社区医生予"头孢"治疗后好转。6天前早晨7点周身振振发冷，盖两床被子振寒依然，约30分钟后缓解；下午约1点又复发振寒如上。5天前下午再次发作，上盖棉被，下铺电热毯，仍振寒持续约15分钟。昨日夜半后1点多钟又发作振振发冷，周身震颤，持续2个小时才缓解。询问每次振寒发作时不发热，当时未测体温。诊脉弦略数而有力，望舌偏红苔薄黄腻。

【辨证论治】想其振寒时发，为病在少阳，《伤寒论》曰："伤寒中风，有柴胡证，但见一证便是，不必悉具。"（101）其舌脉所见，为太阳病过经，邪气内传，热郁于里之象。《伤寒论》曰："伤寒十余日，热结在里，复往来寒热者，与大柴胡汤……"（140）以大柴胡汤去大黄加连翘、甘草治之。

处方：柴胡30g　　黄芩15g　　法半夏20g　　白芍30g

枳实15g　　生姜20g　　大枣30g　　连翘20g

生甘草10g

复诊：2月7日。上次就诊当天下午3点多钟煮药第一煎后顿服之；晚上8点多钟煮了第二煎后又一次服了（患者说海南煎服中药的习惯，即如上分别煮两次，每次顿服。笔者告诉患者是：每煎药煎两次，合汁分日3次温服）。3天以来，未再发作振寒。患者赞叹中药疗效之好！诊其脉大按之少力，舌红苔薄黄。病邪已退矣。患者说自去年入秋至今，夜尿多至6次，改拟补肾缩尿方：山药30g，益智仁15g，乌药15g，补骨脂10g，覆盆子10g，石斛10g。外感已解，缓则治其本也。

随访：患者半个月后（正月初六）带着老伴来看病，问其春节前病情，至今未再发作振寒，且服药后夜尿多有改善。（惠慧、及孟协助整理）

吕按　少阳病大小柴胡汤证之热型，以"往来寒热"为特点。而上述患者却但恶寒不发热，何也？《张氏医通·卷三·寒热门》之"恶寒"论的案例中指出："凡病但恶寒而不发热者，多属火郁之证，举世一以阳虚为治，误人多矣。"由此可见，上述患者以"阳虚则恶寒"治之，亦必误治矣。这是我联想起《素问·至真要大论》所述病机十九条之一曰："诸禁鼓栗，如丧神守，皆属于火。"其"禁"与"噤"近，失语，不出声也；"鼓"者，鼓颔，战齿也；"栗"为身体抖动，即寒战。少阳病火郁于内，即"热结在里"（140），"正邪分争，往来寒热，休作有时"（97）；亦可因热郁较深，阳气不能外达，而见阳证似阴证，患者即如《内经》所曰"鼓栗"属于火之病机。

为了广开思路，将《张氏医通》对"战栗"的论述引录如下："经云：肾之变动为栗。《原病式》曰：战栗动摇，火之象也。阳动阴静，而水火相反，故厥逆紧固，屈伸不便，为病寒也。栗者，寒冷也。或言寒战为脾寒者，未明变化之道也。此为心火热甚，亢极而战，反兼水化制之，故寒栗也。寒栗由火盛似水，实非兼有寒气也，以大承气下之，多有燥屎，下后热退，则寒栗愈矣。若阳虚则但畏寒，阳郁则振寒战栗，有火无火之分也。亦有暴感寒邪，恶寒脉伏而战栗者，麻黄汤发散之。"

附 大柴胡汤证是少阳腑证辨

目前高等医药院校使用的《伤寒论》《金匮要略》讲义及历代不少医家，均认为大柴胡汤证为少阳病兼阳明里实证，大柴胡汤是和解与通下并用剂。笔者反复琢磨，若有心悟，见解不同，故不揣浅陋，辨析如下。

1. 大柴胡汤证的病因、病机、病位、病症辨

《伤寒论》第103、136、165条说明，大柴胡汤证的病因是太阳病邪传入少阳。病机是"热结在里"。病位在"心下""心中"。病症是"往来寒热"，"呕不止，心下急，郁郁微烦"或"心中痞硬，呕吐而下利"。《金匮》第十篇第12条指出其腹诊为"按之心下满痛"。

2. 大柴胡汤证与小柴胡汤证辨

第266条明确指出小柴胡汤证的病因是"本太阳病，不解，转入少阳……"可见大、小柴胡汤证的病因是相同的，不同的是，小柴胡汤证为邪气弥散在少阳经，大柴胡汤证为邪气集中于少阳腑。所以然者，以少阳经邪气不从枢外出，反从枢内入其腑。第103条所谓"柴胡证仍在者"，是指小柴胡汤证，故"先与小柴胡汤"；服汤之后，反见"呕不止，心下急，郁郁微烦者"，为病邪深入胆腑，胆热横逆，波及于胃，胃气上逆则呕。此非阳明里实证，不可误认为邪传阳明。

3. 大柴胡汤证与少阳病兼阳明里实证辨

第104条说："伤寒十三日，不解，胸胁满而呕，日晡所发潮热……潮热者，实也。"这就不但指出了少阳病兼阳明里实证的症状，并且点出了阳明里实的辨证要点。其治法，"先宜服小柴胡汤以解外，后以柴胡加芒硝汤主之"。柴胡加芒硝汤的煎服法亦类承气汤之法。再看大柴胡汤证，察无阳明里实之证，亦非承气

汤煎服之法，不可视为兼阳明里实证。两相对照，是非自明。

4. 大柴胡汤证与阳明腑实证辨

假如说大柴胡汤证是少阳病兼阳明里实证，那么，里实证的表现何在呢？若以"心下急""心中痞硬""心下满痛"为据，则令人费解。阳明腑实证虽曰"胃中有燥屎"（238），实际上不在胃中，而在大肠，以《灵枢·本输》篇曰"大肠小肠皆属于胃"。就阳明腑实证的腹部症状而言，调胃、大、小承气汤证分别是：或"腹胀满"（249）；或"腹大满不通"（208）；或"腹满痛"（241）、"绕脐痛"（239）。其胀、满、痛皆在腹中，绕脐之所，即肠之位，并非心下。汤本求真论其腹诊说："承气之腹候，心下宽……以脐部为中心，而坚满于其上下左右，心下及下腹部常无变化。"（《皇汉医学》）

上述四点足以表明，大柴胡汤证是少阳胆腑病波及阳明证候。下面通过对大柴胡汤之治法与方药的分析，可以进一步辨别该方证非"兼阳明里实证"。

5. 大柴胡汤治法辨

第103条说："与大柴胡汤下之则愈。"就此"下之"两字，易使人误解是承气汤攻下之法。对其"下之"两字应当活看，陈修园指出："与大柴胡汤下之，下其邪气，而不攻其大便，则愈。"（《伤寒论浅注》卷一）尤在泾更明确指出："与大柴胡以下里热则愈。"观方后煎服法与小承气的"若更衣者，勿服之"；大承气的"得下，余勿服"之戒迥异，而与小柴胡汤的煎服法则相同。此亦可佐证"下之"之义与承气汤法不同。

6. 大柴胡汤方药辨

关于大柴胡汤方中有无大黄，历代诸家考证不一，认识不同，尚难定论。但或有或无，均无不可，临床之时，需辨证取舍。即使用之，亦非大小承气之用。认为大柴胡汤证是少阳病兼阳明里实证的医家，无不认定方中有大黄，亦无不认定大黄属承气之用，而其失误恰在于此。须知小承气汤中大黄四两，配枳、朴之气药，相得益彰，当然可攻泻阳明。大承气汤中更加芒硝，且加大枳、朴用量，攻下之力更猛。而大柴胡汤中大黄仅用二两，更以八两柴胡为君，且配半夏之温燥，生姜之辛散，大枣之甘缓，虽配伍枳实、芍药，亦不足言泻下之剂也。许叔微解释大柴胡汤用大黄的说法最中肯，他说："大黄荡涤蕴热，伤寒中要药。王叔和云：若不用大黄，恐不名大柴胡。"（《普济本事方》卷第八）至于大柴胡汤的方义，吴谦说："柴胡证在，又复有里，故立少阳两解之法。以小柴胡汤加枳实、芍药者，解其外以和其内也；去参、草者，以里不虚也；少加大黄，所以泻结热也；倍生姜者，因呕不止也。"（《医宗金鉴》卷五）此论可谓恰到好处。

综上所述，大柴胡汤证的病因、病机、病位是太阳病传入少阳，邪热蕴结于胆腑。其治法是和解少阳，清泄里热，使在经之邪假道太阳汗之，在腑之热假道阳明下之。大小柴胡汤皆主治少阳病"半在里半在外"（148）之证候，属于半表则为经，属于半里则为腑。大柴胡汤治重于"半里"，故曰"下之"。若结合现代医学来分析，仲景所述大柴胡汤证很可能是急性胆囊炎或胆石病等证候，临床实践亦证实大柴胡汤对胆囊疾患等急腹症有良效。理论必须联系实际，因此，为大柴胡汤证正名是有必要的。

四、用重剂小柴胡汤治疗不明原因高热案

吴某某，男，63岁，河北省霸州市人。

【主诉】高热不退近两个月。

【现病史】患者既往体健，退休后心情较差，寡言少动，渐至四肢笨重，活动不便。当地医院印象："帕金森氏病？"两个月前在威海某专科医院就诊否认了其诊断，去海边游玩受凉，而后发热不退。回当地医院救治无效，转入北京某部队医院发热专科住院治疗，各项检查未见异常，诊断为"多脏器功能衰退，中枢调节失常性发热"。发热至40℃时用激素、退热药仍高热不退，只能用冰褥物理降温。因治无良策，劝其回当地医院。遂转入廊坊市某医院重症监护室救治，行抗菌消炎、冰镇降温、气管切开、留置胃管与导尿管等治疗，不见起色。患者家属经人介绍，邀笔者会诊。

初诊：2016年7月8日，在路上初步了解病情后，嘱其撤掉物理降温。中午12时诊查：患者卧床痰多，面色不华，精神萎靡，神志尚清，可点头应答。平素便秘，大便1~3日一行。自发病两个月以来至今无汗，皮肤干燥，四肢皮肤甲错。因张口困难，仅见舌尖部略红苔黄而不燥，脉滑数有力似兼弦紧之象按之力减。即刻体温36.8℃（撤掉冰敷1个多小时）。听诊：两肺（－），心率120次/分。查腹部（－）。

四诊合参，综合分析，针对无汗之主症及内有郁热证，先拟大青龙汤加味。

处方：麻黄15g　　　桂枝13g　　　生石膏30g　　　杏仁15g
　　　炙甘草10g　　　生姜20g　　　大枣20g　　　炮附子10g

煎取400ml，分3次温服（鼻饲），每2小时服1次。嘱其服第一次不出汗，则服第二次；汗出不畅减量服；汗出后停用。

二诊：2016年7月9日8时，诉约下午15时服第一次药后头部汗出，但周身无汗；服第二次药后头汗出较多，仍身无汗出，但肌肤干燥减轻；服第三次后还是周身不出汗。服药过程中，体温逐渐上升，23时体温39℃。脉弦滑数。里热盛渐渐显露，虽然仍身无汗出，不可再取汗法。脉证合参，三日无大便。用治"热结在里"（《伤寒论140条》）的大柴胡汤为主，并取桂枝汤法兼和营卫。

处方：柴胡40g　　　黄芩20g　　　清半夏15g　　　枳实10g
　　　桂枝10g　　　白芍20g　　　炙甘草10g　　　大黄10g
　　　生姜10g　　　大枣10g

水煎400ml，自上午9时始，间隔2小时服1次，分3次温服。

三诊：2016年7月9日15时，诉服药过程中，体温继续上升，15时达39.9℃，患者家属要求冰敷，考虑用上冰敷，则与中药功效相反。其子理解，坚持不用。16时患者仍无汗出，大便1次，体温降至39.4℃，此乃病情有好转之机。患者患病两个月，多方杂治，其邪热虽盛，正气必虚，治法宜专，处方宜精，故以祛邪与扶正兼顾的大剂量小柴胡汤。

处方：柴胡120g　　　黄芩30g　　　人参30g　　　清半夏20g
　　　炙甘草30g　　　生姜30g　　　大枣12枚

1剂，加水3000ml，煎取约1500ml，去滓，再煎取1000ml，一日内分6次温服，以加强退高热之效。

四诊：2016年7月10日7时30分，诉服药过程中，9日19时，体温降至38.6℃；今晨体温已降至37.6℃，脉弦细略数。方已中病，守方继服2剂，服法同上。

五诊：2016年7月12日：诉服药两日来，体温虽有波动，但总为好转趋势，直至今日，体温已正常。

随访一个多月，病情稳定，虽体温时高，仍以小柴胡汤（三诊方减半）为主方大法治之而取效。班光国协助整理。

吕按 本案患者取效之关键，乃第三诊识病辨证而采取了重剂小柴胡汤。其应用要点有三：

第一，明辨病因病机。患者发热之始因是海边游玩，感冒风寒。治不及时，方法不当，冰伏其邪，邪气不去，势必伤正，如此这般，正如《伤寒论》所云："血弱气尽，腠理开，邪气因入，与正气相搏，结于胁下。正邪分争，往来寒热，休作有时……"（97），小柴胡汤为主治之方。

第二，明确主方大法。小柴胡汤七味药体现了三法：一是祛邪，即柴胡、黄芩。柴胡之用，《神农本草经》曰治"寒热邪气"；《名医别录》曰"主除伤寒"。黄芩之用，《本经》曰"治诸热"；《别录》曰"主治痰热、胃中热"。可知古圣典籍早已认识到柴胡、黄芩主除邪热之功，经方发挥用之。二是扶正，即人参、炙甘草、大枣。三是和胃，即半夏、生姜。总之为扶助正气以利祛邪，祛除邪气便可退热。

第三，注重方药剂量。名医学者们都感叹一句话："中医不传之秘在于剂量。"其实，剂量之"秘底"可以从经方中求之。请看：小柴胡汤之主药柴胡为八两。据专家考证，现代可用汉代剂量的二分之一，八两之半量为四两，即120g。临床对少阳病柴胡证，一般患者用小柴胡汤，其柴胡用30g即可药到病除。而本案患者已发热两个月，失治误治，仍为高热，既非太阳病（因汗之不解），亦非阳明病（因无白虎汤与承气汤之证候），认定为少阳病，柴胡证，故以大剂小柴胡汤治之，果然取得良效。

有一个问题：为何患者患病后始终"无汗"？是多次采用"冰褥物理降温"而冰伏其邪，损伤了汗腺功能，还是另有特殊原因呢？有待明哲答疑解惑。

五、麻杏甘石汤治外感发热案之反思

罗某某，61岁，是一位老干部，2015年除夕上午初诊。

【现病史】发热数天，邀中医会诊，我看到病人，诊脉望舌，询问病情，患者已经用过几天西药治疗，体温38℃上下，肌肤微热，扪之湿润，微微咳嗽，咽干隐痛，咽部紫红，脉滑略弦，舌暗红苔少微黄。

【辨证论治】病因外感，加之公务繁忙不得休养，外邪犯咽影响及肺，化热伤阴，蕴热不解。治当清热透邪，宣肺利咽，佐以养阴。处方以麻杏甘石汤加味。

处方：麻黄10g　　　　生石膏30g　　　炒杏仁10g　　　生甘草10g
　　　金银花10g（后下）连翘15g　　　玄参10g　　　　麦冬10g

1剂，水煎后当日下午始分3次温服，约间隔3小时服药1次，汗出热退止后服。在我会诊之后，西医专家组也进行了会诊。

二诊：2015年大年初一的上午：患者说昨天服药两次，夜间出了很多汗，发热已经退了，今晨体温36℃多点，稍感咽部不适，有些疲乏。保健医介绍说，昨天西医会诊为了尽快退热，用了点激素等治疗。我听了上述情况，既松了一口气，又有些担心。担心的是中药加激素，出汗太多，伤了正气阴液，恐怕体温再升高。更改处方：银翘散以清解残余热毒，佐甘寒益气养阴以扶正。

三诊：初二上午：体温昨晚略有上升，37℃上下，今晨36℃多，守二诊方略作加减，数日病趋恢复，因其舌红少苔，咽部不适，望之咽部发红充血，有慢性咽炎病史，故最后以麦门冬汤收功。

`吕按` 反思这个病人的治疗经过有何经验教训呢？经验是：中西药并治，效果好，退热快。教训是：本来中医清透之方就有发汗作用，再用激素发汗退热，使之大汗伤阴，如此中西医缺乏沟通，应引以为戒。联系前面讲过的那个重剂小柴胡汤治例与下面要讲的发热50多天以白虎汤加味治愈的案例均可以说明，中医治外感热病具有一定的优势及特色。激素退热要慎用，必要时应用要适当配合西药。激素与中医中药如何配合应用，这是需要深入研究的课题。

六、白虎加人参汤为主方治高热案

我于2014年9月18日在海南省中医院门诊，接治1例发热50天持续不退的病人，64岁。诊治过程如下。

【现病史】患者农历七月十四"鬼节"（公历8月9日）回老家文昌（市）午前烧纸，烧的时间有1个小时，出了很多汗，当即冲澡后感觉头晕，没有食欲，振寒发抖，当天下午回到海口市，到白龙社区医院就诊，体温高达39.8℃，经肌注、输液治疗两天后体温仍高，第3日住入某省级医院病房呼吸科。住院后作了多种检查无异常，经抗感染等多种西医疗法及中药治疗，体温不退，高热时采取冰敷降温与激素治疗而体温降后复升。由于发热持续不退，故住院11天后，转到海南某省级西医医院感染科病房。再次重复多种检查，并脊椎穿刺抽骨髓检查等，均无异常。治疗方案同前，仍是输液，高热时冰敷、用激素，住院24天，发热不退，最高达41℃。医院让做一种新仪器检查，费用达八千多元。因不能承受如此高额检查费用，故出院。

【辨证论治】如上所述，病因清楚，就是劳累、大汗冲澡后受风着凉，外邪束表，本可扶正祛邪，"必蒸蒸而振，却发热汗出而解"（《伤寒论》第149条）。西医治疗过程，未经发汗，或发汗不当，或发汗太过，都达不到祛邪作用，高热时冰敷疗法则冰伏其邪，激素发汗降温或可取效，却并非良善、万全之策。总之，外邪不去，伤及正气，正气日虚，外邪乘虚内侵气分，影响血分，正邪相争，邪盛而高热，正胜则热减（患者说在出院前高热时拒绝冰敷及用激素，自行用自备的犀角磨水内服，高热也能稍降）。

我初诊时，体温39℃，脉沉滑有力略弦（心率约100次/分），舌暗红苔薄腻微黄，大便日1次不成形，口干，疲乏不欲睁眼。诊断：外感热病。辨证：汗出受风，施治不当，病邪入里，波及血分，正气日衰，邪热稽留不去。治法：清热透邪，扶助正气。处方：白虎加人参汤再加解毒及"透热转气"药。

处方：生石膏30g　　知母10g　　山药20g　　炙甘草10g
　　　西洋参5g　　党参10g　　金银花10g（后下）
　　　连翘15g　　牡丹皮10g　　赤芍10g

2剂，日1剂，水煎分3次温服。

二诊： 9月20日，服上方后体温下降至38℃以下，振寒消除，精神好转，食欲增加，两目有神，脉象较前缓和，心率减少至90次/分。效不更方，守方5剂。

三诊： 9月25日，继服上方，体温已降至37℃以下，舌略红苔微黄，脉略滑，面带笑容，言语间饱含感激之情！改拟竹叶石膏汤清补法。

四诊： 9月27日，体温正常，病情日渐恢复，仍有点疲乏，易汗出，以桂枝加龙骨牡蛎汤合生脉散，和营敛汗，益气养阴而善后调理。

吕按 以上案例所述可总结四点：①中医辨病有自己的思想体系，辨证更具特色。②中医强调治病求本，亦强调治病求因，中医病因学亦具特色。③中医治疗方法与西医不同，具有自己独特的理论及高妙的技巧。④真正掌握了中医学辨病辨证、病因病机等理论，运用好其独特的治疗方法，则中医就能治疗西医治不了、治不好的病，上述治例便是范例。

七、白虎加桂枝汤治疗"阳明病外证"案

符某，男，16岁。

2018年4月23日下午初诊。

【主诉】发热伴四肢肌肉疼痛3天。

【现病史】3天前始发热，曾服感康片等无效。现症见：发热体温37.8℃，四肢肌肉疼痛明显，痛得心烦，汗出如雨湿透衣服，无恶风（穿短袖），口中和，纳常，二便调，舌淡红、薄白苔，脉和缓不洪不浮。辅查：血常规WBC：4.65×10^9/L，中性计数2.59×10^9/L，中性比率55.9%。C反应1.9mg/L。

【辨证论治】诊断：太阳阳明合病。以白虎加桂枝汤（颗粒剂）。

处方：生石膏60g　　知母25g　　炙甘草6g　　山药15g　　桂枝10g
3剂，开水冲服，一天3次，每次1剂。

二诊：4月24日上午，昨日服3剂中药，现体温37.1℃，四肢肌肉疼痛减半，心烦明显缓解，汗出减少，口中和，无恶风，纳常，大便未解，舌脉同前。守上方，加大生石膏用量90g，并减少服药次数，4剂，开水冲服，一天2次，每次1剂。

回访：5月4日患者母亲因病就诊，得知患儿服药后治愈。

讨论：本案患者形体壮实。主诉不是发热，而是肌肉痛。刚落座后说："我四肢肌肉痛"，"痛得很厉害！"继续问诊，才告知3天前有发热，遂量体温37.8℃。望诊可见，额头汗出如珠，身着短袖已被汗水浸透，毫无恶风之感。

辨六经：首先看有没有表证，患者肌肉痛，虽不恶风，好像有表证。再看有没有半表半里证，患者无口苦咽干目眩等证，可以排除邪不在半表半里。最后看里证，患者汗出如雨，恶热想吹风，虽无口干渴，无脉洪大，仍为阳明病，但没有大便干结与腹胀满等，所以考虑为阳明外证。《伤寒论》第182条"问曰：阳明病外证云何？答曰：身热，汗自出，不恶寒反恶热也。"六经辨证为太阳阳明合病，处方用白虎加桂枝汤。方中白虎汤清阳明里热，再加桂枝解肌止痛。根据后世经验可用山药代替粳米。《金匮要略·疟病》篇第4条："温疟者，其脉如平，身无寒但热，骨节疼烦，时呕，白虎加桂枝汤主之。"本案与本条基本相符，可以说是比较典型的方证相对。

关于用量，白虎汤原方生石膏一斤，知母六两，可见石膏用量较大。近代名医张锡纯对生石膏的应用有较详细论述，值得参考。首诊用生石膏60g，日服3剂，一天服用石膏共180g，二诊生石膏90g，日服2剂，也是日服生石膏180g。需要说明，笔者不是提倡大量用生石膏，必须辨证准确，合理使用。（琼海市中医院吴灿供稿）

吕按　笔者编著的《伤寒杂病论研究大成·附录》之一，为"经方度量衡现代应用考究"一文。该文参考了古今医家之考究结果，最切合史实的是：现代用汉代剂量的二分之一。此外，还有三分之一、五分之一、十分之一等不同用法。二分之一，即汉代用一两，现代用15g；十分之一，即汉代用一两，现代用3g（此说始于《本草纲目》，李时珍说："古今异制，古之一两，今用一钱可也。"一钱等于大约3g）。如上考究结果之悬殊，临床如何应用呢？原则就是：因人、因地、因时、因病、因方（方剂君、臣、佐、使之用量不同）等诸多不同，灵活用之，恰到好处为目的。吴灿医师上述治例，每日用生石膏180g取得良效，可供临证参考。

八、犀角地黄汤合白虎加参汤治疗发热而热退腹泻之思考

邓某，女，46岁，2018年4月13日初诊：咳嗽、发热间作2周。

【现病史】患者近1年工作劳累，于2周前开始出现昏沉，夜间出现发热，但未测体温，自觉背部特别胀，胀过后又有好转。这2周期间患者未至医院就诊，未服药。昨天测体温为38.5℃。身体消瘦，面色㿠白，患者因信佛吃素食。发热后口苦、口干，平时饮水较多、食欲可，近半个月食欲减退。脉大按之虚，舌绛红苔薄黄。查体：双肺呼吸音清，未闻及干湿性啰音。昨日在我院急诊查胸片示：考虑右上肺大叶性肺炎。查血常规示：RBC 3.71×10^{12}/L，HGB 111g/L，HCT 32.7%，NEU% 81.31%。急诊室给开的西药没有服用，今日专找中医专家诊治。

【辨证论治】患者既往体虚，感受外邪，热毒内蕴。治法：清热解毒，佐以补益气阴，方选犀角地黄汤合白虎加参汤。

处方：水牛角10g　　　地黄20g　　　赤芍15g　　　牡丹皮15g

　　　石膏30g　　　　知母15g　　　山药20g　　　西洋参粉2包（6g）

　　　金银花10g　　　连翘15g　　　炙甘草10g

3剂，每日1剂，水煎分3次服。

复诊：4月15日。4月13日上午看病，下午与晚上分别服上方后，晚间体温即恢复正常（未测体温，自感出汗后不再发热）。昨日（14日）服药后出现腹泻多次（详细询问说有十几次，但还是分次服了第2剂）。今日上午未再服药，也未解大便（平时每日大便二三次，饮食生冷后胃部不适）。诊脉大按之少力，舌略暗红苔白而润。腹诊：上腹部不适。测体温：35.6℃。治法：益气健脾，以恢复脾胃生化之气。以六君子汤加炮姜。

处方：党参10g　　　人参5g　　　炒白术15g　　　茯苓20g

　　　炙甘草10g　　　陈皮10g　　　清半夏10g　　　炮姜5g

4剂，日1剂，水煎分3次温服。

吕老开完方劝告说：身体太消瘦了！应增加饮食补养，饮食要多样化。当时患者的胞妹陪同就诊，吕老进一步说：你看你妹妹，身材适中，气色健康。而你呢，身体太瘦，气色不华，不能因为信佛，吃得太素（鸡蛋也不吃），如此营养不良，体质太差，势必会得病！（惠慧协助整理）

吕按　此例患者之治疗过程，值得反思：首先是她相信中医，才来海南省中医院就诊。前之医生（4月12日）做了检查，胸片示"肺炎"，开的西药。患者

不想服用西药抗生素，故专门再来就诊于我。如果我再不开中药，或开的中药用之无效，势必有损中医在人民大众中的信誉。第二，信仰自由，无可厚非。但学佛学到吃素食不利于身体健康，这应该醒悟！第三，人与人之间应互相尊重，更应互相关爱。我告诉其手机号就不怕麻烦，患者服药后大便十几次，应该联系我，及时说明服药后的腹泻现象，可她却"怕麻烦医生"而不问，这就不明白人间应具有的友善了！第四，为何服了初诊方热退后而腹泻呢？以体虚而方药寒凉之故，应中病热退而停止服药。

九、四逆加人参汤治高热无汗案战汗而解之思考

何某某，男，77岁。因"反复发热咳嗽气促4年余，再发半天"于2018年8月15日入院。

【现病史】患者于4年余前脑梗死、癫痫大发作后，完全卧床、吞咽障碍，此后因反复发生肺部感染而发热气促，多次住院抢救治疗。入院症见：神情呆滞，精神萎靡，不欲睁眼，不能言语，不能服从指令，发热，咳嗽咯痰，喉中痰鸣，微气促，四肢活动不利，偶有肢体小幅抽搐，大便干稀不调，小便失禁。留置鼻饲管、深静脉管。

【既往史】既往有大面积脑梗、血管性痴呆、继发性癫痫、冠心病、心房纤颤、慢性阻塞性肺疾病，以及心脏起搏器植入术后、结肠癌术后等病史。

【查体】T38.5℃，P95次/分，R20次/分，BP165/90mmHg。神志清，查体不能合作，巩膜及全身皮肤无黄染，浅表淋巴结未触及，双肺呼吸音低，广泛痰鸣音及湿罗音，心浊音界无异常，心率102次/分，律不整，各瓣膜听诊区未闻及病理性杂音。腹平软，按压无痛苦面容，肠鸣音4次/分，四肢无浮肿。神经系统：神清，不能言语，高级皮层功能检查不配合，双侧瞳孔等大同圆，对光反射迟钝，眼球运动无异常，颈抵抗4指，双侧鼻唇沟对称，右上肢肌力1~2级，左上肢肌力3~4级，左下肢肌力1~2级，右下肢肌力2~3级，四肢肌张力高、腱反射活跃，左侧Babinski征阳性。余检查不能配合。

【辅助检查】血常规：红细胞计数3.48×10^{12}/L，血红蛋白108g/l，中性粒细胞比率75.4%，中性粒细胞计数6.76×10^9/L。超敏C反应蛋白>10mg/l，C-反应蛋白121.82mg/L。CT检查报告：①慢性支气管炎，肺气肿。②考虑双肺下叶少量炎症，建议治疗后复查。③双侧胸腔少量积液。④心脏增大，心包少量积液，请结合临床。⑤心脏起搏器置留。

【入院诊断】中医诊断：咳嗽病，痰热壅肺证。西医诊断：①肺部感染；②脑梗死；③继发性癫痫；④慢性阻塞性肺病；⑤高血压病3级极高危；⑥冠状动脉粥样硬化性心脏病，心房颤动；⑦心脏起搏器植入术后；⑧结肠恶性肿瘤术后。

【一般治疗】美罗培南静滴抗感染，痰热清清肺化痰；泮托拉唑钠注射剂抑酸护胃；硝普钠注射剂微量泵入控制血压，复方氨林巴比妥肌注及亚低温治疗仪对症退热治疗；雾化保持呼吸道通畅；补钾补钠维持电解质平衡。

初诊：8月30日。吕老查房：患者仍发热（傍晚T39.0℃上下），无汗，气促。诊脉查舌为：舌嫩淡，少津（张口呼吸有关），右脉浮取弦大，沉按空虚，左脉弦不明显，中取力不足。轻轻按体表有热，久按重按则不热。

吕老认为：患者发热半月余，是病因外感，还是内伤尚不明确，分析舌脉、体表按诊特点：舌嫩为虚，嫩而淡乃阳气虚之象；脉象乃《金匮要略》第六篇所云"脉大为劳"之特点；体表轻按有热而久按不热，为虚热外浮的特点，总之，患者之发热为《伤寒论》第11条所讲的"病人身大热，反欲近衣者，热在皮肤，寒在骨髓也"之表现。且此前用过《千金》苇茎汤无效，又用小柴胡汤加大剂量清热解毒与凉血药亦无效。患者无汗为麻黄汤主症，但如上所述，非表实证，不可用麻桂剂。审病辨证论治，治宜四逆加人参汤。方中四逆汤三味合用，辛甘温热以助阳，虽非麻桂辛温发汗之剂，确有辛温助里阳以壮表阳之力，加人参补元气以利姜附助阳。先给予小剂量，用药后观察病人情况，再酌情中、大剂量。

处方：炮附子20g　　　干姜10g　　　生甘草10g　　　人参10g
3剂，日1剂，水煎分3次温服。

复诊：9月19日（此前吕老因事外出一周）：患者服上方2剂后，突然周身大汗出而热解，体温降至正常。继服10剂。症见：时有低热，多汗，咳嗽咯痰，喉中痰鸣，轻微气促，大便偏干，2~3日一行，小便失禁。舌偏淡，脉缓略弦少力。体温波动在36.8~37.5℃。

吕老认为：患者年老体虚，多次中风后长期卧床，一月前出现高热无汗等症状，辨以里寒外热，用四逆加人参汤，补助阳气，阳气充实了，驱邪外出，卫气通了，故患者汗出热解。现多汗，以患者的舌脉来看，体温应不高，而患者近期偶有低热，应为气虚、阳虚所致，应以甘温除热之法，方以补中益气汤加减，方中以大量黄芪，意在益气固表，配伍党参、白术、甘草补气健脾，当归养血和营，少量升麻、柴胡升阳举陷，配以桔梗利咽、升阳，防风助君药益气固表。

处方：黄芪30g　　　白术15g　　　党参10g　　　柴胡5g

　　　桔梗5g　　　　当归10g　　　升麻5g　　　　防风10g

　　　甘草5g

4剂，水煎服，日1剂。

吕按　患者年老体衰，在多病缠身的情况下高热无汗半个多月，用四逆加人参汤战汗而解，如此奇特疗效，确实值得思考。应深入思考的有如下4点：

（1）温习经典，指导辨证。《伤寒论》六经病证之发热，三阳病多是外感病邪所致的实证为主的发热，如太阳病为正邪相争于表之发热；阳明病为正邪相争于里之发热；少阳病是正虚邪实之发热。三阴病多是外邪传里或内生病邪所致的以虚证为主的发热，或阳虚发热，或阴虚发热，或阴阳俱虚发热。我在《伤寒杂病论研究大成·绪论》提出的"三因学说新论"之"内外相因"病变，就是指的有慢性病的基础上又感受外邪之复杂病情。上述三阴病与少阳病，甚至有的阳明病，都属于"内外相因"之病变。上述案例以经典辨证思路去辨证，则不难分辨，当然属于三阴病，再精准诊脉望舌，触按肌肤发热之特点，则可判断为阳虚发热。三阴病阳气虚衰证，皆以四逆汤回阳救逆为主方大法，人参大补元气，为起死回生之圣药。故本例患者选用四逆加人参汤治之。关于"无汗"之解释，"战汗"之机理，分别分析如下。

（2）无汗是表实，还是里虚之辨证。据脑病科黄主任与主管医生介绍，患者自入院以来发热半个多月，始终无汗，曾考虑用麻黄汤，但由于识病辨证不准，慎重起见，未敢应用。从《伤寒论》六经病之辨证要点，"无汗"为太阳病麻黄汤证之最为突出的主症特点。但是，对"具体问题具体分析"，这是"观其脉证，知犯何逆，随证治之"（《伤寒论》第16条）之灵魂、之精髓。该患者多病缠身，口不能言，说不清楚是否有外感因素，家属也说不明白。只能"平脉辨证"，这也考验医者的临床水平与思辨能力。即使有外感因素，年老体衰，病经半个多月，当前舌、脉、症皆阳虚证候，也不可用麻黄汤，而四逆汤切合病机，故当机立断而选用之。再者，当时想起古人讲过，大意是说：四逆汤辛甘热之性，虽非麻桂剂辛温发汗解表，但有温里助表阳之功，如此功力，对阳虚无汗者，可望发汗退热。

（3）战汗热解，圣贤有论。患者服四逆加人参汤两天后，突然因身热汗出热退病解。这如何解释？此温病学家所说的"战汗"之机理。如此机理在《伤寒论》第101条有相关论述，原文曰："伤寒中风，有柴胡证，但见一证便是，不必悉具。凡柴胡汤病证而下之，若柴胡汤证不罢者，复与柴胡汤，必蒸蒸而振，却复发热汗出而解。"（第149条有类似论述）首先明确"汗"出之机，《素问·阴阳别论》有一句经典解释，即"阳加阴谓之汗"。这就是说，出汗之机，依赖于阳气的温煦，阴血的施化（《难经·二十二难》曰："气主煦之，血主濡之"），二者配合，才能出汗。而"战汗"之机，为正气振奋，阳气鼓动阴津外出，驱邪于表之象。本例患者正是阳气虚衰，不能温煦周身，表气郁闭而"无汗"。服了四逆加人参汤补益阳气之药以后，正气借助药力，"蒸蒸而振"，汗出热退病解。诚然，如上思考笔者有点事后"诸葛亮"，而医圣张仲景则是事前之"诸葛亮"。因此，经典不可不读，圣人之言能增长我们的智慧，智慧又能增强我们的临证水平。

（4）探病之法，不可不知。临证之时，病情复杂，寒热、虚实之病情疑似难辨者，在表在里、在脏在腑之病位难明者，不得已之时，慎重起见，可用试病之方法。如本例患者，虽辨证是阳虚发热，但终究缺乏经验，认证并非十分明确，故以四逆加人参汤偏小剂量治之（笔者对四逆汤证辨证准确时，对该方常用量还较大）。其疗效既是期望，又在预料之外。如此奇特疗效，加以探讨，以提高自己，启发读者。关于"探病之法"，《景岳全书·卷之一入集·传忠录·论治篇》有专论，引录如下：

"探病之法，不可不知。如当局临证，或虚实有难明，寒热有难辨，病在疑似之间，补泻之意未定者，即当先用此法。若疑其为虚，意欲用补而未决，则以轻浅消导之剂，纯用数味，先以探之，消而不投，即知为真虚矣。疑其为实，意欲用攻而未决，则以甘温纯补之剂，轻用数味，先以探之，补而觉滞，即知有实邪也。假寒者，略温之必见躁烦；假热者，略寒之必加呕恶。探得其情，意自定矣。经曰：有者求之，无者求之。又曰：假者反之。此之谓也。但用探之法，极宜精简，不可杂乱。精简则真伪立辨，杂乱则是非难凭。此疑似中之活法，必有不得已而用之可也。"（黄宏敏、王家艳、钟文乐协助整理）

第十章 内科病

第一节 心病证治

一、茯苓四逆汤治心水（心衰）三例有特效

本文三则案例，彰显了茯苓四逆汤治疗心源性阳虚水肿的特效。这体现了中医辨病与辨证相结合、辨证论治、治病求本、标本兼治，以及重病用经方重剂等宝贵经验。如此中医药学之优势与特色，在中医与西医并存"争雄"的现代，尤其珍贵和值得倍加重视。中医能治好西医治不了、治不好的危急重症与疑难杂病，这是中医药学赖以生存的根本。本之不存，中医危矣！我辈应有危机意识，横下一条心，传承中医，发扬光大，不负使命！

例一：王某某，男性，70岁，主因"反复胸闷、气短伴双下肢水肿2年，复发加重3天"，于2018年03月19日入院（老年病区）。

【现病史】患者于2年前无明显诱因出现胸闷、气短，活动后加重，夜间不能平卧，伴双下肢水肿，当时遂至我院住院治疗，给予利尿、强心、改善预后等治疗后好转出院。此后患者上述症状反复，曾多次在当地卫生院治疗（具体用药不详），病情均可改善。3天前患者无明显诱因再次出现胸闷、气短且较前加重，夜间不能平卧，伴双下肢水肿、上腹部闷胀，经休息后症状未见缓解，现为求进一步系统治疗，遂在家属陪同下来我院门诊就诊，门诊拟"心衰病，慢性心力衰竭，心功能Ⅲ级"收住我科。入院症见：精神疲倦，胸闷、气短，活动后加重，夜间不能平卧，无恶心呕吐，无胸前区压榨样疼痛及左肩背放射痛，四肢乏力，上腹部闷胀，双下肢水肿，偶有咳痰，痰色白质稀，量少，纳眠欠佳，小便色黄，大便干结。近期体重下降约3kg。

【既往史】有"痛风性关节炎"病史多年；"胆囊结石"及"血小板减少性紫癜"病史4年；"扩张型心肌病""慢性浅表性胃炎""食道静脉曲张"病史2年；"心律失常，心房颤动"病史2年，拒绝口服华法林钠片抗凝治疗。

【查体】T 36.7℃，P 72次/分，R 24次/分，BP 137/96mmHg。气短，精神欠佳，

轮椅推入，胸前区、上腹部及双下肢可见散在暗红结节样皮肤改变，全身浅表淋巴结无肿大。口唇发绀，双肺呼吸音低，双肺底可闻及湿性啰音，未闻及干性啰音，无胸膜摩擦音。心前区无隆起，心浊音界有明显扩大，心率78次/分，心律绝对不齐，心音强弱不等，二尖瓣区、主动脉瓣区可闻及收缩期Ⅱ～Ⅲ级吹风样杂音。腹部膨隆，腹壁稍紧张，无压痛，无反跳痛，Murphy征（+-），无肾区叩痛，移动性浊音（+），肠鸣音4次/分。脊柱正常，右手中指、左手无名指第二掌指关节可见痛风石样改变，双下肢中度凹陷性水肿。四肢肌力5级，四肢肌张力、腱反射正常。舌淡暗，苔白滑，脉结代。

辅助检查：离子六项：血清钾2.52mmol/L。N末端B型脑钠肽16443pg/ml。心肌酶：乳酸脱氢酶272U/L，α-羟丁酸脱氢酶258U/L。凝血五项：凝血酶原时间14.8秒，国际标准化比值1.34，PT活动度68，抗凝血酶Ⅲ64%；D-二聚体879ng/mL。心电图：心房颤动；ST-T改变（T波低平、倒置，ST压低0.05mV）。03-20尿液分析：尿胆原+1，蛋白质+1，尿微量白蛋白>=150mg/L，微量白蛋白/肌酐>33.9mg/mmol。肝功能：白蛋白28.9g/L，总胆红素49.82μmol/L，直接胆红素33.37μmol/L，间接胆红素16.5μmol/L，前白蛋白96mg/L。心脏彩超：①全心增大，升主动脉增宽；②主动脉瓣退行性变并轻度返流；③左室壁节段性运动异常；④三尖瓣关闭不全，轻度肺动脉高压；⑤二尖瓣、肺动脉瓣中度反流；⑥左心收缩功能减低；⑦心包积液。消化系彩超：①肝内钙化灶；②胆囊结石；③胆囊壁毛糙增厚。泌尿系彩超：①腹腔积液；②前列腺实质回声欠均匀；③双肾、膀胱未见明显异常。

【中医诊断】心水，阳虚水泛证。

【西医诊断】①慢性心力衰竭、心功能Ⅲ级；②扩张型心肌病；③心律失常、心房颤动；④食管静脉曲张；⑤慢性浅表性胃炎；⑥胆囊结石；⑦痛风性关节炎；⑧血小板减少性紫癜；⑨电解质代谢紊乱。

【治疗方案】中成药给予静脉滴注丹红注射液活血化瘀、改善循环。西药给予静脉滴注能量合剂营养支持，静脉注射呋塞米注射液及口服呋塞米片、螺内酯片利尿消肿、减轻心脏负荷，口服阿司匹林肠溶片抗血小板聚集，口服阿托伐他汀钙片调脂，口服贝那普利片改善心室重构，口服雷贝拉唑钠肠溶胶囊保护胃黏膜，口服氯化钾缓释片及微量泵入氯化钾注射液补钾。

初诊：2018年3月22日。吕老首次查看患者，四诊如下：①问诊：患者有慢性心力衰竭病史2年，未曾规律口服抗心衰药物，此次为3天前再次出现胸闷、气短、夜间不能平卧，伴四肢乏力，上腹部闷胀，双下肢水肿，纳食少，小便色黄，大便干结。用上述中西医治疗3天后上腹部闷胀稍缓解，双下肢水肿稍减轻。②望诊：舌淡暗，苔水滑，面色黧黑，形体适中，腹部膨隆，双下肢水肿。③闻诊：未闻及特殊声响气息。④切诊：脉弦缓少力。

【中医辨证】患者久病体虚，日久导致阳气虚损，脾阳虚则湿难运化，肾阳虚则水不化气而致水湿内停，上凌于心，故见胸闷；心肺同属上焦，心主血脉，肺助心行血，心肺气虚，故见气短；脾不运化而肾不化气，致使水湿上泛之象；舌暗为血瘀。综上所述，辨证为阳虚，水肿兼血瘀。

【治法】温阳利水，强心消肿。

【方药】选用《伤寒论》茯苓四逆汤，方用四逆汤温阳化气行水，人参、茯苓补气养心、利水消肿。吴谦认为"茯苓感太和之气化，伐水邪而不伤阳"，故以为君，且茯苓剂量大于30g有强心利尿的作用；人参生气于乌有之乡，通血脉于欲绝之际，且人参得姜、附，补气兼以益火；姜、附得茯苓，补阳兼以泄阴。其中，附子有两种煎法：一是先煎30分钟；二是与全方诸药共同浸泡半小时以上，煎沸后再煮30分钟以上，则无量大中毒之忧。诸药相伍，补益、振奋心肺脾肾诸脏之阳气，"三焦决渎"功能恢复，水邪下趋膀胱，气化则能出矣。

处方：茯苓60g　　　　人参10g　　　　党参15g　　　　附子30g
　　　　干姜15g　　　　炙甘草10g

用法：3剂，水煎服，日1剂，分3次温服。

吕老说：若水肿消退不明显，可汤剂、颗粒剂同时服用，每日各1剂，颗粒剂剂量减半；若效果明显，可继续原方巩固治疗。

治疗效果：患者口服3剂中药（3月23日~3月25日）后胸闷、气短症状明显改善，夜间可平卧，上腹部闷胀较前缓解，双下肢水肿基本消退，尿量较前增多。故续守原方3剂巩固疗效。

二诊：2018年03月29日。患者服前方6剂后，无胸闷、气短，夜间可平卧，上腹部闷胀明显缓解，双下肢水肿消退。患者诉夜尿频，约10次/夜，面青、晦暗，舌紫暗、苔薄白，脉缓略弦少力。本着"缓则治本"的法则，方以四君子汤合五子补肾法益气健脾、补肾助阳。

处方：党参20g　　　　人参10g　　　　茯苓30g　　　　白术20g
　　　　炙甘草10g　　　菟丝子20g　　　五味子10g　　　枸杞子10g
　　　　车前子10g　　　金樱子10g　　　芡实10g　　　　巴戟天10g

用法：3剂，水煎服，日1剂，分早中晚3次温服。

治疗效果：口服3剂中药（3月30日~4月1日）后，患者夜尿减少，约7次/夜，无胸闷、气短，无上腹部闷胀，双下肢无水肿。故续守原方5剂出院。（赖娟协助整理）

吕按 患者双下肢中度凹陷性水肿，且有腹水、心包积液，联系病史、理化检查，四诊合参，平脉望舌辨证，为心脾肾阳虚。三焦决渎失常，水湿内停而水肿。此时联想起8年前治疗过的一个老年患者，与这个病人的病情类似，用的就是茯苓四逆汤加味，疗效甚好！详见下述例二。

例二： 司某某，男，78岁，离休干部，河北省石家庄市人，2010年6月15日入院。

【主诉】"间断头痛7年，水肿、胸闷、气短、咳嗽2年，加重3天"。

【现病史】患者7年前无明显诱因间断性头痛，多次测血压增高，最高达160/95mmHg，无恶心、呕吐及视物不清，无心悸、胸痛及胸闷，结合家族史，诊断为"高血压病"。给予氨氯地平片5mg，日1次，口服，血压可控制在120~140/70~90mmHg。2年前因头痛，心悸，双下肢水肿就诊，经多种检查，诊断：高血压病Ⅱ级；心律失常——房颤；心力衰竭——心功能Ⅲ级；Ⅱ型糖尿病。住院治疗6个月病情好转出院。七八日前夜间不能平卧，嗜睡乏力，偶尔大汗，稍活动即胸闷，气短，心悸等，3日来病情加重而入院。入院时症见：神志清，精神差，认知功能轻度障碍，烦躁易怒，咳嗽，痰白黏，饮食尚可，睡眠欠安，大便三四日一次，干结，小便较少。

【既往史】患者既往有高血压病7年，糖尿病、低蛋白血症2年，青光眼、白内障术后2年。

【查体】体温36.5℃，脉搏70次/分，呼吸18次/分，血压120/70mmHg（降压药为常服药之一），发育正常，形体偏瘦，皮肤、黏膜、头、颈、胸部均未见异常；叩诊双肺清音，听诊双肺呼吸音粗，左肺可闻及少许湿性罗音；叩诊心界不大，听诊心率70次/分，心律绝对不齐，各瓣膜听诊区未闻及杂音，周围血管征阴性；腹部微凸，剑突下轻度压痛、反跳痛及肌紧张，肝脾肋缘下未触及，肝颈静脉回流征阴性，腹部叩诊鼓音，无移动性浊音；双下肢水肿；病理性腱反射未引出。

【西医诊断】根据患者症状、病史、体征及辅助检查，入院诊断：高血压病

Ⅱ级；心律失常——房颤；心力衰竭——心功能Ⅳ级；Ⅱ型糖尿病；肺部感染；低蛋白血症；贫血；电解质紊乱——低钠血症，低氯血症。入院后生化：总蛋白59.5g/L，白蛋白28g/L，羟丁酸脱氢酶43IU/L，总胆固醇2.76mmol/L，甘油三酯0.49mmol/L，高密度脂蛋白0.59mmol/L，载脂蛋白A 0.63mmol/L，乳酸脱氢酶94IU/L，氯94mmol/L，钙2.05mmol/L，镁0.73mmol/L。入院后给予抗炎、利尿、降压、降糖、强心等对症治疗及支持疗法，疗效不满意，且水肿等症状有加重之势。经西医专家会诊：水肿已很难消除。故请中医会诊。

初诊：2010年7月5日。四诊所见：精神不振，但欲寐，面色虚浮，水肿以下肢为甚，语声低微，全身乏力，嗜卧少动（二便需人辅助），心慌气短，咳嗽吐痰，色白质黏，手足不温，夜卧少寐，便秘多年，三四日一行，小便量少，舌质淡胖苔白而润，脉大按之无力、三五不调。辨证：心脾肾阳虚，水饮泛溢。先拟人参汤加味补助阳气，佐以润肠通便。

处方：人参（生晒参）10g　党参20g　　生白术60g

干姜20g　　炮附子10g　　枳实10g　　甘草15g

2剂，日1剂，水煎分日3次温服，服用中药后停用"福松"（为软化大便药）。

二诊：2010年7月8日。服上方后，病情略有好转，次日大便2次，惟咳嗽略加重，舌脉如前。辨证同前，改拟益气温阳、利水消肿法，以茯苓四逆汤加味。

处方：茯苓60g　　人参30g　　生白术60g　　干姜30g

炮附子30g　黄芪15g　　枳实10g　　甘草15g

2剂，日1剂，先浸泡约30分钟，水煎2遍，头煎40分钟，二煎20分钟，合汁，分4次温服。

三诊：2010年7月11日。服上方后，小便增多，水肿明显消退，心慌、气短、乏力、烦躁等症状均有所好转，睡眠转好，咳嗽缓解，舌质淡偏胖苔白润，脉如前但较和缓。嘱继续服用上方2剂，煎服法同前。西药利尿药、降压药减量。

四诊：2010年7月15日。再服上方后，水肿基本消退，仅足踝部轻度水肿，诸症明显缓解，可自行活动，舌质淡苔微黄，脉仍三五不调，但较前有力有神。血压106/60mmHg。但问及大便情况，已三日未下（经询问药房，在三诊方中用的是炒白术）。守上方适当减量巩固治疗。

处方：茯苓 60g　　　　人参 20g　　　　生白术 60g　　　　干姜 20g

　　　　炮附子 15g　　　黄芪 10g　　　　枳实 10g　　　　炙甘草 10g

3剂，煎服法同前。

随访：2010年7月21日。病情基本稳定，下肢轻微水肿，大便通畅，一二日1次。守上方略作加减，改为2日1剂，以善后调理。2010年8月18日再次随访，适当中西药调治，病情稳定。

师生讨论：上述诊治过程，有两个研究生侍诊左右，对不解的问题提出疑问，讨论情况如下：

学生：人参汤与茯苓四逆汤的功效、主治为何？

老师：人参汤首见于《金匮要略·胸痹心痛短气病脉证治第九》第5条，功擅补助心脾之阳气，主治心脾阳虚，寒饮内停所致心悸、短气、胸中痞闷等症。茯苓四逆汤首见于《伤寒论》第69条，具有回阳益阴利水之功，主治阴阳两虚，阳虚为重，水饮内停证。故上述治例，结合辨证，先后以人参汤与茯苓四逆汤加味治之。

学生：对于如此严重水肿，西药利尿药（呋塞米与氢氯噻嗪）已难奏效，上述处方为何有如此良效？

老师：此病人之水肿，既往应用利尿药呋塞米（速尿）及氢氯噻嗪尚有效，以后效果越来越差，乃至无效，此元气衰竭，无力化气行水使然。中医药取效的关键是辨证准确，方法得当。茯苓四逆汤加味以补气助阳扶正为主，重用茯苓甘淡渗湿，健脾利水，如此标本兼治，元气恢复，气行则水行，故小便增多，水肿消退。

学生：茯苓在处方中为何重用？

老师：茯苓甘淡平，作用平和，治心衰性水肿，非大量不能起效。我的经验也是源于学习，以及相关的实验研究。据临床报道，治疗心衰性水肿，在辨证论治的处方中重用茯苓40~120g，其利尿作用随其剂量的递增而增加。此患者也验证了茯苓利水消肿之功。

学生：为何先后四诊处方都重用生白术，换成炒白术后为何又出现便秘？

老师：有许多老中医以及数篇临床报道，皆重用生白术治虚性便秘有良效。这种经验源于张仲景《金匮要略·痉湿暍病脉证治第二》篇第23条："……若大便坚，小便自利者，去桂加白术汤主之。"现代药理研究证实，白术有促进胃肠分泌的作用，使胃肠分泌旺盛，蠕动增强，这可能是白术通便的机制所在。据临床观察，生白术一定要重用60~90g才有润肠治便秘之效，辨证配伍效果更好，如阴血虚者配当归、生地，阳气虚者配姜、附等。本案为阳虚患者，故配合用干姜、附子，服之便通。但四诊时又出现大便三日未下，原因是医院没有生白术，擅自改用炒白术。炒白术健脾止泻，与生白术润肠之功正相反，故又复便秘，这更佐证了生白术通便的作用。

学生：附子有毒，一般需要炮制，且炮附子一般亦需要先煎，为何老师用炮附子30g而不先煎呢？

老师：附子是温阳、助阳及回阳救逆的主药。自医圣张仲景始，历代医家治阳虚证，无不以附子为主，特别是阳虚重症，必重用附子，才能达到起死回生之功效。当代善用经方的临床家吴佩衡、范中林及李可等老中医，都以善于重用附子救危急重症、治疑难杂病而著名。他们一般用附子30~100g，最多一剂药用至500g。李可在"破格救心汤救治心衰实录"一文中指出："古今本草，已有定论，附子有大毒，但附子为强心之主将，其毒性正是其起死回生药效之所在……"并具体谈到附子的剂量、煎法、服法及神奇的疗效，其经验诚为可贵。《吴佩衡医案》的整理者在其"前言"中说："医案中凡用附子、天雄片、乌头者，都须先经开水煮透……用量15~60g，必须先用开水煮……"我自己的经验是，附子在煎前一定要泡透，一般方中用附子10g以下，不必先煎；用10g以上，应随附子用量的加大，其煎煮时间要适当延长。必须要明确：附子毒性大小不仅与用量有关，还与方剂配伍密切相关。毒理研究表明，附子的毒性在四逆汤中降低了30倍，提示本方配伍的合理性。另据报道，附子（或乌头）与蜜、甘草、姜同煎，使之毒性减低。总之，间接临床经验、动物实验及上述治例，都解答了附子减毒、增效的医理。

此外，方中用枳实，是取其行气之用，现代研究有强心之功。患者二诊时咳嗽加重，三诊时方未变更，咳嗽缓解，此正气借助药力祛痰而肺气通畅之理。患者服药后不仅症状逐渐缓解，血压亦平稳，此中医整体调治、治病求本之功。

临证指要：中医治病，必须要辨证，只有明辨病机（病性、病位及病势），才能治病求本。接着是立法、处方、遣药，要法因证立，方从法出，环环相扣。一个方子开出来，既要发挥每味药之专长，又要谋划各司其职的合力，以期达到最佳（扶正祛邪）治病效果。这就是中医治病的简要思路。在中医与西医并存的现代，我们中医既不能唯我独尊，又不能妄自菲薄，应当审时度势，衷中参西，认清中医学与西医学各自的优势与不足，充分发挥中医药治病的优势及特色，立足于治好病，治好西医西药治不了、治不好的病。治好病才是硬道理。学好中医、干好中医，把中医学之精华继承下来，发展下去，造福民众，这是历史赋予我们的使命。

例三：符永江，72岁，男性，因"气促间作3年多，再发伴双下肢水肿10天"于2018年4月8日12点由门诊拟"慢性心力衰竭"收住入院（心病区）。

【现病史】患者3年多前出现气促，活动时气促明显，症状反复，2017年5月曾因气促加重，在海南省医学院第二附属医院住院治疗，诊断：①急性前间壁心肌梗死，②Ⅱ型糖尿病。予抗血小板聚集、降糖、调脂等治疗病情好转出院。出院后不规律服用药物，病情反复发作，曾多次在当地医院治疗。2018年1月在我院住院，诊断：慢性心力衰竭、心功能Ⅳ级。给予利尿、胸腔抽液等治疗好转出院。出院后自行停呋塞米片及螺内酯片。10天前无明显诱因气促且逐渐加重，伴有双下肢水肿、胸闷、心慌、四肢乏力，5天气促加重明显，伴有夜间阵发性呼吸困难，时有咳嗽、痰少、色白。今为进一步治疗来我院门诊就诊，门诊拟"慢性心力衰竭，心功能Ⅳ级"收入我科。入院症见：气促，胸闷，心慌，四肢乏力，时有咳嗽，双下肢重度凹陷性水肿，小便少，大便可，纳食可，睡眠差，体重较前增加5斤。

【既往史】有陈旧性心肌梗死病史3年；冠状动脉粥样硬化性心脏病5年；有糖尿病病史30年，合并周围神经病变、糖尿病肾病Ⅳ期、糖尿病周围血管病变。平时口服二甲双胍片、阿卡波糖片及甘精胰岛素控制血糖，自诉最近血糖控制尚可。

【查体】T 36.6℃、P92次/分、R26次/分、BP128/67mmHg。双肺呼吸音减弱，可闻及少许散在湿性啰音，无哮鸣音，右肺底呼吸音消失。心率92次/分，律齐，各瓣膜听诊区未闻及明显病理性杂音。双下肢重度凹陷性水肿，左足根部及右小腿腓骨前侧可见一个2cm×3cm皮肤破损。舌质红苔少，脉细。

【中医诊断】水肿，气虚血瘀。

【西医诊断】①慢性心力衰竭、心功能Ⅳ级；②冠状动脉粥样硬化性心脏病、陈旧性心肌梗死；③Ⅱ型糖尿病、糖尿病周围神经病变、糖尿病肾病Ⅳ期、糖尿病周围血管病变；④脑梗死；⑤左下肢皮肤破损。

【诊疗过程】2018年4月8日N末端B型脑钠肽15697pg/ml。肾功能：肌酐（CREAT）170.0μmol/L。甲功示：三碘甲状腺原氨酸（T3）0.750nmol/L，甲状腺激素（T4）66.430nmol/L，抗甲状腺过氧化物酶抗体（TPOAb）15.65IU/ml。肝功能示：总蛋白（T-PROT）59.7g/L，白蛋白（ALB）33.9g/L。2018年4月9日心脏彩超示：全心增大（左房48、左室56、右房31、右室35），室壁运动减弱；主动脉瓣退行性变；三尖瓣轻度反流；中度肺动脉高压（60mmHg）；左心收缩功能偏低（EF50%）；左心舒张功能减低；心包少量积液。胸腔B超示：右侧胸腔积液（98mm）；左侧胸腔未见积液。胸部CT示：①右侧胸腔中大量积液。②左侧少量胸腔积液。心影增大。2018年4月11日 N末端B型脑钠肽9530pg/ml。肾功能示：肌酐（CREAT）210.0μmol/L。2018年4月10日给予右侧胸腔穿刺引流。2018年4月17日复查胸部CT示：①双侧胸腔积液较前基本吸收，右侧胸腔引流管置留。②心脏增大，心包少量积液同前。下肢彩超示：右股动脉软斑形成；左股动脉内中膜增厚；双腘动脉多发硬斑形成并管腔变细；双侧足背动脉斑块形成并管腔变细；双股静脉、腘静脉、大小隐静脉未见异常。2018年4月17日心脏彩超示：左心扩大，左房43、左室52、右房40、右室30；左室壁运动普遍减弱，以后、下壁为明显；主动脉瓣钙化并轻度反流；二尖瓣、三尖瓣轻度反流；心包腔微少积液；左心收缩功能差EF32%，左心舒张功能差。2018年4月19日多体位造影结果示：左主干末端狭窄80%；左前降支近段长段病变，狭窄75%；左回旋支开口狭窄70%，近至中段弥漫性病变，狭窄70%~90%；见少量侧枝经间隔支、回旋支向右冠供血；右冠状动脉近段闭塞，见少量桥侧枝向远段供血；血管分布呈左优势型。

入院后治疗：给予呋塞米片40mg poqd，螺内酯片20mg poqd，氯吡格雷片75mg poqd，瑞舒伐他丁钙片10mg poqd，坎地沙坦酯片2mg poqd；二甲双胍片0.5g pobid，阿卡波糖片50mg pobid，甘精胰岛素15u皮下注射液，尼可地尔片5mg potid，曲美他嗪片20mg potid。中成药丹红注射液活血化瘀，益气复脉注射剂益气养阴。2018年4月11日患者气促较前改善，双下肢水肿经利尿改善不明显。

初诊：2018年4月11日。吕老查房（全科每周1次危重、疑难病例讨论，今日病例讨论为该患者；每位临床医师与副主任、正主任先后发言，最后吕教授总结发言）：患者精神尚可，喘不得卧，胸闷，心慌，四肢乏力，双下肢中重度水肿，小腿肤色青紫。舌淡、发青、苔少，脉弦。吕教授查看病人后说：患者西医诊断"慢性心力衰竭"明确，并有糖尿病，糖尿病日久会合并引起多脏器疾病，心衰与糖尿病有关，心包积液与心衰有关。中医方面：双下肢水肿，且肤色青紫，《金匮要略·水气病》篇曰"血不利则为水"，故瘀血不利则致水肿。舌淡发青，脉弦为阳气虚而致瘀。该病为虚实夹杂，病位在心。治法予回阳益阴，活血化瘀。方拟茯苓四逆汤加味。方中四逆汤以补阳气，加人参补元气（人参可用党参30g替代），茯苓健脾利水（药理研究与临床观察都证实，重用茯苓可强心利尿）。再加丹参、赤芍、白芍活血化瘀以利水，《本经》曰芍药"利小便"。

处方：附子30g（先煎30分钟）　　干姜30g　　　炙甘草10g　　党参30g
　　　茯苓60g　　　　　　　　丹参20g　　　赤芍15g　　　白芍15g

3剂，日1剂，分3次温服。

患者服用上方3剂后，安静时无气促，双下肢水肿明显消退为轻度水肿。继续服用3剂，服至5剂，患者双下肢水肿基本消退。

二诊：2018年4月18日。吕志杰教授第2次查房：患者精神尚可，喘不得卧明显减轻，胸闷、心慌、四肢乏力改善，双下肢水肿消退，肤色青紫略减轻，按压时有疼痛。舌淡紫暗、苔白微腻。脉弦细、重按无力。吕教授查看病人后说：患者心衰明显减轻，浮肿消退，西药利尿药可考虑减量或减少利尿剂种类，中医方药治法得当，继守原方，但考虑患者小腿青紫为血瘀阻络，可加用地龙15g活血通络止痛。吕教授查房时张明主任（西医）也随着查房，当时即指示：遵照吕老说的，停用托拉塞米片。继续服用中药2剂后，患者双下肢水肿无复发，安静时无气促，4月20日要求出院。

随访：出院后半个月，4月25日随访，双下肢水肿无复发。（卓书江协助整理）

吕按　以上患者的治疗，已经有了一个多月前老年病科与几年前河北省人民医院两个案例用茯苓四逆汤的治疗经验。由于本患者与之前两个案例的西医辨病（心力衰竭）与中医辨证心脾肾阳虚水肿基本类同，故采取了相同的茯苓四逆汤为主方治疗。结果：服之3剂，水肿明显消退；5剂基本消肿，减少乃至停用西医利尿药，水肿无复发。出院15日后随访水肿无复发。

前后3例心衰水肿患者都是在先采用西医西药治疗而水肿不消的情况下，然后才辨证采取茯苓四逆汤原方或适当加味治疗，都是在数日或十余日之内取得水肿消退的良好疗效。这为中医与西医结合治疗心衰水肿提供了成功的经验。这也说明：学好中医，用好经方，充分发挥中医学理论特色与经方奇特之疗效，中医可以治疗西医治不了治不好的病。中医之所以古而不朽，老而不衰，就在于它难以替代的优异疗效。

二、炙甘草汤治心悸等心病案例

1. 乏力、心慌、失眠案

郑某，女，33岁。2018年4月13日初诊。患者近四五年乏力明显，经常心慌，气色欠佳，睡眠较差，一般为夜间凌晨左右入睡（患者经商，夜晚工作）。既往便秘，月经正常。舌质略微红少苔、脉缓或结或代。当时查心电图示：①窦性心律；②室性早搏。方选炙甘草汤加味。

处方：炙甘草15g　　桂枝15g　　　党参20g　　　地黄45g

麦冬20g　　　火麻仁15g　　桑寄生30g　　甘松10g

大枣2枚（自备）　生姜5g（自备）

7剂，每日1剂，水煎两遍合汁500ml，分早中晚3次服。

二诊： 4月20日。服上药后，一般夜间11点左右入睡，夜间睡眠有改善，夜间因小便后醒了还能入睡。早晨7点左右起床，乏力有好转。舌淡红少苔，脉和缓无结代，一分钟70~80次。心脏听诊无早搏。守上方7剂，以巩固治疗。

2. 伤寒脉结代，心动悸（病毒性心肌炎）

高某某，女，24岁，学生。1989年10月7日诊。患者感冒发热五天后感觉心悸，胸闷，气短，乏力等，心电图检查：频发室性早搏呈短阵二联律。以"病毒性心肌炎"收住某院。住院采用中西药治疗一个多月，虽有好转，但心悸时发时止，病情时轻时重，自动出院，转由笔者治疗。证见心悸，胸闷，气短，乏力，头晕，少寐，食少，脉缓无力时结时代，舌淡红嫩少苔。治以炙甘草汤加减，处方：炙甘草15g，党参18g，桂枝12g，生地50g，麦门冬15g，阿胶（烊化）9g，生姜12g，大枣15枚，桑寄生24g，炒枣仁15g。服药3剂后心悸等症状减轻；守方服用15剂，心悸等症状明显好转，脉和缓偶有结象，舌淡红苔薄白。查心电图：窦性心律，偶发室性早搏。前方略加减化裁，服药近一个月，病情缓解，症状消除。复查心电图正常。随访半年，在学业劳心过度或感冒时偶发心悸。

3. 高血压病，冠心病心绞痛

李某某，女，74岁，天津市蓟县人，农民，2004年3月30日初诊。自诉高血压病10年余，冠心病心绞痛数年，多年服降压药等。近几年阵发性心前区憋痛持续2~3小时，连及后背，头晕时甚，少寐，大便日1次稍稀，舌紫，脉弦按之少力。彩超示：冠心病。BP：180/100mmHg。拟炙甘草汤加减：炙甘草12g，党参15g，桂枝10g，麦冬30g，生地40g，炒枣仁20g，桑寄生30g，丹参10g，川芎5g，瓜蒌15g，生姜15g，大枣6枚，黄酒100ml入煎。10剂，水煎服。笔者2005年4月1日回乡时，患者复诊：诉服上方10剂后，诸症明显减轻，一年来一直未复发。复查BP：140/80mmHg。近日时感心前区隐隐作痛，时发时止。脉弦虚，舌暗苔薄白腻，上方加薤白10g，7剂。一周后电话随访病情缓解。

4. 室上性心动过速，阵发房颤，偶发室早

张某某，女，45岁，天津市蓟县人，农民，2005年4月1日初诊。自诉7年前一次夜间噩梦惊醒后心悸，大汗出，胸中憋闷不适。此后，心悸时发。数月来心悸频作，近一个月来几乎每日均有心悸发作，一直服用西药抗心律失常的药物，但仍不能控制发作。且证见双目干涩，飞蚊征，月经提前，量多，有血块，左乳下常隐痛，入睡困难，噩梦纷纭，时有便秘。4个月前曾于北京安贞医院与阜外医院检查后诊断为"室上性心动过速"，建议手术治疗，患者拒绝手术。后又于天津胸科医院诊断为"房颤，室上性心动速"。今经天津市蓟县人民医院查动态心电图诊断为"室上性心动过速，阵发房颤，偶发室早"。舌质偏暗红苔薄白，左脉弦细，右脉缓略弦（当时心悸未发作，若发作，则脉象或促、或结、或涩）。血压100/60mmHg。拟炙甘草汤加减：炙甘草15g，生地40g，麦冬30g，太子参15g，西洋参5g，桂枝10g，桑寄生20g，炒枣仁20g，火麻仁10g，五味子5g，生龙牡各20g，生姜10g，大枣10枚，黄酒100ml入煎。7剂，水煎服，日1剂，分日三次夜一次服。患者一周后来电话说，服药期间，心悸未作，夜眠好转，大便通畅，精神爽快。嘱守方再服7剂。4月19日：电话自诉又服上方7剂后，心悸未发。停药3日，加之稍有劳心，心悸复发。嘱其再按原方服7剂。4月29日第三次电话告知，病情稳定。

5. 两目干涩（视力疲劳症）

王某，女，23岁。1996年5月20日诊。素体消瘦，两目干涩酸胀4年余，看书疲劳后尤甚，眼科诊断为"视力疲劳症"。自述2个多月前患"病毒性心肌炎"。现心悸，脉结，气短，乏力，舌嫩红少苔，脉结。心电图检查：窦性心律，室性早搏。拟炙甘草汤加减治之，处方：炙甘草15g，党参12g，桂枝、阿胶（烊化）各10g，麦冬18g，生地45g，五味子9g，大枣12枚。服药5剂见效，15剂显效，心悸等症状基本消失，而久治不愈的目干涩亦缓解。

吕按 本案治心悸却对目涩亦有此神效，则在意料之外。究其缘由，以肝藏血，开窍于目，肝血不足，势必目涩，方中重用生地黄滋补肝血，木荣则目润，

故目涩遂愈。

总之,炙甘草汤为"治邪少虚多,脉结代之圣方也"(《医门法律》卷六)。凡营卫气血俱虚,以阴虚为主的心病及其他许多热病与杂病,都可以用炙甘草汤原方或适当加减治之。

现代实验研究表明,炙甘草汤有肯定的抗心律失常作用,快速与缓慢者均有效,对阴虚者效果更好。本方还能降低室颤发生率、对病态窦房结综合征有一定的治疗作用、对骨髓造血有保护和修复作用,并有一定的抗衰老作用。

三、胸痹类伤寒治例

王某某,女,68岁,2016年11月20日初诊:病人身高体胖,主诉阵发身冷如感冒,胸脘寒冷如冰,盖厚被持续半小时后缓解,发作时伴有浑身乏力、出虚汗。近来如此发作三四次。追述回忆,于两年前曾有类似发病。切脉沉弦,望舌象暗淡、苔黄腻。针对体形、年龄与发作性证候特点,印象:胸痹。怀疑为特发性"冠心病、心绞痛"。辨证属痰瘀互结,阻痹心阳,阳气失宣。治以宽胸通阳,活血通脉,以展胸中大气。以瓜蒌薤白半夏汤合小冠心Ⅱ号方(丹参、川芎)加味。

处方:全瓜蒌15g   薤白15g   清半夏30g

    丹参20g   川芎10g   三七粉5g(分冲)

4剂,日1剂,每剂煎煮2遍合汁约400毫升,分早、中、晚3次温服。

二诊:服药4剂后复诊,病情稳妥无复发,守方再服4剂。

2017年1月1日电话随访:病无复发,不再服药。1个多月后,其丈夫就诊说(自甘肃同来海口过冬):我老伴的病在我们甘肃的医院看过,不明何病,没有治好,这次让您8付药治好了!我有胃病,也请诊治。借机询问:告之老伴的病一直没有发作,挺好!

吕按 此案根据其年龄及发作性等特点,很可能是不典型的心绞痛发作。遗憾的是病人怕花钱不想去医院检查。但就是检查无异常,也不能排除冠心病心绞痛。当今临床医生,过分依赖各种理化检查以诊断疾病,忽略了发病成因、发病特点等诸多因素的综合分析。临床医生能力的培养应注意三点:一是以中西医理论为指导;二是临床经验的积累;三是参考现代科技辅助检查。三者兼备,方为良医。

四、酸枣仁汤加味治失眠、冠心病、高血压病案例

例一：景某，女，55岁，2018年3月7日初诊：失眠多梦4年，近一个月加重，入睡困难，睡眠浅，甚至彻夜难眠而尿频。必要时服小量安定片，脚发凉半年。脉细缓（60次/分），舌偏红苔薄黄。治用酸枣仁汤养血安神，加生龙牡潜镇安神，并加栀子豉汤清心安神。

处方：炒枣仁30g　　知母15g　　茯神20g　　川芎5g

　　　　生甘草10g　　栀子10g　　淡豆豉10g　　生龙骨20g　　生牡蛎20g

4剂，水煎服，日1剂。

二诊：3月11日。服用上方第3天睡眠好，深睡眠7个小时。舌暗红苔薄黄（染苔）。守上方加黄精30g，7剂。

三诊：3月28日。服上方睡眠好，因停药近几天又有点反复。守3月11日方7剂。

四诊：4月11日。服用上方睡眠恢复正常，晚上不再担心失眠了，晚上10点很快入睡至清晨6点，或夜间小便1次后仍能再入睡。脉沉略弦，舌淡红苔白（述说晨起苔白腻）。患者此次来问：中药会不会如同西药镇静安眠药那样，停药后出现反复。我回答：中药治根，再巩固治疗时日，失眠不会再反复。守方7剂，前4剂日1剂，后3剂两日1剂，停药观察。

吕按 《金匮要略·虚劳病》篇第17条曰："虚劳虚烦不得眠，酸枣仁汤主之。"此乃心肝血虚，血不养心，心不藏神；肝血不足，魂不归肝所致的失眠。此方治失眠，为医者所熟知。而栀子豉汤用于治失眠，则鲜为医者知晓。此方载于《伤寒论》第76条，为"发汗吐下后"，残余热邪内扰所致的"虚烦不得眠，若剧者，必反复颠倒，心中懊恼，栀子豉汤主之……"上述证候特点与杂病失眠者，翻来覆去睡不着，心中烦忧颇相似。以上治例，治本以酸枣仁汤养血安神，治标以栀子豉汤清心安神，故取得疗效较快。这为专用酸枣仁汤疗效不佳者开一新径。

例二：王某某，女，61岁，2017年12月13日初诊：有高血压病、冠心病史。失眠二三年，偶发心悸，近两个月加重。夜半之后才能入睡，易醒。舌偏红苔白，脉弦。治用酸枣仁汤加味。

处方：炒枣仁30g　　　　知母10g　　　　川芎5g　　　　茯苓10g

| 茯神10g | 甘草10g | 山茱萸30g | 丹参15g |
| 当归10g | 莲子芯5g | 生龙骨15g | 生牡蛎15g |

4剂，水煎服，日1剂。同时服柏子养心丸1盒。

二诊：12月17日。服用上方4剂后，失眠明显改善，晚上11点可入睡，睡到清晨五六点钟。脉沉弦缓，舌偏红少苔。效不更方，守方再服7剂。不再用柏子养心丸。

三诊：12月27日。服上方7剂睡眠好，疗效稳定。脉沉弦缓偏细。补述：近两年血压最高160/110mmHg，但一直未服降压药，近4个月因冠心病就诊，才开始服降压药，今晨起6点服用坎地沙坦酯片、酒石酸美托洛尔片。现在为下午4点多，血压100/70mmHg，血压已偏低，告之停降压药三四天复诊。再守上方4剂。

四诊：12月31日。服上方睡眠良好，疗效稳定。近三天停服降压药，现在为上午10点半，血压110/80mmHg。嘱其降压药隔日服1次。脉沉弦缓，舌偏暗红苔薄黄。继守前方7剂。

五诊：2018年1月7日。服药20多天以来，每夜睡眠都好，十分欣喜！睡眠好了，精神状态、面部气色等皆逐渐改善。降压药隔日1次，昨天与今天未服降压药，现血压114/80mmHg。嘱其降压药改为隔两日服1次，观察10天或半个月，若血压始终正常，可停服之。劳累或进食较多后仍发心悸，数秒钟即过。继续守原方加珍珠母20g，以加强镇心平肝之功。因每次不远百里就诊，这次取14剂，隔日1剂，逐步减少，若睡眠好，血压正常，可停药了。（惠慧、及孟协助整理）

吕按 此案以酸枣仁为主方，加山茱肉辅助酸枣仁加强养肝血之功；加丹参与川芎相合，为现代名老中医郭士魁创制的小冠心Ⅱ方（丹参、川芎），加当归则具有和血之功（既养血，又活血，谓之和血）；加莲子心清心安神；加生龙牡潜镇安神。全方谨守《金匮要略》治肝虚之大法，即"肝之病，补用酸，助用焦苦（焦苦为修义复词，意在少加点苦味弱以清心中虚火），益用甘味之药调之"。并针对具体病机，适当变通而立法处方选药。方证相对，睡眠很快改善，且疗效稳定。需要重视和总结的是，本方不仅改善了失眠，并且兼顾了冠心病，稳定了血压。这里也涉及一个哲学概念，即抓主要矛盾。失眠改善了，每夜睡个好觉，心身得到调养，精神愉快，自然心脉通畅，血压稳定。

五、甲状腺功能减退性心脏病治例

陆某，女，59岁，2014年1月28日浮肿逐渐加重而就诊。患者10年前有甲亢病史，行碘131治疗，自称甲亢治愈，未复查甲状腺功能。半年前患者开始出现浮肿，开始时以眼睑浮肿为主，未予重视，逐渐出现双下肢浮肿，伴畏寒、乏力，毛发脱落，记忆力减退。现全身浮肿，神疲乏力，心悸，胸闷，活动后气促，小便短少，大便干硬，舌暗苔白滑，脉沉涩。经甲状腺功能、超声心动图检查"心包少量积液，双侧胸腔积液"等。西医诊断：甲减性心脏病。中医诊断：水肿——阴水、阳虚饮瘀互结。治则：温补肾阳，健脾利水，温心通脉，活血化瘀。予真武汤加味。

处方：附子10g   白术10g   茯苓15g   白芍10g
　　　生姜10g   桂枝10g   猪苓15g   泽泻10g
　　　泽兰15g   黄芪20g   防己10g   肉苁蓉20g
　　　仙灵脾10g   葶苈子10g   益母草30g   甘草5g

每日1剂，水煎服。同时每日晨起顿服左甲状腺素片50μg。嘱患者每周用鲤鱼加入黄芪20g煮汤，食疗2~3次。两周后患者浮肿、乏力、畏寒等症状减轻。继续巩固治疗1个月后浮肿消失，诸症状明显改善。复查甲状腺功能：TSH由131.47μIU/ml下降至10.10μIU/ml。停服汤剂改用金匮肾气丸，晨起顿服左甲状腺素片剂量不变，每日早上食服生姜片。2个月后复查甲状腺功能未见异常。

按：甲状腺功能减退性心脏病（简称甲减性心脏病）是在甲状腺激素分泌、合成缺如或生物效能不足的基础上，引起机体新陈代谢率低下并伴随心脏受损为特点的疾病。该病因其多见浮肿、心悸等，故归属"水肿""心悸"等范畴。其发病原因有禀赋不足、久病失治、年老体弱、劳倦内伤等。笔者认为甲减性心脏病的基本病机是肾阳亏虚，而心脾阳虚是其演变证候，其饮瘀互结贯穿于甲减性心脏病发病始终。结合临床，从早、中、晚三期对该病进行辨证论治。甲减性心脏病晚期以心脾肾阳虚、饮瘀互结为主要病机；以"温补肾阳，健脾利水，温心通脉，活血化瘀"为基本治疗大法。上述案例予真武汤温先天之肾阳并能利水祛寒；苓桂术甘汤温补后天之脾阳，同时运化水湿，该方中又蕴含着桂枝甘草汤辛甘化阳以温心阳，通血脉；防己黄芪汤益气健脾利水。如此三方联用药专力强，共同温阳利水。另外因饮瘀互结贯穿于甲减性心脏病病程始终，尤其是在该病中、晚期水饮与瘀血证候突出时，宜用葶苈子以清泻胸中之水饮（现代研究葶苈子有加

强心肌收缩之功），并选用既能活血又能利水的泽兰和益母草等。如上复方诸药治之，施治得当，故取得疗效。（张永杰供稿）

吕按 在中医与西医并存的现代，打破了古代中医"一统天下"的局面。作为为现代中医工作者，如何发挥中医学传统的优势与特色，以诊治西医学诊断的疾病，特别是西医西药治无良策，治不了、治不好的棘手之病，这是现代中医随时面临的现实课题，也是衡量中医水平，考察是否为中医良医之标准。上述案例，就彰显了中医之优势、特色与良医之水平。

六、查房随诊心病心得

吕志杰教授是海南省中医院特聘专家。吕老近三年来在海南期间，每周一次来心血管病区查房、指导工作，这确实提高了大家的中医诊疗水平。我作为吕老的助手，受益良多。以下例举三则住院病人的查房记录与查房心得。

例一，心悸（慢性心衰，心律失常，扩张型心肌病）

孙某某，男，49岁。主因"活动后心悸气促2年，加重伴双下肢浮肿1周"于2014年08月28日急诊拟"慢性心力衰竭"收住院。入院证见：精神疲乏，心悸，气促，胸闷，半卧位，夜间阵发性呼吸困难，腹胀，双下肢浮肿，头晕，纳寐差。口唇轻度紫绀，颈静脉轻度充盈，双肺呼吸音稍粗，可闻及湿性罗音，叩诊心界向左扩大，心率106次/分，心音低钝，律不齐，呈奔马律。双下肢浮肿。舌红少苔，脉结。胸部CT示：右侧胸腔少量积液。动态心电图示：①窦性心律；②房性早搏；③短阵房性心动过速；④频发室性早搏，部分呈二联律，部分呈三联律；⑤部分短阵室性心动过速；⑥ST-T改变；⑦异常Q波。西医诊断：①慢性心力衰竭、心功能IV级；②心律失常；③扩张型心肌病。患者入院后以减轻心肌氧耗、利尿、抗心肌重塑等为治疗原则。

9月10日吕老查房：患者舌紫暗红苔黄，脉时结时代或时促。其舌象为阴虚夹瘀的表现，不宜选用温补剂。选用炙甘草汤合葶苈大枣泻肺汤加减。患者舌质红，宜用生甘草，苔黄则显示有热，故用抗心律失常之苦参清热，方药如下：甘草15g，党参10g，桂枝5g，生地40g，麦冬30g，大枣20g，葶苈子10g，苦参10g。日1剂，水煎服。

9月17日吕老查房：患者服上方7剂，病情逐渐好转，已无明显心慌、气促、胸闷，且能平卧，无夜间阵发性呼吸困难，头晕明显好转，睡眠改善，食欲增加，二便调。查体：双肺未闻及干湿性罗音，患者的病情较前明显好转。守方将苦参加量至20g，同时将大枣加量至30g，以佐制苦参，防其极苦伤中，再服7剂。

9月24日吕老查房：患者诉大便稀溏，稍腹胀，舌暗红少苔。病情稳定，守方加减，去葶苈子、苦参之泻肺滑肠，以治本为主，巩固疗效，方药如下：炙甘草15g，党参15g，桂枝10g，生地40g，麦冬30g，大枣30g，桑寄生20g，丹参20g。水煎服，日1剂。

查房心得：吕老治心病善用炙甘草汤。他说：《伤寒论》第177条曰"伤寒，脉结代，心动悸，炙甘草汤主之"。此条所述成因、脉症特点，很像是西医学讲的病毒性心肌炎。《金匮要略》第六篇附方之《千金翼》炙甘草汤所"治虚劳不足，汗出而闷，脉结悸，行动如常，不出百日，危急者十一日死"等证候特点，很像是冠心病、心绞痛、心律失常及发生心梗之不良预后。临床上外邪引起的心肌炎或杂病之冠心病、心律失常、心衰等。凡是辨证为气阴两虚为主，兼夹痰、瘀、热等病邪，皆可以炙甘草汤加减化裁治之。加减法有以下四点：①虚热明显者，减少桂枝、人参（或党参）用量，改用生甘草，守原方之意而重用生地、麦冬；②脉律异常，有房早或室早，甚至形成联律者（代脉），加用桑寄生（补肝肾以益心，现代研究寄生能改善心律失常）。若心律失常，舌象为黄腻苔者，苦参为专治良药（善清湿热，亦能改善心律，特别是快速性心律失常）；③患者纳差者去阿胶，无便秘者去麻仁；④方后注"以酒七升，水八升"煮药，古人认为"地黄得酒良"。以酒之热性能制约大量生地黄性寒凉滑肠之弊，故煎煮此方之药，加入黄酒100~150ml为宜。此患者之方未加黄酒，因煎药室不备。总之，吕老用炙甘草汤治心病之上述经验值得参考。

例二，胸痹（急性心衰，肺部感染）

吴某某，男，77岁。因"喘息气促2小时"于2012年12月20日入院。入院时证见：喘息，气促，胸闷，端坐呼吸，咳嗽，咯痰量少色白。有高血压性心脏病病史，长期服用左旋氨氯地平片、贝那普利片降压。有脑梗死病史多年。查体：P103次/分，Bp199/80mmHg，口唇轻度紫绀，双下肺可闻及湿性罗音，双下肢轻度凹陷性浮肿。舌暗红苔腻，脉弦滑。心电图：①窦性心律；②房性早搏；③ST-T改变；④左室高电压。患者于2013年1月3日因心力衰竭转入我科继续治疗。转入诊断：中医诊断：心衰，痰浊蕴肺；西医诊断：①急性左心衰；

②肺部感染；③高血压病3级极高危、高血压性心脏病、心功能Ⅳ级；④脑梗死。西医常规治疗之外，中医暂拟以宣肺化痰，蠲饮平喘之三子养亲汤合真武汤加减治疗。

2013年1月8日吕老查房：患者舌暗红苔黄腻，脉弦滑时结，大便黏稠。方以瓜蒌薤白半夏汤：瓜蒌40g，薤白15g，半夏40g。水煎服，日1剂。服药3剂后，患者精神较前明显好转，无明显喘促，稍有咳嗽，纳差，夜寐可，大便尚可。

查房心得：吕老查房时说，当今临床上明确了西医疾病诊断之后，要想取得中医应有的疗效，就要回到中医学传统的先辨病后辨证论治之思路上来。从仲景书中找方法，其证候特点颇似胸痹病。《金匮要略·胸痹心痛短气病》篇第3条曰："胸痹之病，喘息咳唾，胸背痛，短气，寸脉沉而迟，关上小紧数，栝楼薤白白酒汤主之。"第4条接着说："胸痛不得卧，心痛彻背者，栝楼薤白半夏汤主之。"吕老特别指出：第3条所述脉象，很可能是心律失常（详见《仲景医学心悟八十论》之《金匮要略》第九篇第3条脉象论）。学过《伤寒论》的都知道炙甘草汤治心律失常，还应该知道，辨证准确，瓜蒌薤白剂也能治疗心律失常。再看病人的舌脉特点，为典型的痰瘀互结心胸而化热证候。瓜蒌薤白半夏汤之三味药为的对之方，所以见效迅速。吕老进一步解析说：经方的特点是"精专力宏"。此方瓜蒌实一枚按现代称重约40~70g；薤白三两可用10~30g；半夏半升约50g。参考这个折合量，我这个方的剂量只是取了中等量。名医学者们都感叹一句话："中医不传之秘在于剂量。"这个"秘"可解，那就是从仲景中求之。吕老还特别说明了上述两方以酒煮药的机理，他说：此方以酒煎药之宝贵经验，已经被现代研究证实。实验研究表明，酒煮能使方中薤白之不溶于水的部分有效成分溶于水。如此"媒介"之功，则酒不仅如古人说的"行药势"（《名医别录》），并且能"增药效"。方中白酒可改用黄酒100ml，因医院不备而未加之。

例三，胸痹，心悸（冠心病，心绞痛）

吕某某，男，85岁。主因"反复胸闷、心悸17年，复发加重伴气短3天"于2014年5月16日由门诊拟"冠心病、不稳定型心绞痛"扶行入院。入院症见：精神疲倦，胸闷、心悸，气短，时有咳嗽、咯痰，色黄白相间。舌淡暗苔薄白，脉滑细。患者分别于5月18日及5月20日晚两次阵发胸闷、气促，呼吸困难，予对症处理后症状改善。

5月21日吕老查房：根据症状，四诊合参，立通阳利水法，以木防己汤加茯苓：桂枝10g，防己10g，党参20g，太子参10g，石膏15g，茯苓40g，水煎服，日1剂。服药3剂后，胸闷、心悸、气短，咳嗽改善，继续服药。

5月29日吕老查房：患者精神可，胸闷、心悸等症状已不明显，患者正虚为本，于原方去石膏加石斛10g，以滋养胃阴、肾阴，巩固治疗。

查房心得：吕老说，仲景书治心病内容不限于《金匮要略》第九篇，其他许多篇中有论及。此例病人治法源自《金匮要略》第十二篇第24条，所述证候特点，中西医结合分析颇似心病及肺，肺病及肝表现（详见《伤寒杂病论研究大成》）。治心病求学于仲景书，应系统研究，全面掌握，才能思路开阔，临证不惑，提高疗效。

七、冠心病心绞痛陈旧性心肌梗死诊治得失案

冯某，男性，68岁，2017年2月24日因"活动后气短，胸闷3个月"入院。

【现病史】1996年患陈旧性心肌梗死，分别与2003年和2006年因心绞痛先后两次行冠脉支架术，2012年因心绞痛行冠状动脉旁路移植术。心绞痛反复发作，每年住院数次。2014年3月因心绞痛住院17天症状不缓解，服用中药治疗100天后症状缓解。不吸烟，少喝酒。辅助检查：2003年因心绞痛在海南省人民医院冠脉造影：①LAD、第一对角支完全闭塞；②LCX近端65%局限性狭窄，中段95%局限性狭窄，置入支架1枚；③RCA近端50%局限性狭窄。2006年因心绞痛在省人民医院行冠脉造影示：①LAD中段闭塞，LCX远段有支架无狭窄，近段弥漫性90%狭窄，植入RX3.0x33mm支架。②RCA多处动脉硬化，30%~40%狭窄。2012年因心绞痛入住省人民医院，行冠状动脉旁路移植术，术中予以静脉桥搭前降支后降支。2014因心绞痛到省人民医院，冠脉CTA：①冠状动脉粥样硬化并多支血管狭窄及闭塞。②前降支及右冠动脉后降支桥血管通畅。③回旋支支架近端轻度狭窄，支架远端血管通畅。

2016年12月23日门诊就诊：当时情况，日常活动即胸闷气短，休息数分钟可缓解，不能从事家务，自汗，凌晨明显，以上身为主，轻度活动即大汗淋漓如水洗，怕冷，咳嗽，白痰，口苦，口渴，便溏。舌淡红，薄白苔，脉缓。考虑太阳少阳阳明夹饮。处方：小柴胡汤合桂枝汤、苓桂术甘汤加石膏等治疗，症状不见好转。

2017年2月24日住院治疗。诊断："冠心病，不稳定性心绞痛，陈旧性心肌

梗死，心绞痛冠脉支架术后，心绞痛冠脉搭桥术后"。心电图：前壁导联ST段压低，T波倒置。心脏彩超：左室前壁节段性运动异常，EF42.6%，BNP：364pg/ml。低密度脂蛋白：2.9mmol/L。2017年2月27日运动心肺评估结果：峰值摄氧量2.9mets，日常生活的铺床脱衣服需要3~5 mets，生活不能自理的状态。近3个月来胸闷气短，乏力，活动后明显，休息数分钟可缓解，不能从事家务。晨起、活动后、热饮后出汗明显，汗出后恶寒，口干，喜饮热水，便溏，纳可。舌淡苔白，脉沉缓。以桂枝加附子汤加味。

处方（饮片）：桂枝10g　　白芍10g　　炙甘草10g　　大枣10g
　　　　　　　黑附片10g　　人参10g　　生姜10g

7剂，日一剂，水煎服。

二诊：3月3日（住院1周）。患者服上药症状未见好转。现喜睡，精神萎靡，肢冷，舌淡红、薄白苔，脉沉缓无力，余症同前。以四逆汤合当归四逆汤加减。

处方（颗粒剂）：附子18g　　干姜10g　　甘草10g　　当归10g
　　　　　　　　桂枝10g　　白芍10g　　细辛3g　　通草10g
　　　　　　　　大枣10g　　煅龙骨20g　　煅牡蛎20g

5剂，日1剂，分2次用热水泡服。

三诊：3月9号（住院12天）。服上方后，患者精神状态好转，但余无变化。以四逆汤合当归四逆汤加生石膏30g，白术10g。

处方（颗粒剂）：附子18g　　干姜10g　　甘草10g　　当归10g
　　　　　　　　桂枝10g　　白芍10g　　细辛3g　　通草10g
　　　　　　　　大枣10g　　煅龙骨20g　　煅牡蛎20g　　生石膏30g
　　　　　　　　白术10g

5剂，患者带药出院治疗，服药方法同上方。

四诊：3月13日门诊复诊（服药16天）。夜间盗汗，凌晨明显，口渴，口苦，大便2~3次/日。以当归六黄汤加附子30g，煅牡蛎60g。

处方（颗粒剂）：当归10g　　黄芩10g　　黄连5g　　黄柏10g
　　　　　　　　生地黄10g　　熟地黄10g　　黄芪20g　　附子30g
　　　　　　　　煅牡蛎60g

3剂，日1次，每次1剂，水泡服。

五诊：3月15日（服药19天）。症状均有好转。以上方加干姜10g温阳化饮。

5剂，服法同前。

六诊：3月24日（服药25天）。服上方后，走路气不短，夜间盗汗明显减少，口渴，口苦，大便2~3次/日，成形。上方加龙骨20g敛阴止汗。5剂，服法同前。

七诊：3月29日（服药30天）。服上方期间，无胸闷痛，无活动后气短，夜间无盗汗，口不渴、不苦，大便成形，日二、三次，但遇冷有胸闷，肢冷，乏力，舌淡红薄白苔，脉沉缓。以四逆汤合当归四逆汤。

处方（颗粒剂）：附子15g 干姜10g 甘草10g 当归10g

桂枝10g 白芍10g 细辛3g 通草10g

大枣10g 人参5g

7剂，服法同前。

后期证治：2017年3月29日七诊后，至2018年8月2日无不适，继续服药，每个月服用1周四逆汤。2018年8月2日运动心肺结果峰值摄氧量4.0mets，回归家庭，回归社会。

分析：患者以"胸闷气短，乏力三个月，不能从事家务为主诉"就诊。门诊抓住口苦、口渴、出汗主症，按三阳夹饮证，治从少阳，以"三方"加减治疗不效。入院后一诊抓住"汗出恶寒，便溏、喜热饮"，治以太阳为主，效果不显。二诊治疗又抓"但欲寐、肢冷"，从少阴、厥阴病论治，精神状态有好转，仍盗汗口苦，而胸闷出汗，便溏无改善。三诊治从少阴、厥阴加石膏、白术，盗汗口苦无缓解。四诊再抓"凌晨汗出"症状，治以三阴合并加阳明病，治从少阴、少阳、阳明论治，以当归六黄汤加附子、牡蛎，服药后出汗恶风改善。五诊治从少阴太阴少阳阳明病论治，以上方加干姜，服药后走路气不短，盗汗明显减少。六诊治同五诊，上方加龙骨，服药后症状缓解。七诊阳明证不在，治用四逆汤和当归四逆汤而愈。（琼海市中医院李景君供稿，惠慧协助整理）

〖**吕按**〗自古至今对医案的整理，成功者多，失误者少。但是，也有个别医家专门总结失误的医案而成书。从战争而论，古今中外的英雄豪杰们，从来没有常胜将军。所谓"常胜将军"，是说深谋善战的将军很少打败仗，即使打个败仗也不是一败涂地，很快转败为胜。古人云"用药如用兵"，治病如同打仗，高明者不是没有失误，而是少失误，能够尽快地从失误中吸取教训，转败为胜，这就是"失败是成功之母"的道理。古人有言："千军易得，一将难求。"确实，"常胜将军"太难得了！医界也是如此，医生好找，良医难求。要成为一名良医确实很难，这需要博极医源，精勤不倦；潜心经典，纵览群书；勤奋临床，融纳新知；总结经验，吸取教训；学无止境，不断提高。只有如此，才能逐步成为一位名副其实的良医。愿中医界同道共勉之，以弘扬国粹，惠及苍生。

以上所述，是为了说明一点，李景君主任医师的医案标明"诊治得失案"，而本书其他有的医案亦难免有得有失，只是没有明确而已，或者总结的是成功取得良效的医案，没有总结失误而疗效不好的医案。坦白地说，笔者就有这种情况。"人贵有自知之明"，明白自己的水平，找准努力的方向，才能不断进步，逐步提高，走近良医之境界。

具体而论，李医师这个案例，是按《伤寒论》的六经病辨证以诊治疑难杂病。仲景书之所以成为经典，贵在源于实践，将错综复杂的外感热病，热病与杂病并见的诸多病变，精心提炼为有规律可循的条文。这条条原文，其方证有的典型，有的不典型，有的为疑似难辨的证候。有一定基础者，典型的好辨，不典型的难辨，疑似难辨者难免辨别不明而失误。李医生这个案例的前几诊，就是因为患者的证候疑似难明而诊治出了差错。他的智慧就在于透过现象抓本质，由失误转为成功！"治病必求于本"是永远的追求，是良医之本色也。

历史上难以计数的名医大家的经历证明，欲为良医者，首先应从经典入门。因为，只有经典著作，只有仲景圣书，才既有"术"（知识），又有"道"（规律），才是术之与道融合的完美不朽之作。

八、胸痹心痛与心悸治验三则分析

例一，胸痹心痛病之痰热瘀结证

江某，男，51岁，个体，广东人。2017年9月19日初诊。反复胸闷痛、心慌2年余，加剧3天，疼痛并向左肩背部放射。曾在外院诊疗，冠脉造影提示"LAD中段85%狭窄，LCX近中段50%狭窄"，因故未行支架植入术，院外服用"美托洛尔缓释片、阿司匹林肠溶片、阿托伐他汀钙片、复方丹参滴丸"等治疗，症状反复，为寻求中西医结合治疗来诊。查心电图示缺血性ST-T改变，TNI、CK-MB无异常。诊断冠心病、不稳定型心绞痛。证见：胸部灼痛，心悸烦闷，口苦口黏，舌质紫暗，苔黄腻，脉滑。中医诊断：胸痹心痛病之痰热瘀结证。辨证乃脾土受困，脾失健运，水谷不能化生气血，反聚湿生痰，痰湿内蕴久而化热，气机受阻，血行缓慢而致瘀血内停。治宜权衡标本，治标为先，法当清热涤痰、活血通脉。自拟陷胸通脉汤。

处方：瓜蒌30g　　半夏10g　　黄连5g　　　丹参30g

　　　降香5g　　　水蛭5g　　　郁金10g

7剂，每日1剂，水煎2次，各取药汁200ml，混匀后早晚分服。

复诊：服用前方7剂后，胸闷灼痛、心悸烦闷减轻，效不更法更方，前方续服7剂。

三诊：服14剂后，胸部灼痛、心悸烦闷、口苦口黏诸症明显改善，舌质暗红，苔薄黄腻，脉细滑，此乃痰热渐去，心阴虚渐现，原方加生地10g，麦冬10g，太子参15g，续服14剂后，病情缓解。复查心电图示缺血性ST-T改善。

按语　海南地处热带、亚热带，气候潮湿温热，生活于此的冠心病患者受环境的影响，易发痰热病变。痰热瘀结证是本地胸痹心痛病的常见证候，治当权衡标本，治标为先。汉·张仲景《伤寒论》曰："小结胸病，正在心下，按之则痛，脉浮滑者，小陷胸汤主之。"清·陈修园《时方歌括》谓丹参饮"治心胃诸痛，服热药而不效者宜之"。师法古圣先贤之方法，自拟陷胸通脉汤。方中瓜蒌、丹参一为治痰一为治瘀，前者清热涤痰，解胸膈之痹，后者活血化瘀，通血脉之痹，共为君药；半夏降逆消痞，除心下之结，黄连泻热降火，除心下之痞，二者辛开苦降，得瓜蒌则清热涤痰，散结开痞之功益著，共为臣药；降香活血定痛，水蛭破血逐瘀，郁金理气活血，共为佐使。诸药合用，共奏清热涤痰、活血通脉之功，方与证相应，故而效佳。

例二，胸痹心痛病之寒湿阳虚证

余某，女，67岁，退休，安徽人。2018年1月12日初诊。反复胸闷痛7年，加剧伴剑突下不适2天，疼痛并向背部放射，时伴口吐涎沫。气候寒冷时，发作频剧。曾在当地诊疗，诊断"冠心病、不稳定型心绞痛、十二指肠球部溃疡"等，因故未行冠脉造影检查，院外服用"比索洛尔、阿斯匹林肠溶片、复方丹参滴丸或日本救心丹"等治疗，症状反复，为寻求中医治疗来诊。查心电图示缺血性ST-T改变，监测未见动态改变，TNI、CK-MB无异常。诊断冠心病、不稳定型心绞痛、十二指肠球部溃疡。证见：胸闷冷痛且彻背，心窝部不适，短气，食少，舌黯淡、苔白腻，脉沉而紧。中医诊断为胸痹心痛病之寒湿阳郁证。本为上焦阳虚，寒湿阴邪，上踞胸膈间，阳气被郁，血运被遏。治当通阳逐湿宣痹，方拟薏苡附子散方治之。

处方：薏苡仁20g　　　　制附子10g

5剂，每天1剂，水煎2次，各取药汁200ml，混匀后早晚分服。

复诊：服用前方5剂后，胸闷痛稍减，仍感心窝部不适，并伴口吐涎沫、恶心。考虑疗效不著的原因，一是病重药轻；二是辨证非十分准确。深思后辨为阳虚不运，寒饮上逆，气塞胸中而致病。宗《金匮要略》"呕而胸满者，茱萸汤主之"；"干呕，吐涎沫，头痛者，茱萸汤主之"之训，法当温阳散寒和胃、健脾逐湿开壅，方用薏苡附子散方合吴茱萸汤合方加减。

处方：薏苡仁15g　　　　制附子5g　　　　吴茱萸3g　　　　干姜3g
　　　　良姜5g　　　　　　党参10g　　　　厚朴5g　　　　　大枣10枚

5剂，日1剂，水煎取汁分服。

三诊：服用前方5剂后，胸闷痛、心窝部不适、口吐涎沫、恶心等诸症明显改善，效不更法更方，前方续服10剂后，病情缓解。

（按语）本案为寒湿阳虚的心胃同病之证。薏苡仁附子散为治疗阴寒凝结，阳气痹阻之胸痹病急救之方，吴茱萸汤为治疗肝胃虚寒，或脾阳虚不运之寒饮上逆，气塞胸中而致胸满、吐涎沫主方，两方合用，切中病机，处方辛甘温合化，共奏温阳散寒和胃、健脾逐湿开壅之效。

例三，心悸脉迟之阳虚而痰瘀凝结证

谢某，男，62岁，退休，江苏人。2018年3月9日初诊。反复胸闷、心慌、头晕5年，气候寒冷时明显。曾在多家医院诊疗，诊断"窦性心动过缓"，曾服用"氨茶碱、复方丹参滴丸"等治疗，症状反复，为寻求中医治疗来诊。查心电图示窦性心动过缓（42次/分），未见缺血性ST-T改变，TNI、CK-MB及心脏彩超无异常。诊断缓慢性心律失常（窦性心动过缓）。证见：胸闷，心悸，眩晕，头重如裹，肢麻沉重，畏寒肢冷，倦怠乏力，口淡，脘腹作胀，食少，便溏，耳鸣，腰酸，舌暗淡胖大，苔白滑，脉沉迟。迟脉与诸症相参，诊为脾肾阳虚、痰瘀阻遏证。此为阳气不足，浊阴凝聚，以致血行不畅，脉络瘀阻而致。治当温阳益气、祛瘀化痰，自拟软脉消斑汤。

处方：制附子10g　　　泽泻10g　　　姜黄10g　　　蒲黄10g
　　　　虎杖15g　　　　何首乌15g　　　生地15g　　　黄芪30g

7剂，每日1剂，水煎2次，各取药汁200ml，混匀后早晚分服。

复诊：服用前方7剂后，胸闷、心慌、头晕等好转，效不更法更方，前方续服7剂。

三诊：服用前方14剂后，一诊所见诸症均有不同程度好转。效不更法更方，前方续服14剂后，病情缓解。复查心电图示窦性心律（62次/分）。

按：缓慢性心律失常临床主要见于病态窦房结综合征、房室传导阻滞、窦缓等疾病。其基础病变可以是器质性心脏病，如冠心病、心肌炎、心肌病等，另外与自主神经功能紊乱也有密切关系。临床报道对该类病变多从心气虚、心阳虚论治。笔者在长期临床实践中，深刻体会到阳气不足、浊阴凝聚，以致血行不畅、脉络瘀阻为本病的病机关键。《素问·阴阳应象大论》云："年四十而阳气自半也，起居衰矣。"这说明，中年以后，人体生理功能趋于衰退，正气渐虚，阳气不足。阳气不足，无力推动血液运行则血运不畅；阳气虚弱，津液失于气化则水湿内停，痰浊、瘀血等病理产物由此而生。故而认为，本病阳气不足是本，瘀血、痰浊为标，治疗宜强调"有一分阳气，便有一分生机"。基于以上病因病机的认识，确立"温阳益气以治本，祛瘀化痰以治标"的治则，自拟软脉消斑汤。方用制附子温补脾肾之阳为君；姜黄、蒲黄、虎杖、泽泻祛瘀化痰为臣；何首乌、生地、黄芪同为佐使。何首乌补益精血，生地清热凉血、养阴生津，与君药相配，具有"阴中求阳"之效。正如张景岳所说："善补阳者，必于阴中求阳，则阳得阴助而生化无穷。"生地亦可制约附子的温燥之性。黄芪善于补气，用之取"气不虚不阻，血得气而不滞"之意，且免除祛瘀伤正之弊。诸药合用，标本兼治，补泻并施，补而不腻，温而不燥，行而不散，共奏温阳补气，祛瘀化痰之功，故取得满意疗效。

（彭志国供稿）

吕按 上述验案三则，例一为痰热瘀结证候，此乃当今之胸痹心痛病（冠心病，心绞痛）之常见证候，处方师法古圣先贤之方法（小陷胸汤加调气活血通络药），方药与证候切合，服用一个月而病情缓解。例二为寒湿阳虚证候，首诊治用胸痹病急性发作之方薏苡附子散，却疗效不佳者，为何？复诊考虑原因有二，再精确辨证，以薏苡附子散与吴茱萸汤合方为主治之，取得良效。补充一点，我的老师王云凯教授，为良师良医也，他以重剂薏苡（90g）附子（30g）散加参三七（24g），浓煎频服，救治真心痛（心肌梗死）转危为安。例三验案可圈可点，针对窦性心动过缓（42次/分），辨证以温阳益气、祛瘀化痰方法，7剂见效，守方守法服用1个月，心电图示心率转为62次/分。此案与本书上集第六篇焦树德先生之案例（病情更重）类似，应互参。这足可说明中医药之优势与特色。

第二节　肺病证治

一、茯苓四逆汤为主方治疗支饮（阻塞性肺病，肺部感染）案

林某，男，69岁，农民，海南省万宁市人，2017年12月27日入院。

【主诉】"左侧肢体乏力3年，加重伴头晕、气促7小时"。

【现病史】缘患者于3年余前突然出现左侧肢体乏力麻木，不能行走，伴有头晕，无视物旋转，曾在我院住院，诊断"脑梗死"，经治疗好转出院，但左侧肢体乏力时有发作。7小时前出现左侧肢体乏力加重，伴有头晕、气促，不慎跌倒一次，无明显外伤。今日在万宁市人民医院就诊，行头颅CT示"双侧基底节区多发腔隙灶"。为求进一步中西医诊治，前来我院就诊，门诊拟"脑梗死"收住我科。入院症见：精神疲倦，左侧肢体乏力麻木，搀扶下能缓慢行走，伴有头晕，气促、喉间痰鸣，纳眠差，小便频，大便干。

【既往史】既往有高血压病3级、高脂血症、慢性阻塞性肺疾病、陈旧性肺结核、前列腺增生并钙化等病史。嗜酒史数十年，白酒每日1斤。

【查体】T 36.5℃、P 126次/分、R 30次/分、BP 150/87mmHg。双肺呼吸音粗，可闻散在大水泡音，心率126次/分，心律尚齐，舌暗，苔黄腻，脉弦数。

【诊断】①脑梗死；②肺部感染；③慢性阻塞性肺疾病、急性加重期；④高血压病3级、极高危；⑤高脂血症；⑥陈旧性肺结核；⑦前列腺增生并钙化。

【相关检查】入院后完善相关检查：（2017年12月27日）血常规：中性粒细胞比率78.34%↑、中性粒细胞计数$7.35×10^9$/L↑。超敏C反应蛋白>10mg/L↑、C-反应蛋白35.74mg/L↑。降钙素原9.59ng/ml↑。血气分析：乳酸2.40mmol/L、二氧化碳分压40.6mmHg、氧分压62.0mmHg↓、标准碳酸氢根25.1mmol/L↑。肌酸激酶（CK）284U/L↑、肌钙蛋白I 0.650ng/mL↑。心电图：①窦性心动过速（心率132次/分）；②胸导联R波递增不良；③ST-T改变；④左室高电压；T波改变。复查血气分析：二氧化碳分压（PCO_2）42.1mmHg、乳酸（Lac）3.20mmol/L↑、氧分压（PO_2）122.0mmHg↑。心肌酶：肌酸激酶（CK）1231U/L↑、肌酸激酶同工酶（CKMB）43.1U/L↑；肌钙蛋白I（TnIDx）0.590ng/mL↑；N末端B型脑钠肽3435pg/ml↑；降钙素原13.57ng/ml↑。男性肿瘤五项：铁蛋白1153.47ng/ml、前列腺特异抗原11.63ng/ml↑。头颅MRI（2017年12月29日）：

①多发腔隙性脑梗死，部分软化灶形成；②脑白质变性，脑萎缩；③双侧大脑前动脉共干始于右颈内动脉；脑动脉硬化。治疗上予抗血小板聚集、调脂稳定斑块、抗感染、解痉平喘、化痰等对症治疗及支持疗法。

吕老初诊：2017年12月28日。患者面白少华，半卧位，喘促，汗出多，舌淡偏胖苔白润，脉浮大且数，重取无根。属喘病，脾肾阳虚证。肾不纳气，则喘促，虚阳外浮，则汗出，舌淡偏胖主阳气不足，苔白润主水湿内盛上及于舌，脉象乃《金匮》所曰"浮大"之机，病机乃标在肺，本在脾肾。法因证立，方随法出。补肾健脾，纳气平喘，拟茯苓四逆汤合苓桂术甘汤加山萸肉。

处方：附子20g　　　干姜15g　　　炙甘草15g　　　茯苓60g
　　　党参15g　　　红参2包　　　炒白术30g　　　桂枝15g
　　　山茱萸40g

3剂，日1剂，浓煎分3次服。

方中附子、干姜补益肾阳，茯苓、白术健脾，红参、党参益气助阳，山茱萸敛汗，共达补肾健脾，纳气平喘之功。

12月31日转到本院肺病科。随诊：患者诉服药之初，稍加烦躁，服上方2剂，气促较前明显减轻，咳痰量少。稍有口干，舌淡苔白，脉虚大。双肺呼吸音减弱，双肺可闻及干湿性啰音。继续口服上方，肺病专科予以头孢哌酮他唑巴坦联合莫西沙星抗感染。

吕老二诊：2018年1月2日。患者在元旦期间停用中药两天，但咳嗽气促已明显好转，舌淡苔白，脉按之少力。查体双肺可闻及干湿性啰音。结合舌脉，予以苓甘五味姜辛汤加补润生津药。

处方：茯苓40g　　　甘草10g　　　五味子10g　　干姜10g
　　　细辛10g　　　山药10g　　　天花粉10g

3剂，日1剂，水煎分3次温服。

治疗效果：2018年1月5日患者咳嗽、咳痰较前明显好转，活动后无气促，双下肢无乏力，无咽痛，胃纳欠佳，睡眠可，大小便正常。查体：生命体征平稳，双肺呼吸音减弱，右肺可闻及少许哮鸣音，心率80次/分，心律尚齐，病情缓解出院。（林晓伟协助整理）

吕按　患者年龄较大，病情复杂，证候较重。抓主要矛盾，其主症特点类似支饮。《金匮·痰饮咳嗽病》证治第1条曰："……咳逆倚息，短气不得卧，其形如肿，谓之支饮。"支饮的主治方之一，于第35条曰："咳逆倚息不得卧，小青龙汤主之。"为何不用小青龙汤呢？以患者舌脉症所见，为肺脾肾阳气虚为主，故谨遵第15条所曰"病痰饮者，当以温药和之"之大法，以大剂茯苓四逆汤合苓桂术甘汤，益气温阳通阳为主以扶正固本，重用茯苓既健脾，又利水。此法取自叶天士"通阳不在温，而在利小便"之义。再者就是加味并重用山茱萸，此取法于张锡纯所言，即"大能收敛元气，振作精神，固涩滑脱"（《医学衷中参西录》）。患者汗出多，津气外脱，必须固元，山茱萸既能扶正，又能固脱，一举两得，故重用之。服药第一次之初，患者烦躁，这正如《尚书·说命》所曰："药弗瞑眩，厥疾弗瘳。"以姜附性热，诸药攻邪胜病之兆。服药2剂，诸症明显改善，足见经方用之得当，疗效之奇也。

二诊再见到病人，正与人交谈，如无病之状，与初诊轻重判若两人。再听诊肺部，干湿性啰音虽较前减轻，仍散布两肺，仍以温化平剂为宜，故用了《痰饮病》篇第37条的苓甘五味姜辛汤为主以善后治之。

需要说明，病人始终用了抗感染等西药治疗，故以上疗效，为中西医结合治疗的成功案例。但可以肯定的是，中医辨证论治，以经方大剂治之的功效必须承认而重视之。

二、眩晕（高血压病），喘证（肺部感染）

杨某某，男性，81岁，因反复头晕10年余，再发1周，于2017年12月28日6时由门诊拟"高血压病3级，极高危"收入院。步行入院。

【现病史】入院症见：头晕目眩，呈昏沉感，发作与转颈及体位改变无关，平躺时减轻，伴颈项部僵硬感，颜面潮红，伴右侧肢体精细动作不灵活，可自行缓慢行走。发病以来，患者纳尚可，失眠多梦，二便正常。查体：T36.5℃，P68次/分，R20次/分，BP180/100mmHg。神志清醒，查体合作，自动体位，双肺呼吸音粗，未闻及干湿性啰音。心率68次/分，律齐，各瓣膜区未闻及病理性杂音。右侧中上腹及胁肋部可见陈旧性色素沉着，髋关节活动受限，直腿抬高试验、"4"字试验阳性。右侧肢体肌力5-，左侧肌力正常，右侧肢体肌张力稍高，生理反射存在，右巴氏征（±）。舌质紫暗，苔腻，脉滑。辅助检查：（2017年12月13日海南医学院第一附属医院）胸片：①双下肺少许炎症。②心影增大，主动脉硬化。泌尿系彩超示：前列腺增大并多发钙化灶。心脏彩超示：①左房增大；②主动脉瓣钙化；③左室舒张功能减退、左室收缩功能测值正常；④三尖瓣、主动脉瓣轻度反流。颈部动脉彩超示：①双侧颈总动脉、颈内动脉、颈外动脉硬化并斑块形成；②双侧颈内动脉狭窄（狭窄率50%~69%）；③双侧椎动脉血流阻力增高。腹部彩超示：肝内异常强回声，考虑肝内钙化灶。双肾及肾血管彩超示：①左肾动脉狭窄（狭窄率<60%）；②双肾动脉血流阻力增高。24小时动态血压：①24小时平均血压值180/80mmHg；②白天平均血压184/83mmHg；③夜间平均血压157/67mmHg。24小时动态心电图：①窦性心律；②偶发房性早搏，成对房早，短阵房速；③偶发室性早搏；④完全性右束支传导阻滞；⑤T波改变。

【既往史】有颈椎病病史多年；有脑梗死病史11个月余，遗留右侧肢体精细运动欠灵活；有右中上腹及胁肋部带状疱疹病史2个月，曾在我院皮肤科门诊诊治，获愈。否认有糖尿病、冠心病、慢性肾病等慢性病史。

【入院诊断】中医诊断：眩晕，痰瘀互结证。西医诊断：①高血压病3级，极高危；②髋关节退行性变；③脑梗死后遗症；④脑动脉硬化；⑤脑萎缩；⑥颈椎病；⑦颈部动脉粥样硬化并斑块形成；⑧颈内动脉狭窄（狭窄率50%~69%）；⑨前列腺增生；⑩肝内钙化灶；⑪左肾动脉狭窄（狭窄率<60%）。

【入院检查】患者入院后进一步完善相关检查：血常规：白细胞计数9.9×109/L，血红蛋白118g/L，中性粒细胞比率79.20%，降钙素原0.15ng/ml。心梗三项：肌钙蛋白I0.82ng/ml，CKMB<2.5ng/ml。BNP：7883.84pg/ml。超敏C反应蛋白8.35mg/L。A型，Rh血型阳性。血液流变学：红细胞沉降率31mm/h。肾功能：尿酸721μmol/L。肝功能：AST45U/L，ALT78U/L。心电图：①窦性心律；②完全性右束支阻滞；③异常P波（不排除左房增大）；④ST改变（II、avf压低）。2018年1月2日复查血常规：血红蛋白96g/L，红细胞压积29.10%，中性粒细胞比率77.31%。超敏C反应蛋白>10mg/L，CRP69.72mg/L。降钙素原0.65ng/ml。血清白蛋白29.8g/L。N末端B型脑钠肽3106pg/ml。肾功能：尿素氮8.4mmol/L，肌酐117.0μmol/L，尿酸477μmol/L。离子六项：血清钠128.3mmol/L。

【西医治疗】患者入院后予阿司匹林肠溶片30mg qd抗血小板聚集，瑞舒伐他汀钙片10mg qn稳定斑块，硝苯地平控释片30mg qd、坎地沙坦酯片qd、比索洛尔片qd控制血压；雷贝拉唑钠肠溶胶囊护胃；脑蛋白水解物营养脑神经等。

2018年1月3日吕老查房：详细诊察后说，本患者有3个特点：①病情危重；②病情复杂；③病史长。患者面部浮肿、少华，精神萎靡，说话有气无力而喘，为一派虚象。食欲差，大便少，舌偏暗红、苔少薄黄，脉浮取滑、大、弦，中沉取力量不足。脉象为邪实、本虚的表现。患者有多年高血压病史，病情复杂，中医治病有二大理念：一是治病求本；二是治病求因。患者有上感病史，外邪侵入肺，郁而化热，由外邪引起的肺部病变，根据患者的症状及舌脉辨证论治，可先选用越婢加术汤合越婢加半夏汤。方中白术健脾泻水，麻黄宣肺止咳平喘，石膏清热透邪，甘草对于浮肿病人要少用，并可合用葶苈大枣泻肺汤。

处方：麻黄10g　　　　石膏30g　　　　生姜15g　　　　生甘草10g

清半夏30g　　　生白术30g　　　葶苈子10g　　　大枣40g

3剂，水煎服，日1剂，分2次服。

2018年1月5日吕老查房：患者舌淡、略紫，苔略黄、少津，脉弦滑，中、沉取少力，单按少力（反映正气不足、本虚），三指并按之有力（反映标实），总为本虚标实之脉。食欲差，睡眠可，气喘，吸气困难，不足以息（两肺呼吸音粗，可闻及少许哮鸣音），偶有胸痛，尿频、尿急。患者手、面部、下肢似虚肿，服上剂中药后胸部微微发热，咳痰较前减少。患者的吸气困难，考虑肾不纳气，根据患者的年龄考虑以虚为主。治则以补虚为主，用苓甘五味姜辛汤加味。

处方：茯苓60g　　　　甘草10g　　　　五味子10g　　　干姜10g

细辛10g　　　　沉香10g　　　　人参15g　　　　党参10g

5剂，水煎服，日1剂，分3次服。

2018年1月9日症见：患者头晕目眩较前明显减轻，头晕发作与转颈及体位改变无关，平躺时减轻，伴右侧肢体精细动作不灵活，呈昏沉感，伴颈项部僵硬感，颜面潮红，咳嗽较前减少，咳痰，痰白质黏。二便正常。24小时入量1400ml，出量3300ml。查体：BP150/90mmHg，神志清醒，查体合作，双肺呼吸音减弱，双肺可闻及散在湿啰音及哮鸣音。心率70次/分，律齐，各瓣膜区未闻及病理性杂音。右侧中上腹及胁肋部可见陈旧性色素沉着，腹平软，四肢无浮肿。舌质紫暗，苔腻，脉滑。

2018年1月10日吕老查房：患者舌尖略暗，舌边淡、有齿痕，舌苔中薄黄，脉浮大、弦，沉取少力。第一次查房患者，"咳而倚息，短气不得卧"，表现为标实更盛。第二次查房患者的症状好转，本次根据患者的舌脉，患者的本虚仍存在，舌苔中薄黄，表示有虚热。故选用补阳还五汤加味。

处方：生黄芪60g　　　川芎10g　　　　赤芍10g　　　　当归10g

桃仁10g　　　　红花10g　　　　地龙10g　　　　黄芩10g

陈皮10g　　　　生白术20g　　　人参5g　　　　　党参5g

牛膝30g　　　　茯苓15g　　　　杜仲10g

6剂，水煎服，日1剂。服中药后无头晕，无咳嗽、无咳痰，无明显不适。患者舌尖略暗、边淡、苔薄黄，脉浮弦。患者血压收缩压波动于130~150mmHg，舒张压波动于80~90mmHg。病情稳定，好转出院。

电话随访：2018年1月18日。患者能对答汇报病情，出院后病情稳定，继续服用上述补阳还五汤加味，血压稳定在160~170/60~80mmHg。告之可门诊就诊。（惠慧、杨振宇协助整理）

吕按 笔者第一次查看病人（2018年1月3日）：倚靠病床左卧位，面部少华而虚肿，说话有气无力而喘促（肺部感染），述说周身无力，纳少乏味，几天前感冒后病情加重而住院。综合分析，总为本虚标实，上盛下虚证，证候类似《金匮要略》第七篇第13条所曰："咳而上气，此为肺胀，其人喘，目似脱状，脉浮大者，越婢加半夏汤主之。"以越婢加半夏汤为主方治之。服药3剂，本应微汗出为宜，虽未汗出，但"胸部微微发热，咳痰较前减少"。

第二次查房后，分析病情，以补虚为主，用《金匮要略》第十二篇第37条之苓甘五味姜辛汤加味，旨在"温药和之"，温养脾肺，益气化饮。重用茯苓者，"通阳不在温，而在利小便"也；重用人参者，大补元气也。服之5剂，诸多症状明显改善，精神较佳，说话不再有气无力，纳食亦增。

第三次查房改拟补阳还五汤加味，旨在辨证调治高血压病为主。因为，住院十几天以来，其血压高较为顽固，西药降压药疗效不佳，中西医并用治疗，疗效趋于好转出院。

三、"形寒饮冷则伤肺"之咳嗽治例的思考

黄某某，女性，67岁，2018年3月30日初诊。

【主诉】咳嗽间作1年。

【现病史】患者于2017年5月因天气热而食梨与银耳，因其量多，故放在冰箱中，连续进食几天，最后一天进食后出现咳嗽，有痰，但无发热。此后到县城照顾生病的父亲，因居住条件不佳及劳累后，咳嗽加重，几天后至海南省结核病医院就诊，口服抗结核药2个月，咳嗽未好转。后至海南省人民医院就诊，未明确病因。患者又至海南农垦医院住院治疗，曾行肺穿刺检查后确定无肺结核，这次肺穿刺检查后连续吐血9天，于2017年6月出院。患者将胸液标本送至北京化验，检查出某种细菌，介绍用了一种很贵的国外新药阿法替尼，每次1片，每日1次，连续服药10个月。既往痰白、质稀，量多如水，现仍有吐痰，痰黄、质

稀，量较前减少，咳嗽为中午以后到晚上明显，体瘦，食欲欠佳，大便稍稀软，一天一次。目前就诊的原因是咳嗽时觉肚子有气，肚子痛，曾服腹灵康。平时进食凉的食物胃部不适。咽后壁偏紫红，有滤泡。脉沉弦，有燥数之象，心率100次/分，舌暗红、少苔、微黄、少津。

【既往史】患者于10余年前在海南省人民医院就诊，医生诊断为肺结核，曾在海南结防所口服抗结核药物2个月后，医生说结核治愈，故停药。间断口服中药治疗。

【辨证分析】患者初因食甘寒之食物较多，导致胃寒，损伤脾阳，土不生金，肺失宣肃，引发咳嗽，痰多。现舌象与咽部紫红，又为阴虚而热的表现。因此开了两个方隔日交换服用。一是麦门冬汤加减以养阴利咽。

处方：麦冬40g   姜半夏10g   山药20g   人参5g
        甘草10g   北沙参10g   大枣10g

7剂，水煎服，日1剂。

二是以苓甘五味姜辛汤原方，温脾肺化痰。

处方：茯苓30g   甘草10g   五味子10g   干姜5g
        细辛5g

9剂，日1剂，水煎服。

二诊：4月13日。患者先是服用麦门冬汤7剂后，自觉胸骨下段至胃脘发凉，吐痰较多而清稀，闻到异味咽中刺激感，痰多咳嗽又有加重之势。改为服用苓甘五味姜辛汤后，服第一剂即感到舒服，症状好转，咳嗽减轻，自觉肺中暖和感，痰由黄变白，大便由不成形恢复正常，食欲有改善。停药1周后，感觉身体暖和，精力较好，病情稳定。服上述中药期间同时服用之前服用的进口药阿法替尼30mg，日1次。建议停用西药阿法替尼。现舌质暗红、少苔微黄，脉沉弦。

根据上述服药情况，守方再用苓甘五味姜辛汤原方7剂。告之注意饮食调养，忌食生冷。

思考：上述治例值得思考的为三点：首先是应治病求因。患者过食生冷而致咳之病因清楚，即"形寒饮冷则伤肺"，肺失宣肃所致之咳嗽。当今有的中医、西医治病，只重检查，不求病因，这很值得检讨。二是应善于辨证，治病求本。笔者开了两个方子，一方是针对望咽、望舌而开的；二方是针对病因、主症而开的。总之是缺乏精准辨证，这是笔者应检讨的。三是应勤学经典、增长智慧。笔者潜心经典多年，但还应努力。下面附3则验案，有利于深化对"饮冷"伤肺所致咳嗽之理解。在此说明：苓甘五味姜辛汤首见于《金匮要略》第十二篇。该方为小青龙汤之加减方。

附　小青龙汤治疗"形寒饮冷则伤肺"之咳嗽验案3则

笔者侍诊于导师吕志杰教授。导师从事《金匮要略》教学几十年，潜心经典，注重实践，临床看病效法仲景，善用经方，随师侍诊，获益匪浅。导师对"饮冷"所致咳嗽以小青龙汤治疗，疗效神奇，举例如下：

（1）范某，女，45岁，2009年8月2日初诊。主诉咳嗽1月余。患者1个月前连续3天食用冰箱冷藏之米饭，而后出现阵发性干咳。就诊于西医，先后经打针、输液等治疗不效。患者1997年因咳嗽治疗不效，全面检查而发现患有风心病，于2年后行瓣膜手术。现阵阵咽痒则剧烈咳嗽，无痰。脉三五不调（听诊为房颤律，心率110次/分），舌淡暗苔薄腻微黄。我随诊于导师之侧，当时老师问："病机是什么？"我只想到患者由于饮食寒凉损伤脾胃而咳嗽，故答之曰："五脏六腑皆令人咳，非独肺也。"老师不置可否言："形寒饮冷则伤肺"，令我茅塞顿开。肺脉起于中焦，下络大肠，还循胃下口幽门和上口贲门，通过膈肌，属肺。饮食生冷，脾胃受寒，阳气受伤，温煦运化失司，寒气循经上逆，肺寒气逆，影响肺气的宣发与肃降而致咳嗽。这正与《素问·咳论》所谓"其寒饮食入胃，从肺脉上至于肺则肺寒，肺寒则内外合邪，邪因而客之，则为肺咳"相符。处以小青龙汤加味：麻黄5g，赤白芍各5g，五味子5g，干姜10g，炙甘草10g，细辛10g，桂枝10g，姜半夏15g，射干10g，炮附子5g。服药4剂复诊：初服药咳出黄稠痰，尔后为稀白痰，现咳嗽止，咽已不痒。

（2）家母，47岁，2009年8月13日初诊。阵发性剧烈干咳3日。始因3日前正午烈日下劳作，汗出后饮冰镇饮料1瓶，旋即咳嗽，逐渐加重。患者平素体弱，冬季易患咳嗽。现阵发性剧烈干咳，咳时满面涨红，额上青筋暴露，无痰。咳后吐少量涎沫。夜晚咳嗽较频，以致彻夜不得眠。舌淡暗苔微黄，脉浮略细。联想到上述侍诊验案，遂处以小青龙汤原方：麻黄5g，白芍10g，五味子5g，干姜10g，炙甘草10g，细辛6g，桂枝10g，姜半夏10g，2剂。第一次服药后咳嗽即减轻，当夜可安睡。2剂服完咳止寐安。当年冬季亦未咳。深感经方之神奇。

（3）刘某，男，22岁，本院学生。2010年5月24日初诊。主诉咳嗽6日。8日前饮用大量冰镇啤酒后出现腹泻、腹胀，自服保和丸2日，泻止，但出现咳嗽，咽干，咽痒，烦躁，近3日加重。现咽干、痒、疼，音哑，咳嗽，咳时胸部闷热，咳嗽剧烈时微喘。卧位时及夜晚咳剧，几乎无法入睡。视察咽后壁红肿，有麦粒大小滤泡数个。舌红苔微黄，脉沉略滑。仿前处以小青龙汤：麻黄6g，白芍10g，五味子10g，干姜5g，炙甘草10g，细辛5g，桂枝10g，姜半夏10g，生石膏24g，2剂。26日复诊：夜晚咳嗽明显减轻，白天咳嗽次数较前减少，程度亦减轻，胸闷热已不显。嘱其合理饮食以善后。

体会： 小青龙汤首见于《伤寒论》第40条："伤寒表不解，心下有水气，干呕，发热而咳，或渴，或利，或噫，或小便不利、少腹满，或喘者，小青龙汤主之。"《金匮要略·痰饮咳嗽病》篇第35条曰："咳逆倚息不得卧，小青龙汤主之。"从以上论述可知，医圣用小青龙汤通治伤寒与杂病所致之寒饮咳喘病。

"形寒饮冷则伤肺"出自《难经·四十九难》："有正经自病，有五邪所伤。何以别之？然：忧愁思虑则伤心，形寒饮冷则伤肺，恚怒气逆，上而不下则伤肝，饮食劳倦则伤脾，久坐湿地，强力入水则伤肾，是正经之自病也……"其实，早于《难经》的《灵枢·邪气脏腑病形》中就有"形寒寒饮则伤肺，以其两寒相感，中外皆伤，故气逆上行"的论述，《难经》的这种认识无疑是对《内经》思想的继承和发展。明末喻昌《医门法律》言："夫形寒者，外感风寒也；饮冷者，内伤饮食也。"形寒指以寒为主的外感性病因，外感寒邪，肺气被束，不得宣发而发病；饮冷则指饮食生冷。形寒饮冷伤肺引发咳嗽之机理，《素问·咳论》早已阐明："皮毛者，肺之合也，皮毛先受邪气，邪气以从其合也；其寒饮食入胃，从肺脉上至于肺则肺寒，肺寒则内外合邪，邪因而客之，则为肺咳。"肺脉起于中焦脾胃，生冷过度，寒气循经，凝滞肺气，影响宗气和卫气的升发而引发咳嗽。可见，正是在《内经》思想理论的指导下，《难经》提出了"形寒饮冷则伤肺"的概念。小青龙汤为治疗"形寒饮冷则伤肺"之咳嗽的主方。方中麻黄、桂枝相须为用，发汗散寒以解表邪，且麻黄又能宣肺止咳；干姜、五味子、半夏、细辛配伍，寓散敛、升降、开合于一体，刚柔并济，平衡和谐，其温肺散寒，化痰止咳之功恰到好处；白芍、炙甘草酸甘化阴为佐药，防止麻桂辛散太过而伤肺。诸药合用，既能外散风寒，内化肺饮，又能温中化饮以治肺咳。

上述3例首例为随师治验，尔后受其启发，治疗了后两例病例，3例虽见症略有差异，但其"饮冷则伤肺"之病机是一致的，故治以小青龙汤，皆取得了很好的疗效。"形寒饮冷则伤肺"之思想对我们临床工作具有如下三点启迪：①全面认识咳病的病因病机。咳病病因有外、内二端。现代生活中电扇、空调、冰箱普及，各种冷饮及生冷瓜果充足，这在方便我们生活的同时，也导致了夏日咳病发病率的增高。②对"形寒饮冷则伤肺"所致之咳嗽正确治疗有所启发，特别是对于"饮冷"所致咳嗽提供了经验。另外，还提示我们对于已有咳嗽症状的病人要提醒其注意饮食，勿过食生冷而致病情加重。③指导咳病的预防。应注意外避虚邪贼风，适度应用空调，以免形寒伤肺，还应内调饮食，禁忌过食生冷，以减少咳病的发生。（朱小静，《河南中医》第30卷第12期）

四、"肺部感染"西药过敏证治案

庞某，女性，88岁，以"反复胸闷心悸13年余，再发伴咳嗽咳痰1天"于2015年10月12日由门诊拟"冠心病"坐轮椅入院。

症见：精神疲乏，心悸胸闷，咳嗽痰白难以咳出，气短喘促，在活动及咳嗽后加重，时有头晕，周身乏力，纳差，少寐，二便尚调。患者舌质暗红少苔，脉弦细。胸片及CT检查提示：肺部感染。因患者对多种抗生素过敏，对某些中药也有过敏反应，故针对其肺部感染情况，考虑中药治疗，请吕老查房。

吕老四诊合参并进行肺部听诊。经详细诊查后说：患者年近九旬，身体必虚，舌脉及症状特点为肺阴虚之象；辨病与辨证相结合，其"肺部感染"表现可考虑为痰热蕴肺证。法当甘寒之味滋养肺阴以扶正，清热解毒宣肺化痰以祛邪。以《金匮要略》第七篇附方之治肺痈的《千金》苇茎汤加味治疗。

处方：芦根30g   薏苡仁30g   冬瓜仁20g（碎）   桃仁10g（碎）
杏仁10g（碎）   地骨皮20g   薄荷10g（后下）   麦冬30g
沙参10g   蒲公英30g

此方以苇茎汤加公英清热解毒涤痰为主药，桃仁、杏仁相合行气活血，地骨皮与薄荷相配善于清透虚热，麦冬、沙参甘寒以养阴清热。10月14日开始用药，用药第三天患者诉咳嗽有所好转，哮鸣音减少，仍咳痰，量少质黏。续用原方3剂，再听诊哮鸣音、双肺湿罗音明显减少。患者诉咳嗽等诸症明显好转。

10月20日吕老再次查房指示：原方效果较理想，患者痰少难以咳出，在其基础上加桔梗15g，甘草10g，以加强止咳排痰功效。10月26日诉仅晨起微咳，痰少，听诊未闻及哮鸣音，少许湿罗音，再予上方3剂巩固治疗。10月30日患者咳嗽消失，听诊未闻及干湿啰音及哮鸣音。

11月4日请吕老第三次查房：患者主诉口干，咽燥，无其他不适，精神尚好，脉大按之无力，舌嫩红无苔。改拟滋养肺胃肾阴法巩固疗效，以经方与时方化裁：麦冬30g，沙参、石斛、玉竹、百合、生地黄、桑叶、生甘草各10g。

查房心得：此患者高龄，心肺同病，其"肺部感染"为当务之急，但抗生素过敏，西医西药束手无策！请吕老查房，详细辨证论治，以《千金》苇茎汤加减，先后服用12剂后治愈，彰显了中医中药之优势与特色。（陈晓燕、杜琳协助整理）

第三节　脾胃肠病证治

一、小建中汤治胃痛良效

何某某，女性，61岁，主因胃脘部疼痛2年余，加重10天，于2018年5月4日入院。

【现病史】患者2年余前无明显诱因出现胃脘部疼痛，伴有嗳气吞酸，无恶心呕吐，就诊于海南省昌江县海钢医院，诊断为"慢性胃炎"。予兰索拉唑片口服后症状稍有改善，病情反复发作。10天前患者再次出现胃脘部疼痛，疼痛剧烈难忍，伴嗳气反酸、左后背放射痛，无恶心呕吐，当时就诊于武警海南省总队医院，查上腹部CT示：①胰头增大，密度不均，周围界限欠清，肠系膜淋巴结大，胰头占位待排，建议进一步检查。②肝S1段低密度灶，肝囊肿可能大，建议上级医院进一步诊治。患者为求进一步系统诊治，就诊于我院门诊，查血清钾2.67mmol/L，上腹部CT增强示：①肝尾状叶S1段低密度灶，囊肿可能性大，建议复查。②胃窦及十二指肠区不规则强化，建议胃镜检查。胃镜检查示：①反流性食管炎A级。②慢性浅表性胃炎。③球降交界处隆起肿物性质待查。门诊拟：①慢性胃炎，②反流性食管炎，收入我老年病科。

入院症见：精神疲倦，胃脘部疼痛，伴左后背部放射痛，反酸、嗳气，无腹泻，无恶心呕吐，无胸闷痛、心慌，纳眠欠佳，小便调，大便干。近2年体重减轻约5kg。

【既往史】既往有高血压病史3年，长期口服氨氯地平分散片控制血压，自述血压控制尚可。

【查体】T 36.6℃；P 67次/分；R 20次/分；BP 182/90mmHg。神志清晰，

体型偏瘦，精神欠佳，慢性病面容，表情安静，步入病区，自主体位，对答切题，查体合作。腹壁柔软，有压痛（剑突下，程度中等），无反跳痛，无肿块。舌质紫嫩，苔微黄少津、脉细弦无力。

【中医诊断】胃脘痛病，痰浊中阻证。

【西医诊断】①慢性胃炎；②反流性食管炎；③原发性高血压3级，极高危。

【西医治疗】给予静滴丹参川芎嗪注射液，以活血化瘀；能量合剂营养支持；口服氨氯地平分散片（自备）控制血压；雷贝拉唑钠肠溶胶囊及铝碳酸镁片抑酸护胃等对症治疗。

吕老初诊：2018年5月10日吕老首次查看患者，四诊如下：①问诊：患者有慢性胃炎病史2年，长期口服兰索拉唑片，仍时感胃痛，此次为10天前再次出现胃脘部疼痛，伴左后背部放射痛，反酸、嗳气，精神疲倦，无腹泻，无恶心呕吐，无胸闷痛、心慌，纳眠欠佳，小便调，大便干。近2年体重减轻约5kg。用上述中西医治疗6天后胃脘部疼痛稍缓解，嗳气反酸症状无明显改善。②望诊：面色萎黄，形体偏瘦，舌质紫嫩，苔微黄少津。③闻诊：未闻及异常气息。④切诊：脉细弦无力。

吕老说：患者年老体弱，加之久病，以虚证为主。四诊合参，要善于抓主症，患者最需要解决的主症是胃痛，应首选的主方是小建中汤，《金匮要略·血痹虚劳病脉证并治》第13条曰："虚劳里急，悸，衄，腹中痛，梦失精，四肢酸疼，手足烦热，咽干口燥，小建中汤主之。"小建中汤为调补中焦的平和之剂，所治"建中八症"实为脾虚营弱所致"五脏不安"的证候。其中生姜这味药药房不备，可用炮姜或干姜代之（《金匮要略》第21篇附方之一《千金》内补当归建中汤："……若无生姜，以干姜代之。"《本经疏证》解释说："是生姜、干姜可混用……由诸条核之，则调中可混用，解外不可混用……总而言之，则干姜可代生姜，生姜不可代干姜。"）。饴糖亦较难获得，可选同为甘味的黄精代替，需要强调指出，脾虚证补之以甘味很有临床指导意义。大量临床观察皆证实，小建中汤、黄芪建中汤等以甘味为主的方子，是主治消化道疾病的良方。

处方：桂枝10g　　　　白芍40g　　　　甘草15g　　　　大枣30g

　　　炮姜5g　　　　黄精20g　　　　肉桂5g

用法：3剂，水煎服，日1剂，分早中晚温服。

另予乌贝散：海螵蛸颗粒20g，浙贝母颗粒15g，3剂，与上述中药汤剂共服。

治疗效果：患者口服本方3剂后，胃脘痛、反酸、嗳气症状明显改善，纳食好，较前每餐可多食半碗粥，夜眠安，大便易解，每日1次。故续守原方3剂巩固疗效。

吕老二诊：2018年5月17日。患者经服前方6剂后症状基本缓解，偶有胃痛，近2日仅发作1次，持续时间及疼痛程度明显较前减轻，已无反酸、嗳气症状。纳眠好，二便调。舌质嫩，苔少津略黄，脉沉细略弦。继予上方不变再服7剂，以求根治。吕老特别指出：胃病等症状消失，其"胃炎"还未完全消除，不等于根治，因此应再服中药半个月，以巩固疗效。（赖娟、白文博协助整理）

吕按 《灵枢·本神》："脾藏营，营舍意，脾气虚则四肢不用，五脏不安。"《灵枢·决气》："中焦受气取汁，变化而赤，是谓血。"上述表明，脾藏之"营"，为中焦之胃受纳水谷之"气"，经过脾的运化而吸取的精微物质，也就是"汁"。脾藏之营上输于心肺，通过心肺的功能，"变化而赤，是谓血"。若脾胃虚弱，受纳、运化失常，精微不足，营血乏源，五脏失养则发生病变。患者当时发病主要症状有三：一为胃脘部疼痛；二为反酸；三为食欲欠佳、大便干。其中胃脘部疼痛为患者目前最主要、最为困扰的症状，因此该患者中医辨病并不难，抓住主症可知应为"胃痛"。辨病之后再辨证，结合患者舌脉来看，舌质紫嫩、苔微黄少津，脉细弦无力，是脾虚营弱的表现。病、证皆明，因此该患者应予补脾和营；缓急止痛的方药。学习经典，小建中汤为主治腹痛胃痛之主方，与本病患者切合，应用6剂后取得了很好的效果。本病患者胃痛日久，西医方法疗效不佳。用经典方小建中汤取得了很好的疗效，这值得我们归纳总结和反思。如此中医药学之优势与特色，在中医与西医并存竞争的现代，尤其值得倍加重视。中医能治好西医治不了、治不好的疑难杂病，这是中医药学赖以生存的根本。

二、芍药甘草附子汤治胃痛痼疾疗效称奇

杨某某，男，50岁，2018年4月1日初诊：患者嗜好烟酒，长期熬夜，甚至通宵达旦，不断吸烟，以酒为浆。于2014年5月诊断食道癌，手术开胸后发现已侵犯心包，不宜手术，改为保守治疗进行"放疗"。放疗两个月之后，不听劝告，又吸烟、嗜酒。此次就诊，乃因不思饮食，胃脘胀痛，稍食生冷，胃痛加重，周身乏力，经常便秘，4日1次，面色灰暗，体瘦如柴，易汗出，动则尤甚。舌淡暗青紫斑、齿痕明显、苔白微腻如粉，脉大按之空虚。脉诊：腹肌紧张，胃脘有压痛。病属虚劳，虚极羸瘦，调治脾胃为要，以半夏泻心汤加减。

处方：法半夏30g　　　黄连5g　　　炮姜10g　　　党参10g

人参5g	大枣20g	炙甘草5g	白芍10g
黄芪20g	当归10g	木香5g	砂仁3g(打碎后下)

4剂，日1剂，水煎分3次温服。

二诊：4月22日。服上方第1剂感觉舒服，但服第2剂后胃痛又发作，服用西药（铝碳酸镁颗粒、雷贝拉唑肠溶片）后仍胃痛，食后痛重，不得已又来复诊。舌脉、其他症候如上述。思虑再三，想到芍药甘草汤为止痛专方，内外诸多病变，凡阴血虚为主所致痛症，用之得当，皆有止痛疗效。但此患者之胃痛不仅阴虚，并且阳虚。名医教授刘亚娴经验，对阴阳两虚性痛证，芍药配附子之止痛效果好。因此，想到经方芍药甘草附子汤（《伤寒论》第68条）。遂以原方治之。

处方：白芍30g　　　　炙甘草15g　　　　炮附子30g

3剂，每日1剂，用水浸泡40分钟后，煎开锅后再煎30分钟以上，分日3次温服。

三诊：4月25日。服上方3剂后复诊，刚进诊室，喜形于面（前两次面带愁容），连称这个方子太好了！吃药后胃不痛了，泛酸消失，睡眠良好（说几年来没有这样睡过好觉），白天有精神了，面色也好了（面色较前有了光泽）。但还是食欲不好，大便如前（数日一次而便秘）。守方继服4剂，煎服法同前。并用小柴胡颗粒，或可改善食欲。

四诊：4月29日。病如上述，疗效稳定。舌脉如前。腹诊：上腹部压痛消失，因仍然食欲不好，守上方加益气和血消食药。

处方：白芍30g	炙甘草15g	炮附子30g	人参5g
黄芪10g	当归5g	鸡内金10g	

3剂，煎服法同前。（惠慧、及孟协助整理）

三、大承气汤治高龄宿食久病攻下燥屎盈盆案及思考

谭某某，女，95岁，2017年2月18日初诊。主诉：腹胀、腹痛半月余。患者于半月前过食鸡肉、年糕后出现腹胀腹痛，大便不解。患者家属遂将患者送至海口市人民医院住院治疗，查全腹CT未见明显异常，予口服乳果糖口服液、肛塞开塞露等治疗后，患者上述症状未见缓解，为求中医治疗，来我院门诊请吕志杰教授诊治。症见：患者表情痛苦，以手抚摸腹部，诉大便仍需开塞露后方可解出，解后腹胀腹痛无缓解，尿频、尿急，无尿痛。舌脉：舌暗红、苔黄，脉中取略滑、沉取少力。腹诊：全腹胀满、膨起，腹软，全腹轻压痛，无反跳痛，腹

围89cm。既往史：2017年2月在海口市人民医院诊断为"高血压病3级，高血压性心脏病，心功能Ⅱ~Ⅲ级"。根据"急者先治"的法则，患者当前以"宿食病"为急，先拟通腑泻热，佐以缓急止痛法。以厚朴三物汤合芍药甘草汤治之。

处方：厚朴40g　　　　枳实10g　　　　枳壳10g　　　　大黄5g（后下）

白芍30g　　　　炙甘草10g

3剂，日1剂，水煎分3次温服。

分析：根据患者发病的起因是过食鸡肉、年糕等难消化的食物，尔后出现腹胀腹痛、大便不通等症状，为食物隔宿不化，可诊断为"宿食病"。如何治疗？《金匮要略》原文第22条曰："脉数而滑者，实也，此有宿食，下之愈，宜大承气汤。"提示实证的宿食病，可采用通腑泄实之法。结合患者的症状及舌脉，属于阳明腑实证，但考虑为高龄患者，不宜大承气汤峻攻之法，故使用厚朴三物汤着重行气除满以通便，合用芍药甘草汤缓急止痛，芍药量大又有通便的功效。

因患者家属要求住院治疗，入院后急查血常规：白细胞计数18.4×10⁹/L，中性粒细胞比77.94%，中性粒细胞计数14.31×10⁹/L。尿常规：白细胞1730个/μl，红细胞38个/μl，白细胞脂酶3+。结合患者之前住院有插尿管的病史，以及尿频、尿急的症状，考虑"泌尿系感染"，予静滴左氧氟沙星注射液抗感染，大黄外敷神阙穴促进排便。

二诊：2017年2月22日。患者收入老年病区后，吕老查房时看了病人。症见：服前方3剂后仍未解大便，已3日未解，仍有腹胀，腹痛稍减轻，纳少，尿频尿急症状减轻。舌脉：舌暗红、苔黄，脉中取略滑、沉取少力。患者为宿食病无疑，服上方不效，考虑为药力不足，故用大承气汤加味。

处方：厚朴50g　　　　枳实20g　　　　芒硝6g　　　　大黄10g（后下）

莱菔子30g　　　　山楂20g　　　　肉苁蓉30g

日1剂，水煎分3次温服，大便得下止后服。

分析：为何服首诊方后大便不通呢？考虑为患者病情较重，虽为95岁的高龄患者，属阳明腑实重证，前方药力不足，故不能解大便。改用大承气汤峻下之剂，方中的芒硝乃渗透性的软坚濡润燥屎之药，大黄通腑泄实，大量的厚朴、枳实行气推动之，再加莱菔子行气消食，山楂可消油腻肉积，肉苁蓉补肾温润通便。服法谨遵仲圣"得下止后服"，即患者大便通了以后不能再服，再服就会损伤脾胃正气。

三诊：2017年2月25日。患者服二诊方第1剂后自有便意，大便难解，予开塞露，解两块大便如枣大、质干硬。服第2剂后患者解大便5次，前2次大便质硬量多盈盆，后3次大便不成形夹有不消化的食物和黑色的液体，量明显减少。患者今早再解两次稀便，之后停药观察。症见：患者表情自然，腹胀明显缓解，无腹痛，纳食增加，小便通畅，无尿频尿急。吕老查房问过上述情况后，改用厚朴生姜半夏甘草人参汤。

处方：厚朴40g　　　炮姜20g　　　姜半夏30g　　　炙甘草10g
　　　党参10g

3剂，日1剂，水煎分3次温服。

分析：患者服2月22日方后解出的燥屎即半月前吃的大量不消化的食物所形成，即《伤寒论》所说的"胃中有燥屎五六枚也"，中医所说的胃包括了肠。通过服用大承气汤后患者腹胀减轻、腹痛消失，燥屎已下，解决了患者的宿食病。伤寒论第66条曰"发汗后，腹胀满者，厚朴生姜半夏甘草人参汤主之。"吕师说此方主要是善后调补。考虑患者因宿食病损伤脾胃，致脾虚气滞，宜行气健脾，故选用之。本方厚朴、生姜（因药房无生姜，故用炮姜）、半夏用量较大，人参、甘草用量较小，此谨守原发剂量大小之义。重用厚朴为君是消除胀满，少用参、草，是恐其助满碍中。

四诊：2017年3月1日。患者服上述三诊方前两剂未解大便，第3剂自解大便一次，质软成形。症见：患者腹胀减轻，无腹痛，诉右侧胸胁闷痛，尿频，尿急，尿量正常，纳眠尚可。舌脉：舌暗红、苔黄少津，脉弦。腹诊：腹软，轻度压痛，无反跳痛。吕老查房改用枳实薤白桂枝汤与小柴胡汤化裁，以新病与痼疾兼顾，善后调理。

处方：瓜蒌50g　　　薤白20g　　　枳实20g　　　厚朴40g
　　　桂枝30g　　　柴胡15g　　　黄芩15g　　　西洋参6g
　　　党参15g

6剂，日1剂，水煎分3次温服。

分析：现患者大便基本正常，仍有腹胀，又新增了胸胁闷痛的问题，考虑与患者既往的高血压性心脏病有关。根据患者脉弦，舌暗红、苔黄少津，考虑还是有瘀热，结合患者的体质较好（平日胃纳佳，且久病后精神状态尚可），辨证为瘀热气滞，故选用枳实薤白桂枝汤，该方源于《金匮要略》，主治"胸痹，心中痞气，气结在胸，胸满，胁下逆抢心"。具有宽胸理气、行气消胀之效，可同时兼顾腹胀和胸胁闷痛两个方面。方中枳实、厚朴泄其胁下之气，桂枝通心阳降逆气，瓜蒌、薤白宽胸通阳，西洋参、党参扶助正气，柴胡调肝气，黄芩清郁热。

患者服药后病情稳定，大便一二日一次，至今日8天期间用了2次开塞露，如此高龄患者，必须时只能权宜用之。吕老告诫家属：出院后多关心老人，节制饮食，对老人应如同婴儿一样爱护。

随师心得：有幸在"规培"期间随诊吕师学习。对上述高龄患者宿食病的诊治过程，患者疾病向愈的转折点在于吕师使用了攻下法大承气汤，以峻下热结、通腹逐邪。此方为寒下峻剂，一般医生对年老患者或者产妇时不敢使用。究其原因，一是对经方认识不深，临证经验不足；二是怕承担医疗风险，明哲保身，不敢尝试。吕师认真运用中医四诊："望"患者的表情、舌象；"问"患者起病的诱因、诊治过程；"切"包括脉象与腹部的触诊；"闻"患者所受疾病之苦。抓住了该患者"痞、满、燥、实"之主证，又心系患者受疾厄之苦，胆大而心细，当机立断而选择大承气汤，又谨遵仲景"得下止后服"之法。整个诊治过程，对条文信手拈来，辨病辨证准确，用法用量得当，论证有理有据，注重善后调养，疾病疗效显著，令人十分信服！（唐艺芯整理）

吕按 此例患者95岁高龄，敢于用泻下峻剂大承气汤之气魄，其底气是学本医圣张仲景，是谨遵"观其脉诊，知犯何逆，随证治之"之大经大法。先后五诊，先是以攻药为主，继则行气补虚，后为善后调治，前后四诊之方，皆以经方为主，医贵变通，以切合病情。一个高龄宿食病患者，病经15日后才攻除宿食燥屎，转危为安。可以推断，若宿食不除，不能进食，久而久之，胃气日虚，势必生变，甚至危及生命。总之，治病求因，治病求本，学宗仲景，胆大心细，这是诊治如此高龄宿食病患者的经验心得。

四、老年顽固便秘攻之不通灌肠通，攻补兼施取奇效

陈某某，男，81岁，2016年11月09日收入我院。

【现病史】2014年于海南农垦那大医院行右腹股沟疝气修补术半年后出现腹痛、停止排便。于农垦那大医院诊断为"不完全性肠梗阻"。当时予以对症处理后，症状有所改善出院。近两年来患者反复出现肛门停止排便伴腹部胀痛症状，最长达10天不能解便，苦不堪言，曾多方就医，服药颇多，有的服后稍见小效，方可便出少许，便质如羊屎状。后又反复便秘。

【既往史】患者既往有冠心病病史24年，规律服用复方丹参滴丸及通心络胶囊，确诊以来患者无胸闷、气促等不适症状。2009年于外院确诊有右眼白内障

病史。

初诊： 患者以腹胀腹痛，大便近7天未解，可闻及轻微口臭，口干，平素饮水少。患者无恶心呕吐，无嗳气呃逆、肛门排气，纳眠差，小便正常。近来体重消瘦约20斤。经相关检查无肿瘤、无器质性病变。脉大，按之有力，舌红苔黄微腻。王勉主任医师考虑患者高龄，脾虚运化失常，肠道功能失司，方拟以"四君子汤合小承气汤"加减，以健脾与攻下兼施。

处方：党参15g   茯苓15g   炙甘草5g   生白术15g

        大黄10g   厚朴10g   枳实10g   陈皮10g

        山药20g   法半夏10g   当归10g   葛根20g

3剂，日1剂，水煎分两次服用。

患者当时腹胀不适较重，即予清洁灌肠一次助其排便，便少，四五块，质硬。

二诊： 2016年11月12日吕翠霞教授查看患者：服用上方3天期间，未排便，腹胀腹痛症状无改善。查体：腹胀如鼓、按之硬，腹痛拒按，可闻及口臭，未近身即可闻之，食纳少，睡眠欠佳。六脉大、按之有力、沉实，舌红苔黄厚腻。证属阳明腑实，治以通腹泄实，予大承气汤。

处方：大黄5g（后下）   厚朴10g   枳实10g   芒硝10g（冲）

1剂，水煎分两次服用。

三诊： 2016年11月13日查看患者，患者诉服用昨日中药后，自觉肛门排气，但无便意，仍无解便，经清洁灌肠后，现无明显腹胀腹痛，口干，仍感口气较重。六脉大，沉实，按之有力，舌红苔黄微腻。管床医生考虑患者年龄过大，不宜单用大承气汤，故加以理气健脾之药。

处方：大黄5g（后下）   厚朴10g   枳实10g   芒硝10g（冲）

        生白术30g   火麻仁30g   杏仁10g   陈皮15g

1剂，水煎分两次服用。

四诊： 2016年11月14日。患者服用昨日中药后，无排气排便，轻微腹痛腹胀，按之偏硬，腹痛拒按，口干甚，以晨起明显加重，仍可闻及口臭，六脉大，沉实，按之有力，舌红苔黄微腻。患者症状未见改善，口干甚，予加党参益气生津，而攻下药加量。

处方：大黄10g（后下）   厚朴20g   枳实10g   芒硝10g（冲）

        生白术60g   火麻仁30g   杏仁10g   陈皮15g

党参10g

3剂，日1剂，水煎分两次服用。患者多日仍未解大便，腹胀腹痛不适，再次予清洁灌肠治疗处理。

五诊：2016年11月18日。患者诉服上方后，口干症状改善，但其他症状均未有起色。管床医生考虑，久攻易伤正气而致虚，予改调胃承气汤缓下热结。

处方：大黄4包（24g）　芒硝4包（12g）　甘草3包（9g）

7剂，日1剂，水冲服。

六诊：2016年11月30日。王勉主任医师查看患者后，无腹胀腹痛，大便仍未解，饮食正常，睡眠一般，小便正常。六脉大、沉实、按之有力，舌红苔黄仍腻。王勉主任医师认为肾主五液，开窍于二阴而司二便，肾阴虚，则津亏液少，不能滋润肠道，"无水行舟"而便秘；如肾阳虚，则温煦失权，寒凝肠胃，造成津液不化，肠失濡润，肠蠕动慢而便秘。故以济川煎合增液汤加减以通腑除满，润肠通便，作增水行舟之计。

处方：怀山30g　　　生地30g　　　葛根30g　　　肉苁蓉10g
　　　玄参15g　　　麦冬15g　　　大黄15g　　　厚朴15g
　　　枳实10g　　　红参2包（10g）当归10g　　　柴胡10g
　　　生白术50g

7剂，日1剂，水煎服。

患者说服上方3剂后，自觉腰背部疼痛不适，辗转反侧而不能入眠，无排气排便，腹痛腹胀，腹胀如鼓，按之硬，腹痛拒按，口不干，口臭，六脉大、沉实、按之有力，舌质暗红、苔白厚腻。立即停服上方，改予口服复方聚乙二醇电解质散，患者说当日服用完后自觉便意，自主排便，便质软，量多，腹胀腹痛症状减轻。几日后患者症状仍反复，再次予使用该药物后，无效果。

七诊：2016年12月05日患者大便未解，口干、口臭较前减轻，腹胀症状未见改善，无腰背部疼痛症状，纳少，睡眠欠佳，小便正常。六脉大、中指应指明显、沉取不足，舌质暗红苔白厚腻。属脾弱，津亏便秘，故予麻子仁丸加减破气消积，滋润大肠，健胃通便。

处方：大黄10g　　　厚朴20g　　　枳实10g　　　生白术60g
　　　杏仁10g　　　火麻仁30g　　　党参15g　　　陈皮10g

3剂，日1剂，水煎服。

八诊：2016年12月9日。患者服用3剂后，腹胀症状较前改善，解便一次，量少、干结，无腹痛，无口干，少许口臭，纳眠均正常，小便正常，六脉大、中指应指明显、沉取不足，舌质偏暗、苔白厚腻。

总结以上先后八诊处方用药，有大承气汤、调胃承气汤加减攻下，有润肠之品等，皆疗效不佳。现学习《伤寒论》用灌肠法治疗便秘的记载，予大承气汤加味保留灌肠。

处方：大黄10g 厚朴20g 芒硝10g 枳实15g
   赤芍10g 桃仁10g 莱菔子15g

6剂，日1剂，温热适当保留灌肠。

患者经中药灌肠治疗6天期间，第1天经灌肠后能如厕，排便顺畅。而后几天经灌肠后均能够解便一次，以七八块干结羊屎状，无腹痛腹胀，口臭症状逐渐消失，无口干等其他不适，查其脉象，六脉逐渐由大变弦、轻取有力，舌质暗紫、苔厚度逐渐减薄。查其脉象变更，考虑实热已去，但仍夹瘀偏虚，予大承气汤并以行气活血祛瘀之功，继续予保留灌肠疗法。

处方：大黄10g 厚朴20g 芒硝10g 枳实15g
   桃仁10g 红花10g 白芍10g 牛膝10g
   山楂5g   川芎10g

4剂，日1剂，水煎保留灌肠。

4剂中药保留灌肠期间，患者表示再无腹痛腹胀不适症状，无口臭，每经灌肠后均能够解便。查其脉象，六脉弦，应指明显，沉取不足，舌质暗偏紫、苔薄白微腻。患者现心情大悦，笑容满面。称其有效。予出院。

总结： 患者多方求医，经中西医结合治疗后，均疗效不显，后以中药灌肠疗法初见成效。经查证，灌肠疗法最早源于《伤寒论》原文第233条曰："阳明病，自汗出，若发汗，小便自利者，此为津液内竭，虽硬，不可攻之，当须自欲大便，宜蜜煎导而通之，若土瓜根及大猪胆汁，皆可为导。"灌肠法通过肠黏膜吸收，改善肠道蠕动，可用于各类肠梗阻。常用方多以大承气汤为基础方。方中大黄短期使用，主要是泻下，效果好；长期使用，会导致药源性便秘，后患堪忧。

患者于出院3天后，于2017年01月3日再入我科住院。以下为吕志杰教授诊治过程。

患者称其出院后进食正常，但未经中药灌肠疗法，即停止排便，无便意，腹部胀闷，以上腹部为主，按之痛。查体可见腹胀稍鼓，按之硬，叩诊为满腹鼓音。六脉弦，偏大，应指明显，沉取不足，舌质暗紫，观察二日后，予大承气汤加减继续中药保留灌肠。

处方：大黄15g 厚朴15g 芒硝10g 桃仁10g
　　　红花10g 白芍10g 牛膝10g 山楂5g
　　　川芎10g 益母草10g 枳实10g 枳壳5g

4剂，日1剂，水煎500ml保留灌肠。

2017年01月09日，经4付中药灌肠后，患者可排便，便质初起干结，后稀烂为主。腹部胀闷感有所减轻，但胃纳少，睡眠尚可，小便正常。查其腹部可见腹胀鼓胀程度较前减轻，按之不痛，叩诊仍为鼓音。六脉沉弦，应指明显，沉取不足，舌质暗紫，苔白，厚度较前少，微腻。予前方，加莱菔子10g，陈皮10g，木香10g等行气导滞之品，3剂，日1剂，继续予中药灌肠。患者在中药灌肠治疗期间，一旦停止灌肠则不能够自主排便，亦无便意。

吕老初诊：2017年01月11日。切脉象脉偏大、中取应指明显、沉取不足，舌质略紫暗、苔偏腐。考虑患者年老体衰，便秘日久，辨证为气阴两虚，肠腑失润。治用养心益阴通腑法。以炙甘草汤加减。

处方：生甘草10g 党参10g 桂枝10g 生地黄50g
　　　麦冬20g 火麻仁15g 白芍20g 当归10g
　　　肉苁蓉20g 莱菔子20g

4剂，日1剂，水煎，分3次餐前服用。嘱其服药期间逐渐减少灌肠次数；若大便仍不通，予继续服用。

吕老二诊：2017年01月18日。患者说服用上方3剂后，自觉有便意，多次肛门排气，但如厕之时仍未见解大便，无腹胀腹痛等不适症状。舌质暗红、苔薄腻微黄，脉弦缓，按之虚，昨日行开塞露后解出拇趾般大小的大便七八块。详问患者，平素饮水及食水果之物甚少，劝告应注意饮食调节。再予前方以炙甘草汤加量，滋阴养血，益气通阳。

处方：生甘草10g 党参15g 桂枝15g 生地黄60g
　　　麦冬30g 火麻仁20g 白芍30g 当归15g
　　　肉苁蓉30g 莱菔子25g

3剂，日1剂，水煎，分3次餐前服用。嘱其若3剂见效，则继续服用。1月19日查看患者，诉说服用先前未加量的最后一剂中药时，自觉视物清晰（患者有白内障病史），轻微饱腹感及腹胀。查其体征，腹部微胀，叩诊可闻及鼓音。未解便。嘱患者服用新开方药。

吕老三诊：2017年01月21日。患者说停止灌肠，服用上方后至今日已有四日未解大便，但精神面貌佳，轻微口臭，不思饮食，腹胀如鼓，其上腹部尤甚，犹如板状腹，按之痛。心脏听诊：心音低钝，遥远。舌略暗红、苔薄黄腻、满布。脉大，略弦有力，重按虚。详问患者家属诉其近二日常服用韭菜、芹菜等食物。吕老结合其目前体征与舌脉，说患者腹胀痛，按压痛甚，为实证，根据《金匮》原文曰："痛而闭着，厚朴三物汤主之。"以厚朴三物汤加味。

处方：厚朴50g　　　　枳实10g　　　　枳壳20g　　　　大黄10g

瓜蒌40g　　　　莱菔子30g　　　　炒麦芽30g

3剂，患者因前一方（炙甘草汤加减）未服完，告诉家属，让患者将两方各1剂于一日内交替服用。

患者诉予1月21日当晚服用厚朴三物汤后，自觉下腹部频频咕咕作响，感觉腹部胀闷不适，无便意，无排便，患者当晚未进食。于1月22日上午10点查看患者，见其痛苦表情，腹胀腹痛。查体：腹胀如鼓，板硬，叩诊可闻及鼓音。截至此刻，患者已6天未解大便，亦无便意。患者强烈要求予灌肠。劝继续服药，于上午10点35分服用炙甘草汤，隔半小时后服用厚朴三物汤，稍坐片刻，自觉有便意，遂如厕，初次排出7~8块如食指长干结便块，而后排7次稀烂大便，量多，直至下午3点半后排便停止。患者心情大好！遂告知管床医师，不要再灌肠了。夜晚19点，患者再次服用炙甘草汤，又自主排2次稀便，量多同前。19点30分，再次服用厚朴三物汤方后，又接连解4次稀便，量少，直至凌晨1点停止。患者当晚腹部舒服，心情大悦而难以入眠，称从未有过的高兴！

吕老四诊：2017年1月24日。患者见了吕老，激动得喜笑颜开，称其药方奇妙！昨日虽未解便，但无腹胀腹痛不适。查体：老年性桶状胸，腹软，按之不痛。心脏听诊：心音低钝，遥远。舌质偏暗红、苔黄。脉平缓、略弦、沉取不足。守方以炙甘草汤加减，滋阴、益气，兼用行气活血药。

处方：生甘草15g　　　党参15g　　　桂枝20g　　　生地黄50g

麦冬30g　　　火麻仁20g　　　生姜15g　　　大枣6枚

桑寄生25g　　　肉苁蓉20g　　　赤芍20g　　　白芍20g

莱菔子30g　　　大黄10g（备用）

7剂，带药出院。嘱托：如患者服用3剂中药后，仍未解大便，予大黄10g用沸水泡后温服，大便通之后，则停用大黄。出院后患者若需要复诊，可门诊治疗。

（邓霖、王紫薇协助整理）

吕按 便秘一症可发生在人生年龄的各个阶段，其病因复杂，即可是单纯的，又可并见于多种疾病发生、发展过程之中。无论如何，只要是便秘，即应治之，不可轻视。若长期便秘，会影响周身而引发疾病。就年龄而言，老年性便秘，治之最难。难就难在年老体衰，大肠传导乏力，燥屎阻结难下。治之大经大法，虽可急则治标，攻下通便，但切记不可久用攻下法，以消耗正气，正气耗伤而便秘越甚；护正补虚，维护大肠传导之功，才是正法、常法。

上述患者"第一次住院诊治过程"，多方调治，攻补兼施不行，攻下亦无功效，最后以大承气汤为主方灌肠而取得通便之疗效。但灌肠只是刺激肛肠局部，以达到排便功能，并未调动全身及整个胃肠排便功能，虽是治了局部之标，并未活本，久用无功。我之诊治，重视了治本补虚为主，达到理想疗效。于实践中学习，灵活变通，采取了"增水行舟"的炙甘草汤与"助力行舟"的厚朴三物汤"间施"，取得昼夜多次、大量排便之良效。患者高兴！医者欣喜！但终究年老体力、精气日衰，"神不使也"（语出《素问·汤液醪醴论》），良方良法也难有良效。故此患者尔后门诊治疗，再用上述攻补兼施法也无重复之良效矣！

五、"热结旁流"案证治讨论

麦某某，男性，81岁，主因腹胀下利不禁10日，于2014年5月28日入院。住院号：140191602。患者于入院10天前一次性食入新鲜荔枝（约一斤多）后出现腹胀，解稀烂便，排便不能自控，大便溏薄如黏液状、次频多、量少、秽臭。考虑"急性胃肠炎"，给予抗炎、止泻等治疗后上症未见明显改善。

于5月28日请吕志杰教授会诊：查体：腹部鼓胀明显，全腹压痛，无反跳痛，肝脾未触及，肠鸣音减弱，叩诊鼓音。舌紫暗苔少，脉略弦滑。吕老查看病人后分析病情说：据病因，抓主症，此为"宿食病"。辨证乃阳明腑实证而"热（屎）结旁流"者。治疗大法宜"通因通用"，常规应用大承气汤或小承气汤。但考虑到患者为高龄老人，恐其体虚不能耐受虎狼之药，稳妥起见，遂以《伤寒论》葛根芩连汤与《素问病机气宜保命集》芍药汤法主治。

处方：葛根15g   黄芩10g   黄连10g   白芍20g

        当归10g   木香5g   槟榔5g   大黄5g

        甘草10g

2剂，日1剂，分4次服。

吕老再次查房：患者服2剂后病无改善。吕老详细询问病情后说：上次辨证处方无误，嘱其继续守方服药，再服3剂。强调煎服方法，宜空腹服药，且服药期间宜稀饭淡粥（海南人习惯煮粥加入肉食、海鲜等），不可进油腻、辛辣饮食。

吕老第三次查房：值夜班医生介绍病情，患者家属一大早高兴地说：病人今晨解大便一次，量多"有一盆"（约1500ml），伴有不消化食物，开始成条，后为稀烂样。再无既往频繁的便意感。查体：腹胀已明显消退，腹部压痛消失。吕老看过病人后，据脉缓略弦，舌暗红苔薄黄，更方为保和丸与增液汤法。

处方：焦三仙各10g　　莱菔子10g　　连翘10g　　太子参10g

生白术30g　　鸡内金10g　　玄参10g　　麦冬15g

生地15g

服3剂后，患者正常排便，无腹胀。停药出院调养。

病案讨论：请吕老参加，组织老年病科全科医生对该病例进行了讨论。各位医生各抒己见，畅所欲言，通过充分讨论，明确了以下四点：①荔枝致病问题。患者为顿食大量荔枝后出现的腹胀下利，荔枝为闽南之物，味甘、酸，性热，入心、脾、肝经，多食易上火，并可引起"荔枝病"。李时珍《本草纲目》说："荔枝气味纯阳，其性微热。鲜者食多，即龈肿口痛也。"本患者即因顿服大量荔枝，邪热内迫，大肠传导失司，故下利臭秽。②西医疗法不佳原因。入院后针对频频下利采用抗炎、止泻，不能去除病根（屎结），故疗效不佳。③中医药疗效分析。针对大家提出的问题，吕老对诊治经过分析说：患者暴食荔枝，病因清楚，下利不止当然可考虑为"肠炎"。但审病求因，治病求本，以《伤寒论》经典理论指导辨证，四诊合参，诊断为阳明腑实证热结旁流。所谓"热结"，实质为宿食阻结。大法应"通因通用"。具体该病人取葛根芩连汤者，用葛根意在升清阳以利降浊，用黄芩、黄连取其清除过食荔枝所致之肠热；合用芍药汤（芍药、当归、黄芩、黄连、槟榔、木香、大黄、甘草、官桂），取其行气和血通腑，该方脱胎于《伤寒论》治下利的黄芩汤。方中所以敢用大黄泻下，取法于《伤寒论》曰"若有宿食者，纳大黄"（393）。守方守法，服药5剂后泻下屎结而愈。④疗效不快的反思。有的医生提出，患者虽然治愈了，但疗效较慢，是否就依照《伤寒论》而用大承气或小承气汤呢？吕老说：这确实是一个值得反思的问题。患者高龄体虚，大承气峻下，用之宜慎。但根据"急则治标"的法则，患者邪实致泻，以腹胀为主，可以考虑用《金匮要略》的厚朴三物汤以行气通腑，邪实（屎结）得去，再着重补虚。

讨论结束了，大家表示：这样的病例讨论开拓了思维，确能提高中医诊疗水

平，希望经常定期开展才好。（王勉、陈晓燕、杜琳协助整理）

六、泻黄散治口唇、口舌、口角病变皆为良方

例一：唐某某，女，79岁。2018年4月20日初诊。

【主诉】口唇溃疡间作1年余。

【现病史】患者于1年余前经常出现口角红，4个月出现口唇溃疡，曾服用维生素B1、维生素E，外用口腔创可贴，但经常复发，间断好了10多天又复发。食欲可，入睡困难，大便稍干，有点便秘，一般2~3天一次大便。现在患者口唇红，局部有干裂，甚至出血，口唇的溃疡多以下唇的内侧多见，大小约米粒大，但舌及口腔内侧无溃疡。脉沉、弦、缓，舌尖略红，舌苔白、满布、稍腻。

【既往史】既往有高血压病史10余年，现口服厄贝沙坦片1片，1天1次，平时监测血压控制可。今日血压123/65mmHg。辨证分析：患者脾胃伏火，火热上熏于口，方选泻黄散清热泻火。

处方：石膏15g　　　　栀子10g　　　　广藿香10g　　　　甘草10g
　　　防风10g

6剂，每日1剂，水煎两遍，合并煎药液400~500ml，分早中晚3次温服。

二诊：2018年5月1日。口唇干裂、出血消失，口唇红好转，口唇内小溃疡减轻，未再发生新溃疡。服药后胃部无不适，大便不干，1~2天一次，有便不尽感，费力。4月25日记错了笔者出诊时间，于其他医生就诊。

处方：玉竹2包　　　　知母2包　　　　生石膏2包　　　　牡丹皮1包
　　　地榆1包　　　　天冬2包　　　　沙参2包　　　　栀子1包
　　　生地2包　　　　花粉2包　　　　百合2包　　　　甘草2包
　　　薏苡仁2包　　　溪黄草2包

上方颗粒剂，共7剂，开水冲服，自诉服药后症状未见好转。辨证分析：脉沉略弦，舌尖略暗红，苔白微腻、满布如粉，再用4月20日的方药，改石膏20g，栀子15g，加佩兰10g。7剂，煎服法同前。

三诊：2018年5月11日。服用上药1周后病情变化不大，现口唇黏膜不出血，但口唇黏膜干、发热，且黏膜肿，鼻黏膜干，似鼻塞，尤以夜间明显，既往曾有鼻腔出血，患者家属反映患者近期有血压偏低的情况，近段时间自测血压120/60mmHg左右，患者既往有高血压病史，有一周未口服降压药。食欲可，大

便仍是2~3天排一次，难解。舌淡略暗、苔白、微腻满布，脉弦、按之少力。今早血压130/60mmHg。辨证分析：根据患者的舌脉特点，考虑脾阳不足，阳虚生寒，寒胜生湿，寒湿中阻，虚阳上浮，而表现为口唇病变，再者脾失运化，肝失疏泄，则表现大便难。治法为温脾阳，清虚热，养肝阴。选用连理汤加味。

处方：党参20g　　生白术20g　　炮姜20g　　甘草20g
　　　黄连10g　　炒白芍30g

6剂，每日1剂，煎服法同前。

四诊：2018年5月18日。服用上药后下唇内侧条索状黏膜增厚较前好转，口唇已不红，但仍觉上下唇干，上下唇闭合后自觉上下唇不易分开，下唇内侧的出血点仍存在，但没有增多。大便与之前无明显改变。睡眠较前明显改善，既往晚上入睡困难且凌晨4~5点醒。舌暗、苔白、薄腻、满布，脉缓、略弦、按之少力。守前方7剂。

吕按　患者初诊用泻黄散原方6剂后，口唇病变明显减轻，本想再找笔者复诊，到了医院笔者未出诊，只能转于某医就诊。某医不问之前所服药效果，独自处方7剂，服之未见功效。二诊问及初诊疗效与某医处方服药效果，故守初诊方略于加量加味，本想求得更好疗效。但是，三诊说再服7剂，病情却无进一步改善。辨证论治，"随证治之"（《伤寒论》第16条）乃中医精华，诊脉望舌，考虑患者口唇病变之根本为脾阳不足内生寒湿，湿阻化热，虚热上熏于口唇而唇红干裂、出血、生疮等。泻黄散治标，欲求根治，法当理中汤温脾为主，佐以黄连清化湿热，白芍酸寒通便。四诊所说疗效，验证了三诊方标本兼治确有疗效，且意外之疗效，是夜晚入睡困难明显改善。此如何解释？不外"治病必求于本"之大经大法也。在此说明：以上总结，参考了《王绵之方剂学讲稿》。王教授谈论自己"用泻黄散的体会"时说："现在经常有一种口腔顽固性溃疡，而这些溃疡都是脾胃虚寒而有伏火……"由此可见，上述治例先用泻黄散治标，后用理中汤治本，都有疗效。这与王教授"体会"不谋而合。

例二：李某某，男，40岁。2018年4月23日初诊：口舌生疮半年，口中黏腻，平时吃肉、海鲜较多，夜眠较晚（12点）。纳可，二便调。舌略暗红少苔薄黄，脉弦。方选泻黄散加味。

处方：栀子10g　　连翘15g　　生甘草10g　　藿香10g
　　　生石膏20g　　黄连5g　　牡丹皮10g　　生地10g

大枣3枚（自备）

7剂，每日1剂，水煎两遍，合并煎药液400~500ml分早中晚3次温服。

二诊：2018年5月4日。服上方7剂口舌生疮，口中黏腻明显好转，舌淡红苔白，脉沉弦。测120/90mmHg。守上方7剂。

三诊：2018年5月11日。再服7剂，口舌生疮基本愈合，无新发口疮。口黏腻消失，舌偏红少苔薄黄，脉弦。因患者大便日1次偏干，守上方去黄连（因其"厚肠胃"），加大生地黄至30g（甘寒多汁而润肠通便）。服7剂以巩固治疗，若口疮不复发，不必复诊。告之少食'肥甘厚味'，以避免口舌生疮之成因。并且注重早睡早起，加强锻炼，以防止高血压病（现血压已偏高而脉弦。凡高血压病的早、中、晚期，都以脉弦为主脉特点）。

吕按 《素问·至真要大论》曰："诸痛痒疮，皆属于心。"而心属于火也。此患者平时进食肉类、海鲜较多，营养过剩，必内生郁热、痰火，火热上炎，则口舌生疮。诊脉望舌，亦为瘀热之象。方选泻黄散清透郁热，加丹皮、生地凉血，加黄连清心治疮，少加大枣，以佐制黄连之苦。方证相对，立见功效，口舌生疮症状消除。

例三：林某某，女，44岁。2018年5月9日初诊：近一个月来口干舌燥，饮水较多，口角皮色灰暗干裂，左右口角交替发病，时轻时重，而口唇如有层膜状，但不干裂。经常腹胀，晨起大便不成形，时恶心欲吐。月经周期正常，但量少。脉沉细，舌质暗红苔薄黄。上述口周病变等表现及脉诊舌象，辨证乃脾虚、伏火。联想到前述两例应用泻黄散之病变与疗效，病位皆在口腔，病本可能皆源于脾，故亦以泻黄散治之。

处方：生石膏20g　　　栀子10g　　　连翘20g　　　藿香10g
　　　生甘草10g

3剂，日1剂，水煎分3次温服。

复诊：5月20日。服上方3剂，口角发干和口中干涩都明显减轻，因事停药一周而又有反复，脉沉细略滑，舌像同前。守方6剂。（及孟、惠慧协助整理）

吕按 记得清代医家陈修园说："白天看病，晚上看书。"这是讲，要想成为一名好中医，既要做中医理论家，又要做临床实干家。"干中学"，是最好的既学理论，又提高临床水平的学习方法。我在临床看病之余，为了进一步深入理解泻黄散，本想阅读该方出处《小儿药证直诀》，但来海南未带来本书，便翻开了《王绵之方剂学讲稿》。一看才知道,上述治验三则用的泻黄散原方都用错了一种药。《小儿药证直诀》的泻黄散方药组成:藿香叶七钱(21g),山栀子一钱(3g),石膏五钱(15g),甘草三两(90g),防风四两(120g)。以上用量是散剂比例,临床上应酌情增减,或改为汤剂。一看便知,我将"防风"错用为"连翘"。

泻黄散又叫泻脾散,因脾属土色黄。这是一首"泻脾胃伏火"的方子。方中主用防风为君,散风热,且散而又润为其特点,为"风中润药",方中重用之,有"火郁发之"之意。在重用防风散脾中之热的同时,并用石膏、栀子,一个清气分,一个清血分(栀子特性既能清血热,又能利小便)。泻黄散所治病证有脾虚的一面,所以用藿香叶,取其芳香醒脾化湿之功。方中甘草的用量较大,取生甘草可以清心火,并取其甘缓调和诸药。此外,泻黄散用法为"上药锉,用蜜、酒微炒黄,为细末,每服一至二钱……"水煎服。如此精细炮制法,以"蜜、酒微炒",是取其芳香之气,更好地醒脾。古人做学问如此"认真",太值得我们学习了!

接着说治例错用连翘的问题。这三个案例虽处方都错用为连翘,但服之都效果良好,这如何解释?简单而论为"歪打正着"了,具体分析,确有道理。摘要选录古代医家对于连翘功用特点之论述,便可明白。李东垣说连翘"散诸经之血结气聚"。徐灵胎说:"连翘气芳香而性清凉,故凡气分之郁热皆能已之。"(《本草经百种录》)。《药品化义》讲得更简明而具体,指出:"连翘,总治三焦诸经之火,心肺居上,脾居中州,肝胆居下,一切血结气聚,无不调达而通畅也。但连翘治血分功多,柴胡治气分功多。"古代医家之理论建树,都是以丰富的临床经验为基础。医家们独到的见解,都值得我们学以致用。以上三家引述便可理解,笔者三则治例都错用了连翘,却都取得满意疗效。这说明非盲目犯错,而是错的有道理。这也为活用泻黄散提供了经验和思考。

最后顺便说明一下,钱乙《小儿药证直诀》治五脏病有五个对应的方子:①治心经热盛有导赤散(生地黄、木通、生甘草梢、生竹叶);②治肺热咳嗽有泻白散(地骨皮、桑白皮、炙甘草、粳米);③治肝胆实火有泻青丸(当归、龙脑即龙胆草、川芎、山栀子仁、川大黄、羌活、防风、生竹叶);④治脾胃伏火有泻黄散;⑤治肝肾阴虚有六味地黄丸(熟地黄、山茱萸、干山药、泽泻、茯苓、丹皮)。五方都是在长期临床实践取得丰富经验的基础上而精心创制的良方,都应倍加珍惜,学以致用。

特别提醒初涉临床的读者同道们，下一番功夫向古人学习，多背诵牢记先贤诸家良方，学以致用，这是尽快提高临床水平的最好捷径。

七、旋覆代赭汤治脘痞嗳气案

聂某某，女，55岁。2018年5月13日初诊：患者所诉病情，归纳一下有三：①心下痞闷，频发嗳气七八年，往往是痞闷得嗳气则减缓。②近两年咽中不适，吞之不下，吐之不出，甚则咽中隐痛，有痰不多。察看咽部发红，有条索状滤泡（此为"慢性咽炎"之表现）。③近两个多月不但脘痞，而且胸闷，得嗳气后胸脘舒服。近日查心电图：心动过缓。

【既往史】2007年因胆结石而切除胆囊；2008年因子宫肌瘤而切除子宫。脉弦缓，舌偏红苔薄黄。今日测血压：140/90mmHg。针对病史与四诊合参，综合分析：考虑为肝肾阴虚，虚火上炎至咽，且脾胃失和。治用滋水清肝饮加减。

处方：生地黄20g　　山药20g　　山萸肉15g　　牡丹皮10g

泽泻10g　　茯苓10g　　黄芩10g　　栀子10g

当归10g　　白芍15g　　玄参10g　　桑叶10g

丹参15g

3剂，日1剂，水煎服。

二诊：5月16日。服上方咽干等症状有好转，仍胸脘痞闷，嗳气频作。嗳气于仲景书称之为"噫气""干噫"，治之有生姜泻心汤与旋覆代赭汤两方，辨证治之，以旋覆代赭汤更切合，故以原方去大枣加黄芩。

处方：旋覆花15g（包）　　代赭石20g　　法半夏30g　　生姜15g

党参15g　　黄芩10g　　生甘草10g

3剂，日1剂，水煎服。

三诊：5月23日。服上方3剂，嗳气明显减少，胸脘痞闷减轻，舌脉如前。守上方再服4剂。

四诊：5月27日。再服4剂后，嗳气仅偶发，胸脘痞闷已基本消除，且心情烦躁也随之好多了。舌脉仍如前，但近日又觉咽干不适有加重之势。守前方与半夏厚朴汤合用以兼顾之，随证变通方药与用量。

处方：旋覆花15g（包）　　代赭石15g　　法半夏30g　　生姜10g

党参10g　　黄芩10g　　生甘草15g　　厚朴20g

茯苓15g　　苏梗10g　　大枣3枚

7剂，日1剂，水煎服。（韩财畴协助整理）

吕按 经方用之得当，必见功效，此屡试屡验。笔者治用旋覆代赭汤，就是想到《伤寒论》第161条曰："伤寒发汗，若吐，若下，解后，心下痞硬，噫气不除者，旋覆代赭汤主之。"其关键句是"心下痞硬，噫气不除"。这与患者多年来胃脘痞闷，嗳气频发正切合，故服用该方3剂即明显见效。

嗳气，古称"噫气"，其成因，于《金匮要略》第十一篇第18条曰："中焦气未和，不能消谷，故能噫耳。"噫气，俗称"打饱嗝"。《说文解字》云："噫，饱出息也。"《景岳全书·杂证谟》："噫气，饱食之息，即嗳气也。"还有，《伤寒论》第157条甘草泻心汤证有"干噫食臭"一句，即嗳气发出食腐之气味。"臭"为气味的总称。总之，旋覆代赭汤补中和胃、化痰蠲饮，镇肝降逆，方证相对，噫气、脘痞自除。

第四节　肝胆病证治

一、腹痛（胆石症）治例

符某某，女，53岁，因上腹部疼痛到省某三甲医院就诊，B超显示：胆囊内有一个可移动的0.8cm×0.9cm大小的强光团，诊断为"胆石症"。因病人害怕手术，而到我院就诊，要求保守治疗。当时病人除大便稍硬外，无明显自觉症状，舌红苔厚微黄，脉弦细，用大柴胡汤加减。

处方：柴胡20g　　　黄芩15g　　　赤芍10g　　　制半夏20g
　　　枳实15g　　　大黄15g（后下）虎杖15g　　　金钱草50g
　　　郁金30g　　　厚朴30g

5剂，每天1剂，水煎2次，合之分两次空腹服。同时嘱在服药前1个多小时食用油煎鸡蛋2个，每天2次。5剂药服用过程中曾有明显的右上腹部疼痛。第6天复诊，B超显示胆囊内原有的强光团消失。

按：大柴胡汤为主治少阳病不解，热结于里的要方，以往来寒热、胸胁胀满或心下满痛，呕吐心烦，大便秘结为主症。在临床上胆石症病人没有急性期发作，就没有"按之心下满痛"，这时用大柴胡汤是无效的，只有在"按之心下满痛"的情况下才有效。故用大柴胡汤前，需要人为地制造一个大柴胡汤证，即食用油煎鸡蛋每次2个，病人出现"按之心下满痛"时用药才能取得最佳效果。（杨华供稿）

吕按 此案人为造成大柴胡汤证的思路很有创意。因为，只有在促进胆汁分泌、胆囊收缩的情况下，再用大柴胡汤因势利导之，才会更有可能排出胆结石。此案5剂即排出结石，也证实了其经验是可行的。

二、柴胡加龙骨牡蛎汤治郁证（精神抑郁症）、震颤（帕金森氏病）有奇效

杨某某，女，62岁，北京人，来海南过冬，2018年2月9日初诊。

两年前在北京多家大医院就诊，诊断为"精神抑郁症"，给予抗抑药治疗至今，病无改善。又因行走迟缓，两手颤抖等，印象为"帕金森氏病"。目前四诊表现：望之行走迟缓无力，满面愁容，而且带虚浮；闻之语音低沉、缓慢，心中苦涩难以言表；问之心慌（晨起及上午易发，家属说当时心率快，服用酒石酸美托洛尔片可缓解），焦虑，记忆力衰退，气短，易紧张、口臭、便秘（3~4天一次，干燥如羊屎，必要时需要用开塞露），心下痞闷，吃补药人参类似上火，忽冷忽热，易冒冷汗，为更年期状。诊脉右微细欲绝，左寸脉弱，关、尺沉缓弦细；舌暗红苔黄较干燥。据四诊表现，考虑为真武汤证。

处方：炮附子20g　　白芍30g　　生白术30g　　茯苓30g　　生姜20g

先泡30分钟，煮开锅后再煎30分钟以上（因用的附子剂量较大），取汁200多毫升，第2遍再煮取约200毫升，合汁分日3次温服。

复诊：2月7日。服上方3剂，病无改善。如上所述，四诊合参，考虑为郁证，以治肝为主，改拟柴胡加龙骨牡蛎汤（考虑患者服人参则上火，故去之，并去铅丹，再加当归以养血润肠通络，加甘草调和诸药）。

处方：柴胡20g　　　黄芩15g　　　法半夏10g　　　桂枝5g

茯苓15g　　　大黄10g　　　生龙牡各20g（打碎）

当归15g　　　生姜10g　　　大枣10g

上方4剂，每剂煎服3次，分日3次温服。

三诊：2月1日（腊月二十六）。患者从三亚专程来海口复诊，面带笑容，问之："服药如何？"患者回答好多了！大便已经每日1次，仍较干，忽冷忽热消失，手颤等诸症减轻。还高兴地说："都说中药效果慢，我这不好得很快吗？从

北京来之前也吃过60剂药，毫无效果。以前也看过多次，吃过很多药，就是无效，这个方子怎么这么好啊！"我也抑制不住内心欣喜，高兴地说："我这是学着用的我们医圣张仲景的方子。经方用得对，就是效果好！"效不更方，再取9剂，在春节前后服之，节后初六复诊。（许登磊协助整理）

吕按 《伤寒论》第107条曰："伤寒八九日，下之，胸满烦惊，小便不利，谵语，一身尽重，不可转侧者，柴胡加龙骨牡蛎汤主之。"许多临床医家以该方治杂病之精神异常为主的证候，诸如惊怖、惊悸、气厥、癫狂（神经官能症、精神分裂症）、季节性精神异常及小儿舞蹈症、梦惊、癫痫等病症，都取得可喜的疗效。笔者上述治例，亦为意外之奇效！从上述经验可以领悟：凡精神异常类病变，辨证论治疗效不佳者，可以用本方为主治之。不久前听一个专家讲座说：最新研究表明，长期便秘为"帕金森氏病"成因之一。正巧上述治例即如此。

三、肝癌识病辨证论治案

刘某，男，57岁，2017年7月30日初诊。

【主诉】反复右胁隐痛、乏力、腹泻4个月，加重3天。

【现病史】患者于4月前无明显诱因出现右胁隐痛、乏力、腹泻，在外院多次住院，经检查诊断为"原发性肝癌"。予护肝降酶及对症、支持治疗（具体用药不详），症状好转后出院，但上述症状每因劳累或情绪不佳时加重，平素口服固肠止泻丸以改善症状，3天前因劳累后上症再发，遂来我院就诊。既往有慢性乙型肝炎病史5年。就诊症见：右胁部隐痛，腹胀，乏力，时有恶心欲呕，纳眠欠佳，小便黄，大便稀黄，3~4次/日，近4个月体重减轻5公斤。舌暗红、苔薄黄，脉弦细。腹部CT示：①肝右叶巨块性肝癌，并多发子灶形成，门脉右支癌栓形成。②肝硬化，门脉高压、脾大。胸片示：心肺正常。肝功能：AST 669U/L、ALT 362U/L、TP 72g/L、ALB 25.76g/L、GLB 46.54g/L、TBIL 120.83 μmol/L、DBIL 83.47 μmol/L、IBIL 37.36 μmol/L。

【诊断与证治】中医诊断：胁痛（肝郁脾虚）。西医诊断：①原发性肝癌并门脉癌栓，②乙肝后肝硬化（失代偿期）、门脉高压症、脾大。患者因不慎感受邪毒，侵袭肝脏，久则肝失疏泄，胁肋为肝之分野，故出现胁肋不适；木克土，肝病日久侵犯脾胃，脾之受纳运化失司，水谷精微不能输布，故出现纳差，乏力；脾虚清浊不分故腹泻。舌暗红、苔薄黄，脉弦细等。四诊合参，皆为肝郁脾虚证候。治以健脾益气，渗湿止泻。方选参苓白术散加减。

处方：党参30g　　　白术15g　　　云苓15g　　　木香10g

砂仁10g（后下）　甘草5g　　　怀山药15g　　陈皮5g

枳壳10g　　　川朴15g　　　柴胡10g　　　薏苡仁30g

防风15g　　　白芍15g　　　丹参10g

5剂，水煎服，日1剂；配合西药降酶护肝。

二诊：2017年8月7日。精神较前好转。患者右胁部疼痛、腹胀较前减轻，纳、眠一般，小便黄，近两天每日解大便1~2次，质稀黄。舌质暗红、苔薄白，脉沉弦。实验室指标：AFP：2911.716ng/ml，CA 199291.20U/mL。血脂：HDLC 0.55mmol/L。肝功能：ALB 30.7g/L，GLB 48.8g/L，A/G 0.6，TBIL 87.9μmol/L，DBIL 71.9μmol/L，IBIL 16.6μmol/L，GGT354U/L，AST159U/L，ALT 86U/L，TBA 101μmol/L，PA 83mg/L。免疫全项：IgG33g/L，IgM 3.70g/L，IgA 3.5g/L，bu-tiC 32.06g/L。乙肝六项：HBsAg（＋）HBeAb（＋）HBcAb（＋）。凝血四项：PT 18.7s，INR 1.55，TT 23.1s。血沉：37mm/H。腹部彩超：肝实性占位——肝癌并门脉癌栓形成，胆囊增大并壁毛糙，脾肿大，腹水。考虑患者为阳气虚甚而无以行水，故以补中益气汤为主方，并加入清热利湿、活血化瘀之药，全方共奏升阳益气、健脾祛湿、活血化瘀之效。

处方：黄芪12g　　　白术15g　　　陈皮10g　　　升麻5g

炙甘草10g　　当归10g　　　茯苓20g　　　薏苡仁30g

柴胡5g　　　泽泻15g　　　法半夏15g　　三棱10g

莪术10g　　　白花蛇舌草15g　半边莲10g　　藿香10g

党参15g　　　丹参10g

5剂，水煎服，日1剂；配合西药降酶护肝。

三诊：2017年8月11日。精神尚可，患者右胁部疼痛明显缓解，时有腹胀，少许乏力，纳、眠可，小便调，近两天每日大便1~2次，质稀黄。舌暗红苔薄微黄，脉沉弦。患者服药后症状明显好转，故守方继续服用10剂，煎服法同前。

四诊：2017年8月20日。患者精神一般，右胁部疼痛明显缓解，偶觉腹胀，少许乏力，纳、眠一般，小便调，大便每天1次，质稀色黄。舌暗红，苔薄微黄，脉沉弦。复查肝功能：ALB27.8g/L，GLB 49.4g/L，A/G0.6，TBIL41.8μmol/L，DBIL 30.8μmol/L，GGT 291U/L，AST 51U/L，TBA 23μmol/L，pa 59mg/L；IgG 31.7g/L，IgAM 3g/L。凝血四项：PT17.8s，INR1.48，TT22.6s。AFP900.182ng/ml。

患者标证已解，治法改为疏肝健脾、益气养阴为主。

处方：柴胡10g　　枳壳10g　　甘草5g　　枸杞子15g

当归15g　　麦冬15g　　云苓15g　　白术15g

党参30g　　黄芪30g　　沙参15g　　白花蛇舌草15g

丹参10g

5剂，水煎服，日1剂。患者守方共服用12剂，煎服法同前。

五诊：2017年9月2日。一般情况好，右肋部无明显疼痛，无腹胀、乏力，纳、眠一般，二便正常。查体：BP 130/75mmHg，心肺正常，腹软无压痛，肝区无叩痛。复查：AFP 301.113ng/ml。肝功能：ALB 30.6g/L，GLB 39.4g/L，A/G 0.8，TBIL 23.4μmol/L，DBIL 19.4μmol/L，GGT 285U/L，AST39U/L，TBA 25μmol/L，P A78mg/L。凝血功能：PT 17s，INR 1.40，TT 24s。

随诊1个月，TBIL 23.4μmol/L，DBIL 19.4μmol/L，GGT 285U/L，AST 39U/L，TBA 25μmol/L，PA 78mg/L。凝血功能：PT 17s，INR 1.40，TT 24s。

讨论：本案患者为肝癌顽疾，肝气横逆犯脾，脾失健运，水湿内停。肝气不舒则脾失健运，脾之升清降浊功能失常，故右胁隐痛、乏力、腹泻等，治疗以健脾为主，疏肝为辅。方选参苓白术散加减：方中党参、白术、云苓、薏苡仁、怀山健脾祛湿；防风、白芍、白术、陈皮合用有痛泻要方之意：白术苦甘而温，补脾燥湿以治土虚；白芍酸寒，柔肝缓急止痛，与白术相配，于土中泻木；陈皮辛苦而温，理气燥湿，醒脾和胃，配伍防风，具升散之性，与术、芍相伍，辛能散肝郁，香能舒脾气，且有燥湿以助止泻之功；川朴、木香、砂仁芳香行气，使气行则水行。二诊患者腹泻症状较前好转，但乏力症状仍存，考虑阳气虚甚而无以行水，故以补中益气汤为主方，并加入清热利湿、活血化瘀之药，患者服后症状明显好转，故守方服用。后期患者症状基本消失，故在前方基础上去清热利湿及活血化瘀的药物，适当加入养阴之药以防阴液耗失。

本案全部诊治过程，体现了罗老在治疗肝癌过程中始终谨守病机，审病与辨证合参，在用药上坚持"疏泄勿太过，补脾勿太壅，祛湿勿太燥，清热勿太寒，祛瘀勿太破，养阴勿太腻"等原则，故对肝癌患者取得满意疗效。（罗凌介主治，程亚伟整理）

吕按 癌症者，大病也。但癌症并非十分可怕，并非绝对的不治之症。可怕的是，当今人们谈癌色变，哪个病人听说自己得了某种癌症，十有八九，精神崩溃！如此这般，再好的良医，再好的良药，也难有回天之功。这就是《素问·汤液醪醴论》所曰："病为本，工为标，标本不得，邪气不服。"这里说的"标"指医生的治疗方法，"本"指患者的神机本能。如果病人对治疗失去信心，对自己的病情悲观失望了，即"标本不得，邪气不服"。反之，就会"标本相得，邪气乃服"。以上罗老治疗的肝癌病例之疗效，难能可贵！这就是"标本相得，邪气乃服"的很好例证。

我们河北的刘亚娴老师，精读经典，博采各家，擅长治癌症。他著的《刘亚娴辨治疑难病证例析》一书我通读过，受益良多。该著有治肝癌案三则，值得参阅。

四、真武汤治阳虚水泛证案例分析——真武汤中芍药"利小便"求索

吴某，男，56岁，2018年6月22日初诊。

【主诉】头晕间作3个月。

【四诊摘要】头晕，怕冷，双眼睑肿，手足发凉，精神不振，白天嗜卧，面色晦暗，大便溏薄，小便频而量少，舌淡暗、质润、边有齿痕，脉沉。既往体健。测BP：120/80mmHg。心率75次/分，律齐，无杂音。

【病因病机分析】阳虚水泛于上，则双眼睑肿；湿浊内阻，清阳不升，则头晕，精神不振而嗜卧；阳虚不能达于四末，则手足发凉；脾阳不足，不能腐熟水谷，故大便溏，阳虚不能化气行水，故小便不利。舌脉皆阳虚之象，阳虚难以推动血脉运行而致瘀，故舌淡暗。

【辨证论治】眩晕阳虚水泛证。治法：温阳利水，宜真武汤。

处方：附子2包（12g）　生白术2包（20g）　茯苓3包（30g）　泽泻2包（20g）
　　　白芍2包（20g）生姜3包（9g）　　　大枣2包（20g）

4剂，日1剂，分2次开水冲服。

复诊：6月26日。患者服药后症状改善30%~40%。但自诉畏风，汗出，口臭。上方加桂枝2包（12g），黄芩1包（10g）。4剂，服法同上。

三诊：6月30日。患者服药后症状改善70%，自诉头晕、怕冷，双眼睑肿明显减轻，手足温，无口臭，仍大便稀烂，舌象较前红润，脉沉有和缓之气。上方加山药2包（20g），丹参1包（10g）。服5剂后诸症基本消失。

心得：本案所述诸症与舌脉特点为阳虚水泛之证候，真武汤为主治之方。真武汤在《伤寒论》涉及两个条文，引录如下。《伤寒论》第82条曰："太阳病发

汗，汗出不解，其人仍发热，心下悸，头眩，身瞤动，振振欲擗地者，真武汤主之。"此条是讲一个内伤杂病的患者，又感受外邪而内外兼病证候。第316条曰："少阴病，二三日不已，至四五日，腹痛，小便不利，四肢沉重疼痛，自下利者，此为有水气，其人或咳，或小便利，或下利，或呕者，真武汤主之。真武汤方：茯苓、芍药、生姜（切）各三两，白术二两，附子一枚（炮，去皮，破八片）。上五味，以水八升，煮取三升，去滓，温服七合，日三服。若咳者，加五味子半斤，细辛、干姜各一两；若小便利者去茯苓；若下利者，去芍药加干姜二两；若呕者，去附子加生姜，足前为半斤。"此乃少阴病阳虚水泛的证治。前后两条证候皆以真武汤主之，为异病同治之法，此法为中医学之大经大法。本案治用真武汤，加泽泻增强利水之功，加大枣意为健脾。初诊患者症状改善30%~40%。复诊诉口臭、怕风、汗出，考虑营卫不和，故加用桂枝；口臭为郁热，故加入清热之黄芩。服4剂后症状明显改善，故针对大便稀烂，加用山药健脾止泻；舌暗，加丹参活血化瘀。服用5剂后诸症痊愈。

在总结这个案例时温习《伤寒论》上述两条原文，才知第316条方后注有"若下利者，去芍药加干姜"之加减法。以白芍为阴柔之品，故阳虚而大便溏薄者去之；加干姜以协助附子、苓、术，加强温脾止泻之功。故学习仲景书，应读全文，不可忽略方后注。（及孟供稿）。

吕按 本案的价值，进一步证实了真武汤为治疗阳虚水泛的可靠良方。我曾在《伤寒杂病论研究大成·绪论》中提出"新的三因学说"。其新就新在将"内因、外因、不内外因"之"不内外因"，反其道而曰"内外相因"。这一字之差，具有深刻的含义。"内外相因"的意思是说，《伤寒论》全书之398条原文的一大类内容，是论述许多内科疑难杂病，又兼感外邪之复杂病变的辨证论治。这是笔者研究仲景书发现的一条规律，是心灵的感悟。领悟了这"一条规律"，明白了仲景书之著述体例，也就明白了为何真武汤的两条原文，一出现于《辨太阳病脉证并治》，一载入《辨少阴病脉证并治》。仲景书为术以载道之书，既要学其术，更应悟其道。术以载道者，才为圣书也。

真武汤中之"芍药"，值得特别讨论之。仲景书经方用药之本源是《神农本草经》及相近时代的《名医别录》。笔者主编的《仲景方药古今应用》与《经方用药法律》，其中求索了仲景全书252方（笔者按一定标准统计的结果）中57首经方应用"芍药"的规律，归纳为四点：一是和营调卫治时行寒热；二是养血止痛治多种痛证；三是活血行瘀治瘀血病证；四是芍药"利小便"之功用，此仲景无言，而言在《本经》也。《本经》曰芍药"利小便"；《别录》曰芍药"去水气，利膀胱"。古圣所述芍药"利小便"而"去水气"之功效，后世多忽视之，独近代名医张锡纯"重用白芍"治水肿取得良效。其治验三则附录于下。

附　张锡纯重用芍药治水肿医案3则

（1）邻村霍氏妇，周身漫肿，腹胀小便不利，医者治以五皮饮不效。其脉数而有力，心中常觉发热，知其阴分亏损，阳分又偏盛也。为疏方，用生杭芍两半，玄参、滑石、地肤子、甘草各三钱，煎服一剂即见效验，后继方略为加减，连服数剂痊愈。

（2）一妇人年三十许，因阴虚小便不利，积成水肿甚剧，大便亦旬日不通。一老医投以八正无效，友人高某某为出方，用生白芍六两，煎汤两大碗，再用生阿胶二两融化其中，俾病人尽量饮之，老医甚为骇疑，高某某力主服之，尽剂而二便皆通，肿亦顿消。后老医与愚睹面为述其事，且问此等药何以能治此等病？答曰："此必阴虚不能化阳，以致二便闭塞，白芍善利小便，阿胶能滑大便，二药并用又大能滋补真阴，使阴分充足以化其下焦偏盛之阳，则二便自能利也。"

（3）子某某，治一水肿症，其人年六旬，二便皆不通利，心中满闷，进或烦躁，知其阴虚积有内热，又兼气分不舒也。投以生白芍三两，橘红、柴胡各三钱，一剂二便皆通。继服滋阴理气，少加利小便之药痊愈。(《医学衷中参西录》)

第五节　肾病证治

一、猪苓汤治淋证覆杯而愈案

刘某某，女，48岁，东北吉林市人（海南过冬）。2018年1月24日下午初诊。尿频、尿急、尿痛时轻时重4年，每因疲劳、少寐、心情不好加重。曾做多种检查（–）。多次使用抗生素、阴部外用药，并就诊于许多中医、采取多种方药治疗，始终病无改善。本次即因尿频、尿急、尿痛，伴外阴痒就诊。问之夜尿四五次，白天二三十分钟即小便一次，口干口渴，习惯饮茶水，常因上述小便异常而心烦、少寐、后背痛。近日尿液检查（–），支原体（＋）。望之面黄少华。月经正常，近两个月量少。白带少而阴部干。脉沉弦缓，舌暗红苔微黄。追述既往史：

于19岁时做人工流产后大出血，20岁生孩子后贫血，此后至今体质较差。以猪苓汤原方治之。

处方： 猪苓30g　　茯苓20g　　泽泻20g　　滑石20g　　阿胶12g

3剂，上五味，水煎四味，去渣，纳入阿胶烊化，分日3次温服，药房代煎。

复诊： 1月28日上午。初诊当日晚睡前服药1次，当夜尿频、尿急、尿痛消失，仅小便一次，夜眠安好。第2天继续服药，小便恢复正常。服完3剂后今日复诊，对上述意外之奇效，十分惊喜！守原方，再开3剂，代煎，一天半服1剂。

三诊： 2月4日。服上方后，停药两天，病无复发，但昨天吃海鲜后外阴有点痒，今日尿道略痛。脉缓略弦，舌略暗少苔薄白。守方猪苓汤3剂，两日1剂，同时服用五子衍宗丸以补肾固本。

`吕按` 初诊后仅服一剂的三分之一，即尿频、尿急、尿痛等小便不利消失。如此覆杯而愈，真是不可思议，令人惊叹经方疗效之神奇！深不可测也。为了帮助读者学习古今中外医案中应用猪苓汤的宝贵经验，将仲景书中有关猪苓汤之原文与两篇文献摘要附录于下。

附 《伤寒论》之猪苓汤证与古今医案分析

1.《伤寒论》之猪苓汤

（1）原文：若脉浮，发热，渴欲饮水，小便不利者，猪苓汤主之。（223）阳明病，汗出多而渴者，不可与猪苓汤，以汗多胃中燥，猪苓汤复利其小便故也。（224）少阴病，下利六七日，咳而呕渴，心烦不得眠者，猪苓汤主之。（319）夫诸病在脏，欲攻之，当随其所得而攻之。如渴者，与猪苓汤。余皆仿此。（17）

（2）方药用法：猪苓（去皮）、茯苓、泽泻、阿胶、滑石（碎）各一两，上五味，以水四升，先煮四味，取二升，去渣，内阿胶烊化。温服七合，日三服。

（3）方证释义：本方功能养阴清热利水。方中猪苓、茯苓、泽泻甘淡渗湿以利水；阿胶属血肉有情之品，甘平育阴以润燥，滋养真阴；滑石甘寒通窍利水，导热下行。本方证是以水热互结于下焦，兼有阴伤为主要病机的病证。

2. 61例猪苓汤证临床验案统计分析

临床资料：本文采用现代杂志或医著中明确记载的61例猪苓汤有效病案，这些病例都是诊断明确、病例记录切实可靠、疗程及疗效清楚的原始个案资料。

脉症统计：61例病案统计中，共有症状48个，出现次数较多的前5个症状依次为：小便不利，心烦失眠，腰酸痛，口渴，尿血。常见舌脉为：舌红或红绛，脉数、细、沉、弦。

病机分析：

（1）在61例病案资料中，小便不利的症状出现频率明显高于其他诸症。这里所讲的小便不利，是指广义上的小便失常，而不单指小便排出的不畅利感。从资料中看到，小便不利的表现包括：尿频、尿急、尿量较少，或癃闭、小便失禁、尿出不畅而时续时断，或伴有尿道淋沥涩痛，或排尿时间延长，或尿而不尽等。由此可见，凡是尿量减少或是伴有排尿过程中的异常，都可称为小便不利。肾阴不足，阴损及气，肾气虚则不能化气行水，从而导致水液代谢发生障碍而出现小便不利。小便不利直接反映了少阴肾主水功能的障碍，故应将此作为猪苓汤的主症之一。

（2）心烦失眠一症的出现率仅次于小便不利。小便不利和心烦失眠二症同见，能够充分反映出少阴阴虚水停，阴虚内热而水热互结的病理特点。在肾阴亏虚情况下，一方面肾气不足不能化水行水而致水停；另一方面，肾阴亏虚，心火独亢而又生内热，这是在同一种病理基础上所产生的二种不同而又相关并存的病理演变特点，无形之热依附于有形之水中，相互搏结，形成水热互结之势。小便不利和心烦失眠同时出现是猪苓汤证的特殊表现。

（3）尿血，包括肉眼血尿和镜下血尿，尿血反映了下焦有热，阴络受损。如《五脏风寒积聚病》中说："热在下焦者，则尿血。"因此，尿血一症在猪苓汤的辨证中应引起足够重视。

（4）腰酸痛，即腰部酸软疼痛，绵绵不休。腰为肾府，为肾精灌溉之城，也是肾气发生之地，不论外感内伤，虚实之变，凡伤及于肾，均能出现腰痛。《素问·脉要精微论》曰："腰者肾之府，转摇不能，肾将惫矣。"因此，腰酸痛是直接说明猪苓汤病位的明证。

（5）口渴，包括口干、咽干、口苦而干、唇燥及口渴能饮、口渴不欲饮、口干烦躁喜饮而水入则呕，夜间渴甚、口有微渴等多种表现。

（6）舌红或舌绛反映了阴虚有热的病机，为本证的主要舌象。苔少或无苔反映了阴虚一面，而白苔则反映了水湿停蓄一面。刘渡舟教授对本证之白苔（主要是白滑苔）尤以重视，认为这是体内停水的主要舌苔特点，因而在临证时常以舌质红而苔白滑作为辨猪苓汤的舌象特征。

（7）脉以数、细、沉、弦为主。细主阴虚，数主有热，脉沉主病在里。这和

《伤寒论》第298条"少阴病，脉细沉数，病为在里，不可发汗"的精神完全符合的，弦脉的病理意义有二：其一，弦脉主水饮；其二，少阴阴虚，不能涵养肝木，肝失滋荣亦可见弦脉。

（8）或然症：资料中有一定数量且与猪苓汤症之病机有密切联系的症状，称为或然症，如：浮肿、发热、疲倦、食少、呕恶不利、少腹痛或胀等。其中浮肿为体内蓄水，水气外溢的病机，浮肿常与小便不利同时出现，水气上逆于胃则可见食少、呕恶，若阻于经脉，气机不利则可见少腹通胀。另外肾阴亏虚，精气不足可见疲倦、消瘦等虚弱表现。发热包括低热、手足心热、潮热等，是少阴阴虚内热的外在表现。

体会：通过资料统计所得出的猪苓汤之脉症特征，从总体而言，与《伤寒论》中猪苓汤症表现是一致的，说明《伤寒论》关于猪苓汤证的证治论述具有临床实用价值。同时还应看到，现代临床医家十分重视腰痛酸痛、尿血这两个症状，并对舌脉作为补充，从而使人们能比较全面地把握猪苓汤证的临床表现。（《北京中医学院学报》1991，3：14）

3. 古今中外医案119例猪苓汤证统计分析

病史：119例病案中有病史记载者84例，发病时间从2天到30年不等。在占全部病例近70%的泌尿系统疾病中，以病史超过半年的慢性病患者为多。这与病邪久稽化热伤阴有关。

诱因：从诱发原因看，发病或引致疾病的复发原因有外感、产后、术后、过度疲劳、体质虚弱、慢性炎症等。

症状、舌、脉统计结果：119例病案中常见症状依次为：尿频急涩痛、小便短少、渴欲饮水、血尿、尿痛、发热等。常见舌脉为：舌红苔少或黄苔或白腻苔，脉沉细数。

主要疾病：在119例病案中，有80例属泌尿疾病，占67%，其中尿路感染性疾病尤以多见。（《实用中医内科学》1991，1：14）

【吕按】以上两文统计结果有的相似，有的可以互补。读者可相互联系，综合研究，以指导临床。综合上述文献资料可知，猪苓汤证揭示了人体客观存在的一种特殊复杂的病变，即阴虚、有热、水停并见。猪苓汤育阴清热利水法与真武汤、苓桂术甘汤等温阳化气利水相对应，确立了治疗虚性水气病的两大法则。猪苓汤所用五味药的配伍独具匠心，含意深刻，文献资料中凡运用猪苓汤者一般都谨守原方。故临症之时，虽可适当变通用药，但切不可随意加减，以免影响原方疗效。这是应用古方的一般原则。

二、狼疮性肾炎诊治名医经验与案例

林某某，女，35岁。2018年1月12日初诊。

【现病史】1997年患者无明显诱因发现双膝关节红、肿、痛，行动不便，曾用草药外敷双膝关节，后双膝关节红、肿、痛好转，逐渐不痛。之后1年后患者无明显诱因出现面部浮肿、眼睑浮肿、全身关节游走性疼痛发热，面部颧骨处出现片状红斑，身体未见红斑出现，碰撞后易出现瘀斑，尔后病情加重，身体消瘦，出现胸腔积液、腹腔积液，在陵水县人民医院住院治疗，行胸腔积液、腹腔积液抽液治疗。后反复在医院住院治疗，有一次在三亚425医院就诊，当时医生予较大量的环磷酰胺治疗时出现明显的脱发。之后患者一直门诊治疗。

经常口服泼尼松片一天2片（10mg），目前尿常规蛋白（++），血常规、肾功能正常，其他正常。经常感身体疲惫，精力、体力不足。近10天鼻塞、流鼻涕、头痛、怕冷，尤以感凉时明显，服用999感冒通后头痛等好转，睡眠一般，食欲可，二便正常。舌略暗红齿痕明显、少苔、薄白而少津，左脉沉有燥数之象、右脉沉略滑而少力。未婚。月经一月一次，既往经期7~8天，近几个月经期5~6天，经量较前稍减少。

【辨证论治】有感冒时以治感冒为主，兼顾治疗红斑狼疮，待感冒治愈后，再着重治疗红斑狼疮。治则为扶正去邪，方选柴胡桂枝汤加味。

处方：柴胡10g　　黄芩5g　　党参10g　　姜半夏10g
桂枝10g　　炒白芍10g　　炙甘草10g　　蝉蜕5g
防风10g　　当归10g　　升麻5g　　大枣15g
生姜15g（自备）

4剂，每日1剂，水煎两遍，合并煎药液400~500ml，分早中晚3次温服。

笔者对狼疮肾炎缺乏治疗经验，故带着问题向授业尊师肾病专家赵玉庸老师请教。赵老师具体传授了他多年的经验，择要整理如下：①激素的用法：激素类似中药壮阳药，对狼疮肾炎患者大量用激素的情况，减量可快点，但辙至2片时，再减少用量就要慢慢1/4片酌减，一般在减至1片时不可再减，终生用之。②诊疗进展：此病年轻时进展快，60岁以后进展则慢了。③治疗方法：此病治疗大法以补肾为主，着重补肾阳，酌补肾阴，佐以通络虫类药。④平补肾阳药：菟丝子、威灵仙、淫羊藿、巴戟天、肉苁蓉（不用附、桂）。⑤补气药：黄芪。

⑥虫类活血药：地龙、僵蚕、蝉蜕、土鳖虫（血尿不用土鳖虫），酌选全蝎、蜈蚣、乌梢蛇。⑦偏肾阴虚：黄精、枸杞。

二诊：1月16日。鼻塞、流鼻涕明显好转。长期服用激素后经检查出现骨质疏松；尽量避免怀孕，以免加重病情。有轻度白内障。今日测血压：120/80mmHg。尿常规示：蛋白（++）。左脉沉略弦滑、右脉沉略弦，舌质略暗少苔。辨证分析：学习赵老师经验，治法补肾温阳，佐以健脾、活血通络；给予补肾通络汤（自拟方）加减。

处方：菟丝子15g　　仙茅5g　　　淫羊藿10g　　巴戟天10g
　　　肉苁蓉10g　　黄芪10g　　　枸杞子10g　　酒黄精20g
　　　地龙5g　　　蝉蜕5g　　　僵蚕10g

7剂，每日1剂，水煎两遍，合并煎药液400~500ml，分早中晚3次温服。

三诊：1月23日。服上方稳妥无不适。脉沉弦，乏柔和之气，有燥数之象，舌质略暗红、齿痕明显、少苔薄白。平时易脱发，睡得较晚。劝其晚上11点之前睡觉，以养精神。若长期晚睡耗损阴精、阳气，不利身体。月经尚规律正常，带下不多。守前方7剂，煎服法同前。

四诊：1月30日。服上方稳妥。近5天来月经，如前正常。舌暗红齿痕，少苔，脉沉细滑（经期脉象可略滑）。守前方7剂。

五诊：2月9日。患者在海南省中医院查尿液分析示：蛋白质（±）。服中药3周共21天，虽然服用的激素仍然为如常的2片，而尿蛋白如此结果，是意料之外的疗效，医者与患者都特别高兴！患者说既往未服中药时，每日口服激素2片，多次查尿液分析，均为蛋白质（++），但听医生说早期服用大剂量激素，可致骨质疏松等不良副作用，故不使用大量，只日服2片，维持病情（尿蛋白++）不轻不重。饮食一般，二便正常，双手欠温。舌同前，脉沉细，左脉略滑。守前方12剂。

六诊：2月27日。服上方无明显不适，现服用激素用量同前，尿常规蛋白质（±），白细胞酯酶（+）。无尿频、尿急、尿痛。自诉有细菌性阴道炎，考虑白细胞酯酶与此有关。舌暗明显有齿痕、少苔薄白，脉沉、细、涩。守前方14剂。

七诊：3月23日。服用上药后病情平妥，2年来患者月经前后有外阴瘙痒，白带时有偏黄，或有异味。脉沉偏细、缓、少力，舌偏暗红齿痕明显、苔少薄白少津。3月13日复查尿液分析示：蛋白质（－），白细胞脂酶（++）。守前方加山药20g，6剂，煎服法同前。另外采取熏洗外阴方：苦参60g，蛇床子30g。6剂，日1剂，水煎后先熏后洗外阴部。

八诊：3月30日。服用上药期间晨起后偶有关节僵硬，天气变化时觉全身不适，舌脉同前。复查尿液分析示：蛋白质（±）。守前方10剂继服。

九诊：4月20日。服上方病情平妥。目前激素的口服剂量无变化。患者今日复查尿常规示：蛋白质（+）。脉沉、细、少力，舌偏暗红、有齿痕、苔白。辨证分析：根据患者的舌象考虑为阴虚有热，但患者的脉象为阳气不足之象。既往方药为补肾阳为主，佐以益气健脾。患者服药后没有上火的现象，服药后大便有时偏稀。综合分析，辨证为肾阳虚为主，故治法舍舌从脉，着重补肾阳，辅助健脾、通络药。为了加强益气健脾之功，加大前方黄芪用量为20g、炒山药用量为30g。守方继服14剂。

十诊：5月4日。患者近几天左膝关节稍疼痛红肿，略感发热，但体温正常。脉细微，舌质偏暗红齿痕明显苔薄白。5月2日查尿液示：蛋白质（±）。辨证分析：上述左膝关节稍肿痛，是否为红斑狼疮活动之表现？因此，效法《金匮要略》治阴阳毒（类似"红斑狼疮"证候）之主方升麻鳖甲汤，于前方加醋鳖甲20g，升麻10g。继服6剂。

十一诊：5月11日。服用上药后关节肿痛消失。目前仍是每日用泼尼松片10mg（2片）。食欲可，二便调。舌质暗红齿痕明显苔白，脉沉细少力。今日查尿常规示：蛋白质（-）。守前方去鳖甲、升麻，继续服用。

吕按 狼疮性肾炎为公认的难治之病。西医用激素与免疫抑制剂治疗，只是治标，难于治本，且久用副作用较大。中医中药治之能否取得较好疗效，有待深入研究和临床观察。上述患者阶段性治疗，值得思考的有以下3点：①尿蛋白消失与反复：患者在激素不变的前提下，服补肾通络汤（自拟方）约50剂，其尿蛋白由（++）而转（-），但继续守方服用50多剂，尿蛋白在（+）、（±）、（-）之间反复无常。其自觉症状基本平稳。②平脉望舌及其变化：脉象初诊及前几诊约1个月，有燥数之象，随着尿蛋白的减少或消失，脉象趋于细弱之阳气不足特点，而4个月舌象的观察，始终是舌暗红而齿痕明显，舌苔白或少苔，如此舌象，为阴虚有瘀、脾虚。治法为滋补肾阳为主，兼顾益气健脾，并以虫类药通肾络。其病情平妥，无上火现象，可见辨证、治法及方药基本准确。③下一步治疗方案：第一，守方不变，减少激素用量，检测尿蛋白变化；第二，中药守方隔日服用，检测尿蛋白变化；第三，改为丸剂，即早晨服人参归脾丸。中午服乌鸡白凤丸，晚上服金匮肾气丸，以测蛋白之变化。

三、麻杏甘石汤合五苓散加味治癃闭（急性肾衰——少尿症）案

陈某某，女，73岁。因肺部感染而在海南某家医院住院治疗，因对许多抗生素耐药，选用妥布霉素治疗六天后出现急性肾功能损害，出现少尿，而转入ICU病房。请去会诊时，患者仍有咳嗽、咳黄痰量多，少汗，便秘，舌红苔厚黄，脉弦滑。体温38.5度，双肺底有湿性罗音。少尿（24小时0.25L）为痰热阻肺，肺气闭塞，通调失职，膀胱气化功能失司所致。用麻杏甘石汤合五苓散加味。

处方：炙麻黄10g 杏仁15g 生石膏30g 甘草15g
   桂枝10g   茯苓30g 猪苓20g   泽泻10g
   白术5g   瓜蒌仁15g 葶苈子10g

每天1剂，水煮2次服，第3天尿量增加到24小时0.72L，咳嗽、咯痰减少，大便改善，体温在37~38℃左右。患者第4天转出ICU到普通肾病区。

按：肺主气，为水道上源，喝的水到胃后再经脾的升清到肺，肺通过宣发肃降，一部分宣发到皮肤变为汗，另外一部分肃降到膀胱随尿排出。此病案为痰热阻肺，膀胱气化功能失司所致小便不通或减少。采用提壶揭盖法，通过清热祛痰宣肺而达到通利小便；但如小便过少，通一下下面的"壶嘴"，用五苓散加强膀胱气化功能以达到通利小便作用。本案病人以宣肺与利尿之复方治疗，取得转危为安之良效。（杨华供稿）

四、肾气丸治中风痴呆意外奇效

杨仕慧，男，68岁。

【病史回顾】患者于2个月前因"突发腹部剧烈疼痛难忍"，于海南省人民医院血管外科住院治疗，完善检查明确为"主动脉夹层、高血压病3级"诊断。次日因病情加重，转CCU继续治疗，期间并发急性脑梗死、胃出血、急性肾衰竭、重度贫血。予降压、控制心室率、输血、对症补液及营养支持治疗。病情稳定后转康复科继续治疗。经治疗后遗留右侧肢体乏力，握物不稳，搀扶可缓慢行走，步态欠稳，反应迟钝，表情呆滞，懒言少语，睡眠昼夜颠倒，小便自遗，大便难解。随后转海南省老年干部疗养院住院治疗，症状未见改善。4月23日患者家属为求中医治疗至我科住院治疗。主诉"右侧肢体乏力2月余"。入院中医诊断：中风中经络（气血亏虚）。西医诊断：①脑梗死。②主动脉夹层。③高血压病3级极高危。④肾功能异常（慢性肾功能不全）。⑤中度贫血。入院后予静滴脑苷肌

肽以营养神经。口服氨氯地平片、培哚普利叔丁胺片、阿罗洛尔片以降压，控制心室率。口服复方硫酸亚铁叶酸片以补充血原料。口服补阳还五汤煎服，以补气活血。症状无改善。

【现症】神清，精神疲乏，反应迟钝，表情呆滞，懒言少语，右侧肢体乏力，不能握物，搀扶可缓慢行走，胃纳尚可，睡眠昼夜颠倒，小便自遗，大便干结难解，需口服乳果糖口服液帮助排便。查体：BP141/68mmHg，贫血貌，双肺呼吸音粗，心浊音界向左下扩大，构音欠清，发音小，对答欠配合，右侧上肢肌力3级，右侧下肢肌力4+级，深浅感觉不配合。共济运动不配合。

2018年4月26日吕老查房：患者面容呆滞，懒言少语，反应迟钝，考虑呆证。其发病2个月，久病及肾，加之精血大伤，伤及肾阴，阴损及气，肾气亦虚；肾主骨生髓通于脑，脑为髓海，肾虚则骨髓不能满，脑髓不能充，故见呆滞迟钝、懒言少语、肢乏步摇；肾为先天之本，水火之脏，元阴元阳之根，肾阴阳为各脏阴阳之根本，肾虚阴阳失调，阳不入阴，阴不纳阳，故见睡眠昼夜颠倒，而昼不精，夜不寐；肾司二便，肾虚，二便失司，故小便自遗，大便不通。脉缓略弦少力，舌嫩不红不淡少苔，均为肾阴阳两虚之象，方拟金匮肾气丸加减煎服，取其"阴中求阳，少火生气"之义，以期望取得补肾阴，温肾阳之效。

处方：熟地15g　　生地15g　　山药15g　　山萸肉15g
　　　茯苓10g　　桂枝5g　　　炮附子5g　　石菖蒲15g
　　　远志5g　　　益智仁10g　仙灵脾10g　肉苁蓉15g
　　　枸杞子10g　丹参15g

6剂，日1剂，水煎服。

2018年5月03日吕老查房：患者神清，精神可，反应稍迟钝，表情丰富，对答合理，言语欠流利，右侧肢体乏力较前改善，能握物，欠稳，搀扶可缓慢行走，步态改善，胃纳尚可，睡眠正常，小便仍自遗，大便调，一日一解。查体：BP121/75mmHg，贫血貌，双肺呼吸音粗，心浊音界向左下扩大，言语欠流利，发音正常，对答配合，右侧上肢肌力4+级，右侧下肢肌力5-级，深浅感觉正常。右侧共济运动欠稳准，左侧共济运动正常。脉略弦而缓，舌嫩淡红苔薄白。吕老说：患者服药6剂后，表情丰富，对答、反应较前迅速，仍言语欠流利，为中风遗留之症，睡眠昼夜如常，偏瘫肢体肌力及步态改善，大便调，一日一解。其服药后病情向愈，病情好转。总之，所用方药切合病机，疗效显著。四诊合参，舌嫩淡红苔薄白，脉弦缓，仍辨证为肾阴阳两虚之象。继续谨守原方治疗。

2018年5月10日吕老查房：患者病情如前第二诊所述，夜眠好，语言交流，活动进一步改善。诊脉望舌：脉弦而有和缓之气，舌嫩红少苔。守方服用，准予出院。（林晓伟协助整理）

吕按 此患者之疗效比预想的要好。其改善情况，护工观察得很详细。护工阿姨（50多岁）的护理很尽心。据她说，服用中药的两周以来，患者有四种改善：①睡眠改善。原来"黑白颠倒"，即彻夜不睡觉，白天昏昏入睡呼之难醒；服中药后夜眠好，白天虽也嗜睡，但呼之即醒。②语言改善。原来精神呆滞，反应迟钝，静默寡言；服用中药后精神状态焕然一新，语言交流接近正常。③行动改善。原来起卧迟缓，站立行走依靠搀扶，且步履不稳，行走艰难；服用中药后不需要搀扶，可自行走动，且行走较快了，现10分钟可走完原来30分钟路程。④大便改善。原来大便1~2天1次，排便困难；服用中药后大便1天1次，排便通畅。

患者以上可喜的疗效，完全可以用中医理论加以解释。分析如下：患者四诊合参，中西医结合，综合分析，其病之根本在肾，为肾的阴精亏损，阴损及阳而阴阳两虚。肾为元阴元阳之根，主骨生髓，脑为髓之海，脑又为"元神之府"，且肾司二便，肾虚之后，可导致上述诸多病变。治之大法应补肾；治疗主方为肾气丸（干地黄、山茱萸、山药、牡丹皮、茯苓、泽泻、炮附子、桂枝），地黄饮子（熟干地黄、山茱萸、巴戟天、石斛、肉苁蓉、附子、官桂、五味子、白茯苓、麦冬、石菖蒲、远志）以及张景岳创制的左右归丸、左右归饮，并吸收现代资深教授李恩之肾本质研究与开发的补肾益脑新药等变通化载。处方如前。由此肾虚得补，上充于脑，"元神之府"得到补善，故夜眠恢复如常；肾藏志，肾虚得补，故神志恢复良好；肾主骨，肾虚得补，骨髓得充，筋骨强健（肝主筋，肝肾同源，精血相生），故自主行走恢复；肾司二便，肾气得补，故大便难得以恢复。

五、肾气丸加味治老年人多病性案例三则疗效分析

例一：李某某，女，71岁，于2018年8月22日因"头晕间作2月"由门诊拟"中枢性眩晕"收入院。入院症见：精神一般，头晕，偶有头痛，耳鸣，视物模糊，夜卧易醒，双上肢麻木，偶有胸闷胸痛，活动后气促，偶有咳嗽，大便干结，小便正常。辅助检查：头颅CT示：两侧基底节区、放射冠区腔隙性脑梗死。TCD示：右侧椎动脉、基底动脉流速减慢。颈部彩超示：双侧颈总动脉硬化并斑

块形成，右锁骨下动脉起始部斑块形成，双侧颈内动脉未见异常。

【中医诊断】眩晕，髓海不足证。

【西医诊断】①中枢性眩晕；②脑梗死；③冠状动脉粥样硬化性心脏病，心功能Ⅱ级。

【检查】心脏彩超：①升主动脉增宽；②主动脉瓣钙化；③三尖瓣、主动脉瓣轻度反流；④左心收缩功能：测值正常；⑤左心舒张功能：顺应性欠佳。消化系统彩超：脂肪肝。泌尿系统彩超：左肾结石。心电图示：①窦性心动过缓；②T波低平。胸部CT平扫示：①慢性支气管炎，肺气肿；②考虑双肺散在肺炎，合并右肺支扩可能；③心影增大。24小时动态心电图示：①窦性心律；②不完全性右束支阻滞；③偶发房性早搏；④偶发短阵房性心动过速；⑤偶发室性早搏；⑥部分T波改变（Ⅲ、aVF）。

【治疗】中医以填精补髓、滋阴益肾为法，左归丸加减。西医予改善循环、营养神经、抗血小板聚集、调脂稳斑等治疗，配合理疗及对症支持治疗。

2018年8月23日吕老查房： 同意目前诊断。患者脉象浮取弦，沉取力量不足，舌嫩偏红苔薄白。患者久病及肾，伤及肾阴，阴损及阳，肾气阳虚，髓海不充则头晕。舌脉及诸多症状均为肾阴阳两虚之象，方以金匮肾气丸加味。

处方：生地黄30g　　　　山药20g　　　　山萸肉20g　　　牡丹皮10g

茯苓10g　　　　　泽泻10g　　　　炮附子5g　　　　桂枝5g

黄芪50g

共6剂，日1剂，水煎服。

2018年8月30日吕老查房： 患者服上方6剂后，有三点改善：一是心里较前好受；二是上肢上抬后伸较灵活；三是睡眠改善。吕老分析说：本方补肾阴助肾阳，重用黄芪益气，心脉得养，故心里好受了；补肾养肝，筋脉得养，故活动有力；补肾益脑，脑海空虚得充，"元神之府"得养，故夜眠改善。守方续服6剂，可望进一步改善。（甘馨协助整理）

例二： 王某某，女，84岁，2018年9月10日因左侧肢体乏力4年入院，住院号：180395002。

【现病史】患者于4年前因"急性脑梗死"于海南省人民医院住院治疗，经治疗后平稳出院（当时病历及检查结果未见）。遗留左侧肢体乏力，言语含糊，可缓慢行走，欠稳，辅以拐杖或他人搀扶。出院后未系统行脑卒中二级预防治疗。随后逐渐出现左侧肢体乏力加重，行走缓慢欠稳乃至行走困难，言语含糊加重，发音逐渐变小，记忆力、计算力、定向力等减退。近半年加重明显，2天前患者发热，左侧肢体乏力加重，不能行走，言语含糊，发音小，当时未予重视，未至医院诊疗，今早患者出现恶心呕吐，呕吐胃内容物3次（均为黄色清水，量少，第三次可见少量血丝），不欲进食，饮水即吐，周身乏力。现患者家属为求专科治疗于今日送至我院门诊就诊，门诊拟"脑梗死"收入我科。

入院时症：神清，精神疲乏，表情淡漠，反应迟钝，左侧肢体无力，行走不能，左侧肢体废用性挛缩变形，活动时肌颤明显，言语含糊，发音小，恶心欲呕，右足背可见片状瘀斑，无头晕头痛，无视物旋转，自觉咽部疼痛不适，偶有咳嗽，胃纳、睡眠欠佳，小便频，大便数日未解，有矢气。

入院诊断：中风病——暗痱（下元虚衰，痰浊蒙窍证），以滋肾阴，补肾阳，开窍化痰为法，方用"地黄饮子"加减煎服，服3剂药后症状未见改善。

2018年9月13日吕老查房：患者年过八旬，年老体弱，久病及肾，肾元虚衰，阴阳两虚，肾主骨生髓通于脑，脑为髓海之府，肾虚则骨髓不能满，脑髓不能充，故见表情淡漠，言少声微，肢乏震颤。肾司二便，肾虚，二便失司，故小便频数，大便不通。其面黄少华，体型偏胖，表情淡漠，伸舌无力，仅可伸至唇边，属气虚体质，黄芪证，加之久病久卧，耗气伤阴，气虚血瘀，故见右足背可见片状瘀斑。脉缓少力，舌暗偏红少苔，均为肾元虚衰，气虚血瘀之象。治以滋肾阴、补肾阳、活血通络。方以肾气丸加味。

处方：

生地黄15g	熟地黄15g	山药15g	山茱萸15g
牡丹皮10g	茯苓10g	泽泻10g	炮附子5g
肉桂5g	黄芪50g	陈皮10g	地龙10g
土鳖虫10g			

6剂，日1剂，水煎服。

9月19日吕老查房：服药6剂后，望之精气神较前好转，面色红润，其家属诉服药后患者言语较前清晰，咳嗽减少，饮食改善，右足背片状瘀斑消减，偏瘫肢体症状同前。四诊合参，舌质嫩红、苔少，脉缓无力，仍辨证为肾元虚衰，气虚血瘀之象。继续谨守原方治疗。

门诊复诊：10月8日。患者于9月20日出院，按吕老意见，嘱患者继续以原方汤剂口服，患者家属复诊诉其精气神明显好转，神清，言语较前清晰，进食可，偏瘫肢体肌力同前，仍不能行走。（林晓伟协助整理）

例三：韩某某，女，69岁，2018年6月2日初诊。笔者回乡，闻讯就诊者多。患者是家嫂，务农家务，体型偏胖，近10年来发现高血压病，间断服用降压药，近二三年心脏不好，时发胸背闷痛约10分钟缓解。诊脉弦硬，舌紫红苔黄，处方：瓜蒌薤白半夏汤以宽胸通阳，并用小冠心Ⅱ号（丹参、川芎）活血化瘀，加桑寄生补肝肾养心脉。如此方法，用之得当，确有疗效。

二诊：2018年9月20日。七八天前夜间阵发胸闷痛，连及后背，发作时间较长，含服丹参滴丸效果不佳，黎明时急送坝州市某家医院住院治疗。一周期间病无复发而出院。出院后按照上述初诊处方服用7剂，疗效不佳，觉得乏力，时有胸背痛发作，且夜间两腿烦扰不安，影响睡眠。此时我想到前述案例用肾气丸加味之疗效，其病情与家嫂有类似之处。

处方：

生熟地各15g	山药15g	山萸肉15g	牡丹皮10g
白茯苓10g	泽泻10g	炮附子5g	肉桂5g
黄芪50g	陈皮10g	䗪虫15g	地龙10g

6剂，日1剂，每剂煎3袋，冰箱冷藏，服前取出1袋，泡温服之。

电话随访一：2018年9月27日：服上方六七天后（每次1袋，每日2次），心痛未复发，夜卧下肢烦扰消除，乏力改善。守方继服8剂。

电话随访二：2018年10月27日：服上方8剂后停药，至今一个月了，病情无复发，只是活动稍多后，咽中辛辣不适感，休息一会儿（约一二分钟）自行缓解。告之再以原方继服8剂，可隔日服用，防止发病。因深秋入冬天冷了，心脑血管疾病易发或加重，并常备丹参滴丸以救急。

吕按 肾为人之先天之本，元阴元阳之根，《素问·上古天真论》论男女的生、长、壮、老、已之盛衰历程，皆以肾气的盛衰为主。人生以肾为本，而肾气的盛衰与五脏六腑密不可分。故曰"肾者主水，受五脏六腑之精而藏之"（《上古天真论》）。总之，肾气虚则累及诸脏，诸脏之虚日久亦累及于肾。年老体虚，肾气必虚，诸脏亦衰，加之当今生活水平提高，营养过剩，嗜卧少动，痰瘀内阻，则形成正虚邪实之机。经方金匮肾气丸补肾为主兼补肝脾，辅之助肾阳之桂附，再以"三泻"药为佐清虚浮之热、利水渗湿，加之大剂量黄芪益气，陈皮为佐；并加䗪虫、地龙活血通络。如此化裁组合成方，补肾益气健脑与兼补他脏以治本，活血通络与渗利水湿以治标。标本兼顾，上下并补，多脏得以调养，故可调治老年病多种病变。

上述肾气丸加味应与补阳还五汤鉴别：两方都是补虚为主，去实为辅。但前方着重补内脏之虚，以补肾益气为主，主治老年病慢性疾患；后方着重补经络之虚，以益气通络为主，善治中老年病急性病之中风。前者重用地黄补阴，并用黄芪益气，偏于补内；后者重用黄芪纯阳之品，偏于补外，故不用地黄之阴柔之品。笔者肾气丸加味制方之意，受到了一篇报道之启发，附录于下。

附　金匮肾气丸加黄芪治疗老年病验案一则

在老年病中，常见有高血压、脑动脉硬化、前列腺肥大、震颤麻痹等病，这些可单独，也可两者、三者或四者同时出现在一个病人身上，余诊治一例，同时患有以上四种疾病，疗效满意，特介绍如下：

患者潭守朴，男，61岁，退休教师，湖北省天门市新堰乡人，因小便不畅，震颤，曾在市医院就诊，诊为：高血压、脑动脉硬化、前列腺肥大、震颤麻痹。经西药治疗，效果欠佳，来我院中医治疗。

自诉，近4个月来，小便欲解时，需等待多时，才能解出，尿出不爽，尿后余沥不尽，尿色清白，走路颤巍，需人扶持，两手指颤抖，不能作精细动作，口舌讲话不流利，自感神疲乏力，形寒怕冷，食欲一般，大便尚可，有高血压史。形体较丰，五官端正，神情默然，面无表情，舌淡、体偏胖、苔薄白润、脉细弦。查血、尿常规无异。心电图提示：左室肥大。血压：200/100mmHg。

综观上症，形寒怕冷，神疲乏力，小便不畅，舌淡脉细，乃阳虚失于温煦，气虚不能布化所致；走路颤巍，手指颤抖等症，乃肝失柔和，虚风窜动之象，然阳之根在肾，气之根在肺，风之根在肝，本病本源在肾、肺，标变在肝木。治则：温补肾阳，益肺补气。方用金匮肾气丸加黄芪。

处方：熟地30g，枣皮15g，光三（山药）15g，茯苓10g，泽泻10g，丹皮10g，肉桂5g，附片5g，黄芪50g，陈皮5g，地龙5条。五剂，每剂浓煎取汁2次，日服3次，两日1剂。

复诊：11月9日。诸证有所减轻，血压由200/100mmHg降为190/90mmHg，但觉服药后胃脘饱满感，在前方基础上加用砂仁5g，又5剂。

三诊：11月21日。小便较畅，震颤、恶寒等症明显减轻，血压160/90mmHg，效不更方，继续治疗1个月，排尿基本畅爽，震颤基本消失，血压稳定在160/90mmHg，可做一般家务。

吕按　所述"两日1剂"，从二诊与三诊的间隔时间，估计为每剂"日服3次"，隔日服1剂。本案病史叙述具体，辨证准确，处方用药有新意，故取得很好疗效，很值得参考。处方用药既然是金匮肾气丸加味，所以，方中用药之枣皮即山茱萸，光三即山药。

第六节　其他病证治

一、真武汤加减治特发性水肿案

闫某某，女，68岁，2014年8月2日初诊。患者自述20年前无诱因出现全身水肿，诊断不明，经治疗后症状消失。20年未复发，近半年来无诱因出现全身水肿、肿胀，以右半身明显，曾到海南省人民医院及海南农垦总医院住院检查，排除肝源性、肾源性、心源性及甲状腺疾病等原因，且四肢血管检查未见病变。给予利尿剂可缓解，但停药又复发，持续半年时轻时重，给患者心理造成极大负担，自以为患不治之症。现全身浮肿，以右半身明显，四肢僵硬，双下肢膝关节以下指凹性水肿，怕冷，全身困倦乏力，舌淡暗苔薄白，脉沉细。血压正常。诊断：水肿——阴水。辨证：脾肾阳虚，水湿内停，瘀水内阻。治则：温肾化气，活血利水。处方以真武汤加减。

处方：附子20g（先煎1小时）　茯苓20g　　白术20g　　白芍10g
　　　桂枝15g　　　　　　泽泻30g　　猪苓20g　　益母草50g
　　　泽兰20g　　　　　　牛膝20g　　丹参20g　　蝉蜕10g
　　　防风10g　　　　　　苍术10g　　甘草5g

3剂，水煎服，日1剂，并给予心理疏导，增强信心，嘱患者治疗前后称体重。

二诊：2014年8月7日。患者服药3剂后，全身浮肿明显减轻，精神好转，全身轻松，尿量增加，怕冷好转，但稍感腹胀。体重减轻5斤左右，信心大增。守原方加莱菔子10g，茵陈20g。

三诊：2014年8月19日。再服药10剂后，颜面水肿消失，双上肢关节活动轻松，双下肢踝关节以下轻度水肿，困倦乏力改善，无怕冷，舌淡红。仍守首方，略微加减，继服15剂以巩固疗效。电话随诊无复发。

按：水肿病治疗方法颇多，而发汗、利尿、泻下三大法则为其治标的基本治法。这三法源于《素问·汤液醪醴论》中所谓的"平治于权衡,去宛陈莝……开鬼门、洁净府"。张仲景《金匮·水气病篇》第18条曰"诸有水者,腰以下肿,当利小便;腰以上肿,当发汗乃愈。"第11条曰:"……病水腹大,小便不利,其脉沉绝者,有水,可下之。"这是对《内经》三法的发挥论述。后世医家又不断充实和发展,如朱丹溪将水肿分为阴水、阳水;唐容川认为:"须知痰水之壅,由瘀血使然,但祛瘀血,则痰水自消。"张景岳说"治水者必先治气"。先贤所论使治疗水肿的方法日臻完善。该患者的治疗,就是以古圣先贤的理论为指导,方选真武汤加减,配合健脾、祛湿、活血之品治之而取得肿消病除。(张永杰供稿)

吕按 本案例突出的学术价值,是在辨证以真武汤温阳健脾利水的基础上重用活血药。这里涉及一个很值得重视的理论之解析,即《内经》所谓的"去宛陈莝"。《内经》之最早注本是隋·杨上善《黄帝内经太素》,若据《太素》之文,则应在"去宛陈"(宛,通郁,郁结;陈,陈久)处断句,"莝"(斩草)字疑为衍文。《太素》注云:"宛陈,恶血聚也,有恶血聚刺去也。"那么要问:血与水是何种病理关系呢?仲景书曰"血不利则为水"(《金匮要略·水气病》篇第19条),是讲女子经水不通可致水病。引申其义,凡血分病日久可演变为水气病,而水气病日久也可造成血分病。再联系本病案,患者乃阳虚水停,影响血分而致瘀。故以真武汤为主方治本,加入益母草、泽兰、丹参、牛膝等药以活血化瘀,特别是益母草与泽兰二味,既活血又利水,一药两用,并切合病情,再重用之,疗效更著。如此方证相对之方,治必取效也。

二、白虎加人参汤治消渴病(糖尿病)之经过的反思

李某某,男,26岁。2018年2月27日初诊:主因口干渴、多饮、多尿半年就诊。患者自幼至半年前,经常喝饮料,喜肉食,活动少。于半年前出现口干渴、多饮(每日饮水量4500~6000ml),多尿,乏力。去年8月查空腹血糖13.7mmol/L。2018年2月28日查空腹血糖15.38mmol/L,葡萄糖(餐后2小时)22.22mmol/L,D-3羟丁酸0.30mmol/L尿糖(3+),酮体(+)。未用药物治疗。脉沉弦滑,舌暗红苔黄。今日血压120/80mmHg。根据患者多年不良习惯与舌脉症,为典型消渴病(糖尿病)。辨证:阴虚燥热瘀血。以白虎加人参汤加减。

处方:生石膏60g   知母20g   山药40g   人参15g
　　　生甘草10g   丹参15g   天花粉20g

7剂,日1剂,水煎二遍合汁约600ml,分4次温服。注意合理饮食,加强

运动。

二诊：3月6日。服药一周后患者口渴症状明显减轻，小便量减少，乏力有所好转，大便同前，日一二次，脉沉弦，舌质偏暗红、苔薄白。今日复查空腹血糖13.80mmol/L，葡萄糖（餐后2小时）17.44mmol/L，D−3羟丁酸0.13mmol/L。服药后自觉症状明显改善，血糖下降，方药已中病，守方，煎服法同前。

三诊：3月20日。继服上方14剂，口渴、多饮已明显减轻，大便正常。脉沉弦略滑，舌红少苔，测血压：100/70mmHg。今日复查空腹血糖：17.66mmol/L，餐后血糖：23.36mmol/L。尿糖（4+）。总胆固醇、甘油三酯均偏高。考虑血糖不降反升，守前方加黄连20g。古代医家治消渴常用黄连，现代研究黄连有降糖功用。

四诊：3月27日。继服上方7剂后，口渴、多饮已基本消失，小便正常。舌暗红苔黄，脉沉弦硬。今日复查空腹血糖：15.13mmol/L，餐后2小时血糖21.82mmol/L。尿糖4+，酮体转为阴性。考虑血糖有所下降，守前方黄连减半为10 g，加生地黄30 g以凉血养阴，加酒大黄5 g以通腑泄热逐瘀。7剂。

五诊：4月3日。服上方之初大便日三四次，质稀，近两日二三次。此乃生地甘寒润肠与大黄通便之作用（大黄初用通便功用较明显）。脉沉弦而左脉少力，舌暗红苔薄黄腻。复查空腹血糖17.45mmol/L，餐后2小时血糖25.93mmol/L。考虑服药之初诊疗效显著，血糖也下降。之后这一个月口渴多饮、多尿已基本消失，但血糖下降改善的理想。根据辨证论治的法则，不宜再用清气分热为主的白虎汤，改用滋水清肝饮化裁。

处方：生地黄30g　　　山萸肉20g　　　山药20g　　　牡丹皮15g
　　　茯苓15g　　　　泽泻20g　　　　赤芍10g　　　炒白芍10g
　　　黄芩10g　　　　黄连10g　　　　栀子5g　　　　葛根30g
　　　柴胡20g

7剂，日1剂，水煎服。

并用大黄䗪虫丸攻（逐瘀通络）补（地黄、芍药）兼施。大黄䗪虫丸1丸（3g），日二三次。

六诊：4月17日。服上方后大便日4次，质稀，便前腹痛（大黄导致肠蠕动增强之故），泄后痛缓，乏力。脉沉弦硬少力，舌偏暗红苔薄黄而润。4月12日复查血糖：14.83mmol/L。考虑上述汤与丸并用法，血糖下降，故守方之汤剂加西洋参15g（自备）；因大便次数多，并且乏力，大黄䗪虫丸减量。

吕按 此例患者发生糖尿病后的病因与疗效结果很值得反思，分析如下：

第一，病因与临床特点解析：2型糖尿病之典型病例常见于中老年人，且往往有遗传因素。而此患者这两点都不符合。其病因可求者，只有初诊说的从幼年至就诊前20多年的不良饮食习惯。这就切合了糖尿病的基本属性——代谢性疾病。具体而言，糖尿病是一组常见的以葡萄糖和脂肪代谢紊乱、血浆葡萄糖水平增高为特征的代谢内分泌疾病。糖尿病的基本病理为绝对或相对胰岛素不足和胰高血糖素活性增高所引起的代谢紊乱，包括糖、蛋白质、脂肪、水及电解质等，严重时常导致酸碱平衡失常。其特征为高血糖、糖尿、葡萄糖耐量减低及胰岛素释放试验异常。临床上早期无症状，至症状期才有多食、多饮、多尿、烦渴、善饥、消瘦或肥胖、疲乏无力等症状，久病者常伴发心脑血管、肾、眼及神经等病变。严重病例或应激时可发生酮症酸中毒、高渗性昏迷、乳酸性酸中毒而威胁生命，常易并发化脓性感染、尿路感染、肺结核等。依据上述糖尿病发生、发展过程来判断，此患者已经有口渴多饮、多尿、乏力等典型症状，以致化脓性感染与酮症酸中毒等严重表现。

第二，辨证论治与临床疗效纪实：根据患者口干渴多饮、多尿等热盛伤及气阴的典型症状与血分瘀热的舌脉特征，选用经方白虎加人参汤为主方，学习张锡纯以山药代粳米的经验。现代研究发现糖尿病早中晚期各个阶段都存在"血瘀"的病理，故加丹参。其病较重，剂量应较大，故大剂治之。服十几剂药后，典型证候很快消失，血糖也下降，尿酮体由（＋）而转（－）。但随后守方治之，血糖不再下降，甚至降而复升现象，此何故？如何解？

第三，传统临床治愈与现代理化检查的反思：传统认为，病人有病来求治，临床表现消失了，病也就好了，勿需再治疗。而现代医学的广泛普及，人们在健康查体时，发现隐匿病变，或因病治疗，临床表现消失了，但理化检查仍然有异常。此患者就存在这类情况，他的消渴病之临床表现消失了，血糖虽有下降却还是异常。如何解析？如何对待？如此情况可能有人要质问中医：临床无症可辨，这如何辨证论治？就这个患者而言，他消渴病症状消失了，这只是问诊无症可辨了，但他的脉弦而硬，类似五六十岁多年心脑血病动脉硬化之脉象，他的舌象仍然是暗红苔黄之瘀热。故后期辨舌脉而转方以滋水清肝饮与大黄䗪虫丸治之，取得一定疗效。

第四，中医治疗与西医治疗关系的思考：一般认为，中医治本，善于治疗慢性病；西医治标，善于治疗急性病。这确有一定道理。实则不尽然，中医古圣先贤，名医大家，他们发挥中医学优势与特点，既治本，又治标；既善于治慢性病，又善于治急性病。了解了中医学历史就相信我说的了。此患者初诊用人参白虎加人参汤化裁，七八天即疗效显著，消渴消失，此治标、治急也。确实，后期疗效血糖下降不理想、不满意。如此情况与患者说明，可有两个方案：一是坚持中药辨证论治，并改变不良饮食习惯（合理饮食）与生活习惯（加强运动与作息有序），综合治疗，以去除病因与治病求本。二是改用西药降糖药治疗，中药辅助。患者赞同第一个方案。其中断治疗，可能因为中药降糖治疗不理想，疗效太慢了。由此吸取的教训是：应该适当合理地把握中西药并用，或先中后西，或先西后中，以适应新时代中医的生存与发展。具体而言，此患者以中医辨证论治，控制症状疗效好，但降血糖、尿糖之疗效不好，就应尽早服用西药降糖或用胰岛素为宜。总之，应与时俱进，发挥中医与西医不同的优势，以尽快治好病为原则。

三、附子泻心汤治上热下寒案

聂某某，女，70岁。2018年5月13日初诊：患者主诉上热下寒四五年。所谓上热：上半身怕热，易汗出。所谓下寒：自觉腰以下至脚掌怕风怕凉，凉风往膝眼里钻，经常带着护膝，海南夏天炎热在晚上睡觉也要盖着下肢。饮食可，二便调。脉弦略滑，舌暗红苔薄黄腻。追问病史：糖尿病多年，近8年注射胰岛素。今日测血压172/85mmHg（未服用降压药）高血压病史不详。上述证候特点，自然想到《伤寒论》所述的附子泻心汤证。

处方：大黄5g　　　　黄芩20g　　　　黄连10g　　　　炮附子30g
　　　　赤白芍各10g

4剂，日1剂，煎服法：炮附子用水300ml浸泡30分钟，煎煮开锅后再煮30分钟以上（如此先泡后煮法，则附子无中毒之忧），约取汁150ml；其他5种药以水500ml，煮取250ml，再与附子汁混合，分3次温服。

二诊： 5月16日。服上方至第2剂后，下肢怕风怕凉好转，摘掉护膝后，怕风怕凉亦有好转。大便日1次同前。复测血压162/82mmHg，舌脉如前。守前方加减如下。

处方：大黄10g　　　　黄芩20g　　　　黄连10g　　　　炮附子30g
7剂，日1剂，煎服法同前。若大便3次以上质溏，减少大黄用量。

三诊： 5月23日。服上方至第3剂时大便多质溏，大黄用量减半；服完7剂后，下肢不带护膝也不觉怕风怕凉了。原来下肢没有汗，现在微微汗出。复测血压：170/80mmHg。脉如前之弦滑，舌仍为暗红，苔薄黄少津。患者很是高兴！随即说起自己多年的一种怪病：腰部出"黄汗"……治之如何？详见下文"四、芪芍桂酒汤治腰骶黄汗案"。（韩财畴协助整理）

吕按 患者年龄较大，多年患糖尿病，高血压病（收缩压高），病情较为复杂。其证候特点为上热（舌脉所见实为内在瘀热）下寒。人之一身，本为一体，气血周流不息。为何造成上热下寒证或内热外寒证呢？我想，其体内瘀热为本，体表外寒为标。即火郁于内，阳气不能如常达之于外，卫阳不固则表现外寒之象。

《伤寒论》第154条论热痞证治曰："心下痞，按之濡，其脉关上浮者，大黄黄连泻心汤主之。"第155条承上文曰："若心下痞，而复恶寒汗出者，附子泻心汤主之。"此条方证是对"内热外寒证"的点睛之笔。临床上应视其病情而活学活用。此方之妙在于煎药之法，尤在泾对此煎法解析的十分入理，他说："方以麻沸汤渍寒药，别煮附子取汁，合和与服用，则寒热异其气，生熟异其性，药虽同行，而功则各奏，乃先圣之妙用也。"笔者处方变通煎法，不取渍，而取煎煮之。以渍之药味薄入气分，意在泻热；煮之较久其味厚则入血分，意在清泻血分之瘀热。初诊之大黄用5g，恐年老体衰泻之太过；重用黄芩，意在清上降压；加入赤白芍，目的是柔肝凉血活血以兼治高血压病。复诊下寒证见效了，而大便同前，故放胆用大黄10g，以加强泻热逐瘀之功。去了赤白芍，为的是验证原方之功效也。三诊：下寒证基本消失，可见此方配伍煎法之妙！

四、芪芍桂酒汤治腰骶黄汗案

聂某某，女，70岁。2018年5月23日诊：上文已说了，患者先后三诊，其上（内）热下寒证基本治愈。在三诊时随意说道：自2013年至今五六年，一年四季都是汗出色黄，冬季较轻。出黄汗的病位是腰脊命门周围，手掌大一块汗出色黄较多，发现此处内裤出汗多而潮湿，被染成深黄色，腰骶部与前阴部也有时汗出色黄，所出的黄汗将内裤都染黄了，很难洗去，所以每年因此扔掉几条裤子。诊脉望舌：脉弦滑，舌暗红苔黄少津。听患者所述，颇感新奇，这是一个罕见案例。笔者退休前主讲《金匮要略》20余年，熟知《水气病脉证并治》篇第28、29条，乃论述"黄汗之为病……汗沾衣（《千金方》作'汗染衣'），色正黄如柏汁"。治之有芪芍桂酒汤与桂枝加黄芪汤两方。辨证论治，随证选方，考虑芪芍桂酒汤比较切合。谨守原方剂量（折合用之）与煎服法。

处方：生黄芪50g　　　白芍30g　　　桂枝30g　　　苦酒100ml

4剂，日1剂，上方以水700ml，米醋100ml，相合，煮取400ml，分日3次温服。

二诊： 5月27日。服上方4剂平安，服药期间，特意更换了内裤，就诊时查看之内裤，未见染黄。复测血压：165/80mmHg，舌脉如前，守原方6剂，以观后效。（韩财畴协助整理）

五、续命汤治风痱（多发性神经炎）有专功

卢某某，男，73岁，退休，于2018年1月30日因"四肢麻木无力半月余"由门诊拟"周围神经病"收入院。入院症见：意识清楚，四肢麻木乏力，呈紧束手套、袜套样，不能独立行走，头晕，偶胸闷，纳眠差，夜尿频，大便正常。查体：BP160/72mmHg。神经系统：意识清楚，查体合作，对答合理，双侧瞳孔等大同圆，对光反射灵敏，眼球运动无异常，双眼无眼震，双眼睑上抬有力，双侧鼻唇沟对称，伸舌居中，无舌肌萎缩及震颤，双腭弓上抬有力，双侧咽反射灵敏，颈无抵抗，右侧肢体肌力3-，左侧肢体肌力4-，四肢肌张力减低，四肢腱反射减退。双上肢肘关节以下、双下肢膝关节以下痛觉减退，剑突下至髋关节以上感觉减退。病理征未引出。舌暗淡，苔黄腻，脉细。头颅CT示：腔隙性脑梗死。

【入院诊断】 中医诊断：痿证，脾胃虚弱兼湿热。西医诊断：①周围神经病，急性炎症性脱髓鞘性多发性神经病？②高血压3级（极高危）；③腔隙性脑梗死。

入院后急查离子：血清钾（K+）2.96↓mmol/L；随机血糖：7.33↑mmol/L；血常规、CPR、凝血功能、D二聚体、肾功能、脑钠肽、心肌酶、肌钙蛋白均未见明显异常。肝功能：白蛋白（ALB）34.5g/L↓、葡萄糖（GLU）6.78mmol/L↑；输血全套：乙肝核心抗体0.750PEIU/ml↑、乙肝E抗体0.490PEIU/ml↑；复查离子正常，尿液分析、粪便常规、甲功五项、糖类抗原三项、男性肿瘤五项、血脂均未见明显异常。心电图示：①窦性心律；②碎裂QRS波（Ⅱ、avF）；③T波改变（Ⅱ、Ⅲ、avF低平、倒置）；④左室高电压。MRI检查结论：①多发腔隙性脑梗死；②脑白质变性、脑萎缩；③颈3/4、颈4/5、颈5/6、颈6/7椎间盘突出；④颈5椎体节段性不稳；⑤颈椎退行性骨关节病；⑥1/2椎间盘膨出；⑦胸椎退行性变。治疗方案：中医治以健脾清热化湿为主，以参苓白术散加减；西医予改善循环、营养神经、控制血压等药物，配合理疗等对症支持治疗。实验室结果回报为血钾低，予氯化钾注射液口服补钾治疗。用缬沙坦分散片口服降压治疗。

2月1日吕老查房：查看病人后，宏敏主任在医生办公室组织脑病科全体医生开展疑难病例讨论，大家各抒己见，王家艳副主任医师：患者发病前有呼吸道感染病史，突发急性进行性对称性肢体软瘫，主观感觉障碍，腱反射减弱为主症。表现为运动障碍：进行性对称性肢体软瘫，肌张力减弱；感觉障碍：四肢麻木乏力，呈手套袜套样分布；反射障碍：四肢腱反射对称性减弱，腹壁、提睾反射正常。结合脑脊液生化示脑脊液蛋白显著升高，可诊断为"急性格林巴利"。吕老联系他编著的《伤寒杂病论研究大成》之《中风历节病》篇的附方，即《古今录验》续命汤证，对患者病情做了分析，主张以原方治之，患者面色青黄，为气虚血瘀之象；舌暗淡主气虚血瘀，而舌苔薄黄腻主湿热；脉细弱为气虚的表现。

处方：麻黄10g　　　　桂枝10g　　　　当归10g　　　　人参10g

　　　干姜10g　　　　石膏15g　　　　川芎5g　　　　杏仁10g

　　　甘草10g

共6剂，日1剂，水煎服；强调用此方必须遵守方后注："温服一升，当小汗……汗出则愈；不汗，更服。"

2月1日行腰椎穿刺术后脑脊液回报：脑脊液生化：腺苷脱氨酶（ADA）2.4U/L↓、乳酸脱氢酶（LDH）16U/L↓、脑脊液蛋白（M-TP）618mg/L↑；脑脊液常规：比重1.025↑。明确诊断为"急性格林巴利"，予大剂量免疫球蛋白治疗5天。

2月8日吕老查房：舌脉由舌暗红苔黄，脉微细（2月2日）变化为舌偏暗略红，脉细缓。四肢麻木乏力较前改善，手套袜套样无改善，无明显头晕，无胸闷，纳眠差，夜尿频，大便正常。查体：BP 152/76mmHg，其他无明显阳性体征。神经系统：意识清楚，查体合作，对答合理，双侧瞳孔等大同圆，对光反射灵敏，眼球运动无异常，双眼无眼震，双眼睑上抬有力，双侧鼻唇沟对称，伸舌居中，无舌肌萎缩及震颤，双腭弓上抬有力，双侧咽反射灵敏，颈无抵抗，右侧上肢肌力4-、下肢肌力3+级，左侧肢体肌力5-级，四肢肌张力减低，双上肢腱反射正常，双下肢腱反射减退。双上肢腕关节以下，双下肢踝关节以下痛觉减退。病理征未引出。舌暗红，苔黄腻，脉弦滑。指示：患者症状改善，用药后患者仅胸部出汗，四肢无汗，汗出不彻底，不能祛邪外出，原方加倍。

处方：麻黄20g　　　　桂枝20g　　　　当归20g　　　　人参20g

　　　干姜20g　　　　石膏30g　　　　川芎10g　　　　杏仁20g

甘草20g

日1剂，水煎服。

2月13日患者诉四肢乏力明显改善，无明显麻木，仍手套袜套样，无头晕，无胸闷，夜尿频，大便正常。查体：BP 142/75mmHg，其他无明显异常。神经系统：意识清楚，双侧鼻唇沟对称，伸舌居中，无舌肌萎缩及震颤，双腭弓上抬有力，双侧咽反射灵敏，颈无抵抗，右侧上肢肌力4-级，下肢肌力4-，左侧肢体肌力5-级，四肢肌张力正常，双上肢腱反射正常，双下肢腱反射减退。双上肢腕关节以下，双下肢踝关节以下痛觉减退。病理征未引出。王家艳主治医师查房后示：患者症状体征较前好转，病情平稳，可予今日办理出院，嘱其按时服药，监测血压，不适随诊。（王家艳、甘馨、刘德浪整理）

吕按 风痹证候与多发性神经炎（格林-巴利综合征）颇类似。《古今录验》续命汤与《千金方》在此方基础上化裁而成的小续命汤（去石膏、干姜，加防己、黄芩、芍药、附子、防风、生姜），用之得当，皆具有专功良效。上述案例，从发病原因、证候表现及检查结果，属于风痹。辨证依法处方中医与西药兼治，确实取得较好疗效，但疗效不如现代名医学者临床报道的那样神奇（见下文"附"）。究其原因有三：一是患者发病经历了半个多月，未能及时早期使用续命汤治之，失去了最佳疗效期；二是续命汤用之后，并未达到周身持续微微汗出以透邪的最佳用药火候；三是年龄较大，体质较差，这也可影响疗效。为了使读者熟悉风痹证候特点，熟悉续命汤方药及用法，明确风痹与中风之区别要点，明确续命汤之神奇疗效，附相关内容如下。

附 风痹（多发性神经炎，亦称格林-巴利综合征）治例两则

王某，男，44岁。平素身体健康。本次发病因夜睡感受风寒，醒后即感周身发硬不适，自己不能穿衣，手不能持物，小腿发凉无力，继而呼吸费力，痰不能咯出而来院就诊。查体：体温36.4℃，脉搏120次/分，血压16/12kPa（120/90mmHg），呼吸20次/分。表情紧张，轻度发绀，呼吸困难，胸式呼吸减弱，双肺有痰鸣音，双眼睑不能闭合，双鼻唇沟变浅，伸舌居中，四肢肌张力低，除颈肩略可活动外，余无自主运动，腱反射未引出，未能引出病理反射，双侧肘膝关节以下痛觉减退，尿、便无障碍，苔白腻，脉浮滑。实验室检查：白细胞11.6×10^9/L，分叶71%，杆状17%，淋巴8%，单核4%。血钾4.2mmol/L。心电图示：窦性心律，正常心电图。临床诊断："急性感染性多发性神经炎（格林-

巴利综合征）"。当即给予小续命汤：桂枝5g，附子5g，川芎10g，麻黄5g，人参7.5g，白芍15g，杏仁15g，防风10g，黄芩10g，防己10g，甘草5g，生姜15g。2剂，日1剂，水煎服。因病情危重拟转诊。在等救护车时，家属将2剂药合在一起煎3次，取汁约500ml，被病人在朦胧中一次顿服。约20分钟后患者自觉心慌，不久便入睡。约3个小时，病人有尿意，醒后手足有酥酥串电感，而且活动自如。次日又服上方1剂，诸症消失痊愈。

又治李某，男，41岁。病因、临床表现及各种检查结果与上例相类，诊断同上。治疗给予上述小续命汤方倍量，于当晚7时水煎后顿服，次日全身酥酥串电感，四肢能活动，再服2剂而愈。（赵成仁，等《吉林中医药》1992，1：13）。

吕按 以上两例用《千金》小续命汤加减有如此神效，令人惊叹！其中王某服药心慌及手足麻，李某服药后全身麻，此乃方药中病，或附子用到"火候"而轻度中毒的表现。所谓"急性感染性多发性神经炎"可认为是一种特殊类型的"多发性神经炎"。本病是多种病因引起的周围神经的对称性损害，主要表现为四肢远端对称性的感觉、运动和自主神经障碍。脑脊液检查常可发现蛋白-细胞分离现象。轻型患者多数预后良好。少数病例病情迅速发展，早期颅神经即受影响，四肢瘫痪，出现呼吸困难和心动过速，预后不良。上述两例即为本病之重者。

笔者曾听说一女性患者，约30岁。诊断为多发性神经炎。在某医院抢救过程中，因极度呼吸困难等做了气管切开以吸痰。终因抢救无效，历经十余日而病故。此患者若中西医结合，及时服用小续命汤，或可挽救。

六、芍药甘草附子汤治疗周身阵发性痉挛案

林某某，男，68岁。2018年9月16日初诊。发作性抽筋五六年。周身之四肢、胸背、腹部等任何部位都发生阵发性抽筋，伸腰、抬臂、蹲久了以及劳累后都易引发抽筋。有时开车发生抽筋，只能靠边立刻停车。间断服用一二年的钙剂，并无缓解。近半年来饮食有时发呛，时轻时重，食道镜检查无异常。夜尿五六次多年。脉沉弦缓，舌暗红苔微黄。测血压：130/70mmHg。此时，笔者回想起曾分别以芍药甘草汤与芍药甘草附子汤治"脚挛急"，均取得缓解挛急之疗效，芍药甘草汤原方或适当加味，可治不同部位之痉挛与疼痛。但此患者周身抽筋（痉挛者肯定伴有疼痛，疼痛者不一定痉挛）罕见。考虑患者年近七旬，阴阳两虚，周身筋脉失去阴血的濡养与阳气的温煦，故发生痉挛。其饮食有时发呛，可能为咽

喉时发痉挛；夜尿多为肾虚也。

处方：赤芍30g　　　　白芍20g　　　　生甘草30g　　　　炮附子30g

6剂，服3天停1天再服，每日1剂，先以水浸泡40分钟，煎开锅后再煮40分钟，取药汁约300毫升，再加水煮取100毫升，合汁分3次温服。

二诊：9月23日。服上方6剂后，抽筋明显减少，只偶发腰部抽筋，夜尿亦减少。守原方5剂，隔日1剂，巩固治疗。

七、桂枝加附子汤与附子汤治阳虚恶寒汗多皆有良效案

岑某某，男，58岁，2016年11月17日初诊：主因汗多、畏寒日趋加重数月就诊，且夜眠较差。舌暗偏红苔薄黄，脉缓少力。有高血压病、脑梗死病史（右侧肢体活动稍差）。今日血压135/90mmHg。四诊合参，舍舌从脉从症，辨证为营卫不和，卫阳不足。《伤寒论》第20条曰："太阳病，发汗，遂漏不止，其人恶风，小便难，四肢微急，难以屈伸者，桂枝加附子汤主之。"以该方加味治之。

处方：桂枝30g　　　　白芍30g　　　　炙甘草20g　　　　生姜30g

　　　　大枣40g　　　　炮附子30g　　　生龙牡各30g　　　浮小麦30g

7剂，日1剂，用水泡40~50分钟再煎，煎开锅之后再煮30分钟取汁；煎第2遍比第1次少放水，煮开锅后十几分钟即可，两煎合汁约400毫升，分3次空腹温服，服药后20~30分钟喝热粥及清淡食物为宜。

二诊：2017年2月23日。服上方7剂汗出、畏寒略有减轻。近因受凉又复加重，怕冷、恶风、汗出多、口干等，舌脉同初诊。考虑初诊方证相对，疗效不佳，尚待守方守法以期收功。故守初诊方再服6剂。

三诊：2017年3月2日。家属代述：服用上方之后，汗出基本消失，仍怕冷。再守方服6剂。

四诊：2018年4月3日。时隔1年来复诊，说去年服药后汗出多、怕冷都好了。这次就诊因近2个月又畏寒怕冷，汗出又多，并肩背脊柱冷甚，且纳呆，少寐，二便尚调。舌暗红苔白，脉缓略弦少力。诉说自行购买去年之方5剂，服用后疗效不明显，故来复诊。想其主症特点与附子汤证相似。《伤寒论》第304条曰："少阴病，得之一二日，口中和，其背恶寒者，当灸之，附子汤主之。"以背属督脉，总督诸阳，阳虚者，故背恶寒，甚者周身恶寒，寒凝则痛，故身痛也，如《伤寒论》第305条所述"少阴病，身体痛，手足寒，骨节痛，脉沉者，附子汤主之"，谨守附子汤原方治之。

处方：炮附子20g　　　　炒白芍20g　　　　炒白术20g　　　　茯苓20g

党参20g

7剂，日1剂，水煎服。煎服同前桂枝加附子汤。

五诊： 2018年4月10日。服上方7剂后，汗出略减轻，肩背怕冷不减，且周身怕冷。脉缓而虚软，舌暗红苔薄黄。思考以上辨证无误，方证相对，疗效不佳之由，久病无近功，需守方再服，或阳虚较重而剂量较轻，故守附子汤加大剂量，加黄芪以益气而助阳。

处方：炮附子30g　　　　炒白芍30g　　　　炒白术30g　　　　茯苓30g

党参30g　　　　黄芪15g

7剂，日1剂，水煎服，煎服法同前。

2018年4月17日，家属来院取病历本，代诉患者服用上方后，汗出不多了，肩背和周身怕冷缓解，这二三天海口阴天下雨降温（16~26度），也没有感觉怕冷，代患者表示感谢。（邓霖协助整理）

[吕按] 以上案例，先后历经一年多间断治之，先用桂枝加附子汤为主治之，汗出、怕冷有良效。今年（四诊、五诊）考虑阳虚深重，不但卫阳虚，而且里阳亦虚，故改用附子汤原方治之，初用效果不显，再用守方加大剂量，并加黄芪益气以助阳，取得汗出止、畏寒除之良效。这验证了用好经方在于辨证准确，选方精准，剂量恰当。

八、清热解毒通络法治疗阴阳毒（系统性红斑狼疮）案

杨某，女，29岁。2017年7月23日初诊。

【现病史】 患者患系统性红斑狼疮近10年，间断在西医院和我院门诊治疗，曾服用激素。刻下症见：精神疲倦，脱发而稀疏，颜面部对称性红斑，晒太阳后尤甚，全身多关节疼痛、活动受限，以小关节为主，呈游走性，右肘关节明显，发热，稍恶寒，右眼疼痛发红，轻度瘙痒，双下肢间断浮肿，四肢末端时而麻木疼痛，大便1日3~4天，口干苦，胃纳差，睡眠差，舌红苔黄微腻，脉细。实验室检查：抗SSA（+++），抗Ro-52抗体弱阳性，抗核糖体P蛋白（+++）；抗核抗体胞浆型、颗粒型阳性；抗CCP抗体阴性。类风湿因子IgG阳性。肝功能：球蛋白46.1g/L，A/G 0.82，CRP 152mg/L。免疫全项示：IgG 321g/L，IgA 5.35g/L，C3 0.44g/L。血常规：WBC 3.87×10^9/L，N% 72.9%。HGB、PLT正常。尿常规示：潜血（+），蛋白（-）。

【西医诊断】系统性红斑狼疮。

【中医诊断】阴阳毒，湿热瘀阻。治则：清热祛湿活血。

处方：
桂枝10g	白芍15g	石膏15g	知母10g
甘草10g	秦皮10g	鸡血藤15g	海风藤15g
防风10g	薏苡仁15g	茯苓15g	雷公藤10g

7剂，水煎，日1剂，早、晚温服。

二诊： 7月30日。药后精神尚可，关节疼痛较前减轻，稍活动则受限，时低热，右眼疼痛、发红改善，无口干口苦，双下肢间断浮肿减轻。仍为四肢末端时而麻木疼痛，脱发，颜面部对称性发红，大便1日1次，纳、眠欠佳。

处方：
桂枝10g	白芍15g	石膏15g	知母10g
甘草10g	秦皮10g	鸡血藤15g	海风藤15g，
茯苓15g	雷公藤10g	酸枣仁30g（捣碎）	合欢皮20g，
夜交藤15g			

7剂，煎服法同前。

三诊： 8月7日。上方加减服30余剂，精神可，全身关节疼痛消失，初诊诸症明显减轻或消失，病情稳定，应继续观察。

讨论： 患者以关节疼痛、面部红斑伴发热等就诊，主症特点属中医"阴阳毒"范畴。关节疼痛、活动受限为热毒湿邪阻滞脉络、经络不通之象；发热、口干苦、舌红苔黄，为热邪内蕴之征；双下肢浮肿为湿邪内蕴、泛溢肌肤表现；胃纳差为湿邪中阻、升降失常之征；舌红苔薄黄微腻，脉细为湿浊热毒郁阻之征。四诊合参，病机为热毒侵犯周身表里内外，阻遏气血，变生湿邪阻滞，血脉瘀阻不通，导致全身关节疼痛等诸般病症。治疗大法，急以祛邪为主，去除热毒、化解湿浊、活血通络，并应照顾正气，以增强自身抗病之力。现代研究证实，雷公藤具有免疫调节作用。红斑狼疮是一种自身免疫性疾病，雷公藤治疗常能收到明显效果。随着红斑狼疮病情的好转，血液中原存在的免疫学异常都能有不同程度的改善。体外试验也证实，雷公藤生物碱能抑制抗体形成，改善微循环，使血管扩张，增加血流量，从而降低血液黏度，改善血小板的异常聚集和黏附，使血瘀之象得以改善。但因其味苦有大毒，应特别慎用。雷公藤对机体的毒性作用有二：一是对胃肠道的刺激；一为吸收后对中枢神经系统的损害，并能引起肝、心脏的出血与坏死。临床用之，一旦发现中毒症状，应立即停药，及时抢救，否则，难免导致死亡事故。故应用雷公藤要慎之又慎，既要胆大用其以毒攻毒，又要心细以防意外，二者兼顾，方为良医。

最后说明：阴阳毒病脉证并治始于《金匮要略》。系统性红斑狼疮与阴阳毒病之"面赤斑斑如锦文"，"身痛如被杖"等主症特点相类似。但笔者临床中对治疗阴阳毒病的主方升麻鳖甲汤之方药使用较少，上述治例是根据临床经验加减处方。（张永杰主治，程亚伟整理）

九、国医大师治肥胖验方亦降血脂

符某某，女，63岁，2018年5月1日初诊：主因少寐、乏力就诊。面白少华，中等身材，不胖不瘦，二便正常，饮食一般，肉食较多，舌淡紫苔白，脉微细。主因查血脂增高，要求降脂为目的。2018年4月13日在当地儋州市第一人民医院查血脂示：总胆固醇7.5mmol/L，低密度脂蛋白5.61mmol/L。我想，肥胖者多是血脂增高，但高脂血症不一定都肥胖，有的血脂高是患者代谢失常使然。因此，我本着辨证论治，专方治专病的原则，拟王琦教授治肥胖经验方原方。

处方：黄芪20g   肉桂5g   冬瓜仁10g   苍术10g
      荷叶10g   茯苓20g   泽泻20g   昆布10g
      海藻10g   姜黄10g   蒲黄10g   陈皮10g

每日1剂，水煎两遍，合汁约400~500ml，分为2~3次温服。劝告患者减少肉食，适当活动，作息有序。

复诊：2018年8月20日。患者守上述王琦教授经验方服用三个多月，约半个多月复查一次血脂，其血脂逐渐下降，病情改善，故有信心坚持服药，期间有间歇停药几天的情况。今日复查血脂已恢复正常：总胆固醇5.73mmol/L，低密度脂蛋白2.97mmol/L。少寐基本改善，疲乏感好转，体型如前。脉细，舌偏红苔薄黄。守方15剂，隔日1剂，以巩固疗效。

随访：2018年10月5日，复查血脂正常。（及孟协助整理）

吕按 患者降脂有上述满意疗效，并非偶然。分析其疗效机理，理由有三：

首先是辨证。此乃中医学之大经大法，不仅仅应用医圣经方，凡是应用历代名医时方及近现代良医之经验方，都应坚守这一法则。

第二是专病专方。古代几千年无数临床医家之难以计数的专方、验方及秘方，皆历代名医反复践行而有特效的宝贵良方，很值得珍惜传承。王琦教授几十年研究中医理论硕果累累，临床经验丰富，其治肥胖病之方，乃以中医辨证为主，参考现代中药的药理研究而组合。

第三，异病同治。对不同的病而病机基本相同，即可采取相同的方法治之。这实则体现了"治病必求于本"的原则。所治患者之初诊脉细微，面白少华，为气虚之象，舌淡亦气虚，舌紫乃血瘀也。王教授方益气健脾升清以扶正，软坚活血利水以去浊，如此扶助正气而祛除瘀浊，恢复了新陈代谢之本能，故可降血脂，并改善病状。

此外，去除高血脂之因，如减少肉食，加强活动，亦有利于疗效的提高。

十、酸甘止汗法案例分析

代某某，女，85岁，2018年3月7日初诊。有高血压病（经常服降压药）、心脏病史。近两个月汗出多，引起心脏不适，且少寐、纳差、活动乏力。脉滑如水冲之象，舌暗红苔白。治用酸甘法为主，以益气养心止汗。

处方：

桂枝20g	白芍20g	生甘草20g	生黄芪20g
浮小麦50g	麦冬30g	五味子10g	山萸肉30g
炒枣仁20g	生龙牡各30g		

4剂，日1剂，水煎服，每剂煎取3袋，日3次温服。

复诊： 3月11日。服上方2剂后汗出多明显减少，服4剂后基本恢复如常。随证变法更方治心病等。

吕按 笔者此案取得意外之快捷止汗的疗效，其中的道理值得探讨。此案强调依法（酸甘止汗）处方治汗多。同道们都知道，中医的精华和特色是辨证论治，辨证论治体现在理、法、方、药四个方面。法因证立，方以法出。证，即指所辨的"证"，辨证即指明辨某种病发病过程中某个阶段之病因、病性、病位及病势。治法则针对辨证"四个"要素之二三个，或三四个而确立。立好了法再依法选方，随方再精准遣药。整个辨证论治的过程，总以切合病情为准则。

历览古代医家之医案，清代医案有一个特点，即注重辨证而立法，依法而选药，其中往往没有"方"之明示。实则法中有方，药之组合亦有方也。笔者此案"酸甘止汗法"是针对"气阴两虚证"而立，所用之药为桂枝加黄芪汤、桂枝加龙骨牡蛎汤、甘麦大枣汤、生脉散等数方之加减化裁组合。如此组合，是"拆方"重新组合，是依法选药，其法中有方，药之组合亦有方也。否则，无法之方，无方之药，则成为乌合之众。如此之方则不叫方，而叫"药铺"，怎能治病呢？

第十一章 妇科与男科病

一、当归四逆汤加减治痛经血气虚寒证有良效

例1：唐某某，女，17岁，2018年2月23日复诊。患者痛经间作5年。于2013年3月2日因痛经就诊请吕老诊治（患者"病历本"记载），当时用当归四逆汤加味（当归20g，桂枝15g，白芍30g，甘草10g，大枣10g，细辛10g，木通10g，香附15g，益母草15g，桃仁10g，红花10g）。服3剂后因药味难闻而停药，但此后两三个月痛经基本消失。近2年痛经又甚，呈绞痛感，喜温喜按，兼有手足厥冷，因服用其他中药疗效不佳，因此又来复诊。舌质略暗红苔白，脉沉细。

既往史：患者既往从6岁开始出现阵发性心慌，曾有一次心慌时出现口唇苍白，平卧后心慌逐渐好转，心慌好转后曾行心电图检查未见明显异常。每次心慌持续约5分钟左右，平时是一年发作一二次，近半年患者发作有三四次。

辨证分析：患者辨证为肝经虚寒，寒凝痛经，治法为温经散寒止痛。给患者开了两个处方：一是治痛经方，即当归四逆加吴茱萸生姜汤，去木通加鸡血藤，将细辛减量，大枣加量，从而改善药的口味。二是防治心悸（炙甘草汤加减）。

处方（治痛经方）：当归30g   桂枝15g   白芍30g   炙甘草15g

鸡血藤20g   吴茱萸10g   细辛5g   大枣30g

生姜20g（自备）

7剂，水煎服，日1剂。于月经前二三日与经期服用。

4月12日来诊，家属代述说，患者于2月23日就诊，根据医嘱服药以后痛经明显减轻。守方取7剂备用，于下次月经前二三天服。

例2：邱某，女，20岁，2017年11月22日初诊：痛经三四年。月经周期正常，月经之前3天腹痛，经量少，有血块，色暗，小腹胀痛，喜温喜按，经期四五天。脉沉偏细，舌淡略暗少苔而润。辨为血气虚寒证。治疗方案：平时服人参归脾丸与乌鸡白凤丸。经前五六天与经期服当归四逆加吴茱萸生姜汤，去木通，加鸡血藤。

处方：当归20g　　白芍20g　　桂枝20g　　鸡血藤20g
　　　细辛10g　　吴茱萸10g　炙甘草15g　生姜20g
　　　大枣30g

7剂，日1剂，水煎分3次温服。

复诊： 2018年3月25日，患者历经4个月来复诊。询问上次就诊情况，说按照医生告诉的，月经来之前五六天服用汤药，经期前与经期未再出现腹痛。因近二三个月停药，本月来月经之前又腹痛较重，故来复诊。脉沉缓少力，舌淡红苔白。再守去年11月22日原方治之。（惠慧、及孟协助整理）

吕按 当归四逆汤本为治疗血气虚寒所致的"手足厥寒"证，而当归四逆加吴茱萸生姜汤为治疗"其人内有久寒者"。由此受到启发，血气虚寒所致的痛经，该方养血温经止痛之功正好切合（方中吴茱萸是一味良好的"止痛"药）。故临床用之治血气虚寒性痛经，疗效肯定，上述案例便是明证。为了深入理解该方之脉证方药，详见下列"附"。

附　当归四逆汤与加味方"理法方药辨"

1. 辨脉

本条方证的脉象特点是"脉细欲绝"。少阴病提纲证的脉象是"脉微细"。微脉与细脉主病如何区别呢？"微脉主于阳气微"；"细脉萦萦血气衰"。"脉细欲绝"之脉与微脉确实有点儿相类，沈又彭细致入微的分析可以帮助我们辨别微脉与细脉，他说："叔和释脉云，细极谓之微，则此之脉细欲绝即与微脉混矣。不知微者薄也，属阳气虚；细者小也，属阴血虚。薄者未必小，小者未必薄也。盖营行脉中，阴血虚，则实其中者少，脉故小；卫行脉外，阳气虚，则约乎外者怯，脉故薄。"（《伤寒论读·辨厥阴证》）王丙对细脉的分析对我们也有启发，他说："脉细非必全是血虚，总因邪并于荣，闭而不通，遂致细而欲绝耳。血凝脉绝，陷入肝藏，故须当归四逆入荣以泄邪也。"（《伤寒论注》卷五）

2. 辨证

以脉测证，以方测证，本方证为血虚寒厥证，这是可以肯定的。那么，血虚何以致"手足厥寒"呢？人体经脉流行，环周不息，则人体健康。若经血虚少，不能流通畅达，则手足为之厥寒，脉细按之欲绝也。更确切地说，本方证是血虚及气，气虚生寒的血气虚寒证。"人之所有者，血与气耳"（《素问·调经论》）。"气主煦之，血主濡之"，血为物质，气为动力，血之与气，相互资生，相伴而行。病之始生，或先病于气，或先病于血；病之较久，则气病及血，血病及气，相互影响。故治法既应"治病必求于本"，又要标本兼治。当归四逆汤以和血治本为主，以温经通脉治标为助。"若其人内有久寒者，宜当归四逆加吴茱萸生姜汤"。所加二味药，以加强温通阳气之功。

3. 辨方

古代有的注家据当归四逆汤之名，推测其方药组成应当是四逆汤加当归。例如，柯韵伯说："此条证为在里，当是四逆本方加当归，如茯苓四逆之例。若反用桂枝汤攻表，误矣。既名四逆汤，岂得无姜、附？"（《伤寒来苏集·伤寒论注》）钱天来亦认为："四肢为诸阳之本，邪入阴经，致手足厥而寒冷，则真阳衰弱可知……当以四逆汤温复其真阳，而加当归以荣养其阴血，故以当归四逆汤主之……方名虽曰四逆，而方中并无姜、附，不知何以挽回阳气……是以不能无疑也。"（《伤寒溯源集》卷十）有的注家针对以上两位注家的见解提出了不同见解，例如，许宏说："四逆汤加减者共七方，皆用干姜、附子为主，独当归四逆汤不用姜、附，何耶？答曰：诸四逆汤中用姜、附者，皆治其阳虚阴盛之证，独当归四逆汤治阴血虚甚，手足厥寒，脉微欲绝者，故用当归为主，不用姜、附。"（《金镜内台方议》卷七）章楠分析的更为具体，批评的更为有力。他说："柯韵伯不明此理，言既名四逆汤，岂得无姜、附……何不思之甚哉？且如同名承气，而有大、小、调胃之不同，同名泻心，而有五方之各异，法随病变，因宜而施者也。若凭粗疏之见而论仲景之法，非但不能发明其理，反致迷惑后学，无所适从，每訾王叔和编辑之哀，而不自知其谬也。"（《伤寒论本旨》卷十）需要说明的是，柯氏后来已经认识到自己以前的误解，并加以修正，他说：当归四逆汤"不须参、术之补，不用姜、附之燥，此厥阴之四逆与太、少不同。"（《伤寒来苏集·伤寒附翼》）总之，"当归四逆汤，调补血气，通脉活络之方也，凡血脉虚而寒厥者用之。"（陈恭溥《伤寒论章句》卷五）

4. 辨药

以上辨方，集中分析了厥阴病血虚寒厥证及"内有久寒者"为何不适合附子、干姜为主组成的方子，而适宜用当归、吴茱萸等组成之方。附子与吴茱萸之功效虽然相似，但各有专长。《本经疏证》分析的十分精辟，引述如下："据仲景之用吴茱萸，外则上至巅顶，下彻四肢，内则上治呕，下治利，其功几优于附子矣。不知附子、吴茱萸功力各有所在，焉得并论？附子之用以气，故能不假系属，于无阳处生阳；吴茱萸之用以味，故仅能拨开阴霾，使阳自伸阴自戢耳。"这就是说，附子辛热燥烈，为纯阳之品，善于治疗一切阳气衰微之证；吴茱萸虽同为辛热之药，而兼有苦味，长于调理一切阴阴阻隔之患。如果把附子、吴茱萸这二味药的功效引申一下，联系到少阴病与厥阴病的用药特点，刘渡舟先生做了以下总结："少阴以阳虚为主，阳虚的寒证是水中的火不足了，可以用干燥之药如干姜、附子；厥阴是个体阴而用阳的脏，肝藏血，所以它怕燥药劫阴，虽然是有久寒了，也只用吴茱萸、生姜，不用附子这一类药。为什么乌梅丸里有附子？因为乌梅丸是以酸敛的乌梅为君药，可保肝之体，是个有制之师。临床治肝经之寒的时候，要注意燥药的运用。如果血虚有寒，光知道祛寒，不知道血虚，用燥药就伤血，这就得不偿失了。《伤寒论》六经为病的治疗各有特点，和相关的生理病理是分不开的"。(《刘渡舟伤寒论讲稿》)

二、慢性咳嗽（慢性咽炎）与黄带治此愈彼案

张某，女，45岁，2017年12月15日初诊。干咳10余年，以冬季多见。曾用艾灸灸治，晚上自觉咳嗽有所好转，但艾灸停用后咳嗽再现。咳嗽时伴轻微胸闷，稍有气憋、怕风。曾服用小青龙汤、四逆汤以及利咽润肺的药物，效果均不明显。咽部不红无滤泡。平时爱吃煎炸食物。既往月经规律，每次经期七八天。黄带多、有异味多年，阴部无瘙痒。曾妇科就诊，做黄带检查未见异常，未予治疗。脉沉、弦、细、涩，舌偏淡苔薄白。吕老分析：患者舌象瘀不明显，但脉涩考虑有瘀。张锡纯的弟子李兰生老中医曾用血府逐瘀汤治疗慢性咽炎。

处方：柴胡10g　赤芍10g　枳壳10g　生甘草10g
桃仁10g　红花10g　川芎5g　当归10g
生地10g　怀牛膝10g　桔梗10g　玄参10g
木蝴蝶5g　黄芪10g　苏梗10g

7剂，水煎服，日1剂。

二诊：2017年12月22日。服用上剂中药后觉效果不明显，患者仍咽痒、咳嗽。今天为经期第3天，第1天月经量很少，平时觉说话时易气上冲咽干咳。《金匮要略》曰："火逆上气，咽喉不利，止逆下气，麦门冬汤主之。"患者主症与该方证类似，故选麦门冬汤原方，以山药代粳米治之。

处方：麦冬60g　姜半夏10g　生甘草10g　人参10g
大枣15g　山药20g

7剂，水煎服，日1剂。

三诊： 2017年12月29日。诉服用上方后咽干有所好转。意想不到的是，黄带较前有所好转，异味已不明显。守上方7剂，水煎服，日1剂。

2018年1月15日电话随访，患者述"干咳与黄带均好多了"。（及孟、惠慧协助整理）。

吕按 患者咳嗽多因肺病，但咽痒干咳，考虑可能病位在咽，为"咽炎性咳嗽"，回忆笔者曾经以麦门冬汤治疗"慢性咽炎"一例取得良效（见"附录一"），但此患者之舌脉，虽非典型的肺胃阴虚，但有类似之处，试服之取得较好疗效，这并不奇怪。但多年黄带却大有疗效，此为意料之外的功效！其疗效机理，不外乎"异病同治"之理。笔者曾撰写"治此愈彼案三则"一文，附录于后（见下文"附录二"），供读者参阅。

附录一　慢性咽炎治例

杨某某，女，44岁。素患"慢性咽炎"。近两个月来，咽中堵闷，干燥不利，咯痰不爽，尿黄便秘，脉细略滑数，舌质嫩红有裂纹，苔薄黄，中心无苔，曾服养阴清热剂如玉女煎、增液汤而效不佳。证属肺胃阴伤，虚火上炎，宜麦门冬汤。处方：麦冬70g，清半夏10g，党参12g，山药15g，生甘草10g，大枣12枚。服3剂，诸症悉减，再3剂缓解。以麦冬泡水代茶饮，巩固疗效。

吕按 经方的灵验，用量是一个重要环节。《本草新编》说："但世人未知麦冬之妙用，往往少用之而不能成功为可惜也。不知麦冬必须多用，力量始大，盖火伏于肺中，炼干内液，不用麦冬之多，则火不能制矣；热炽于胃中，熬尽其阴，不用麦冬之多，则火不能息矣。"可见麦门冬汤必须重用麦冬，方收良效。

附录二　治此愈彼案三则

临床上常有这样的情况，对于病情比较复杂的患者，意在治此病而彼病亦愈。从这偶然的巧合中探索其必然的机理，便能不断提高辨证论治、治病求本的水平。举例如下：

1. 疗心悸而目涩遂愈

王某，女，23岁，1996年5月20日诊。素体消瘦，两目干涩酸胀4年余，看书疲劳后尤甚，眼科诊断为"视力疲劳症"。自述2个多月前患"病毒性心肌炎"。现心悸、脉结、气短、乏力，舌嫩红少苔。心电图检查：窦性心律，室性早搏。拟炙甘草汤加减治之，处方：炙甘草15g，党参12g，桂枝、阿胶（烊化）

各10g，麦冬18g，生地45g，五味子9g，大枣12枚。服药5剂见效，15剂显效，心悸等症状基本消失，而久治不愈的目干涩亦缓解。

吕按 《伤寒论》："伤寒，脉结代，心动悸，炙甘草汤主之。"用炙甘草汤治疗病毒性心肌炎屡有报道，而此案对目涩亦有此神效，则在意料之外。究其缘由，以肝藏血，开窍于目，肝血不足，势必目涩，方中重用生地滋补肝血，木荣则目润，故目涩遂愈。

2. 治哮喘而痛经缓解

韩某，女，42岁，1996年10月18日诊。患哮喘病15年之久，一年四季均有发病。近日因受凉而加重，头痛恶寒，喘息咳嗽，喉中痰鸣，胸部满闷，脉弦细无力，舌淡苔白润。拟标本兼治法。处方：熟地40g，当归18g，陈皮、半夏、茯苓、麻黄、细辛、干姜、五味子、炙甘草各9g，制附子、肉桂各13g。服药4剂，哮喘等症状好转。服药期间，正值月经来潮，既往痛经甚、血块多的情况此次明显减轻。

吕按 久病哮喘，上盛下虚，取金水六君子煎合小青龙汤加减治之而获效，并意外地起到了调经止痛之功。本方之所以对痛经亦有特效，在于熟地、当归有调补冲任，滋阴和血的作用，且小青龙汤温经散寒、活血祛瘀止痛，相得益彰。

3. 治"睑废"而五更泻止

刘某，女，52岁，1997年3月21日诊。1年多来，双侧上睑下垂，开始较轻，逐渐加重。现上睑无力展开，遮住整个角膜，患者为了克服视物障碍，常仰头视物。神疲，乏力，食少，舌淡苔白，脉弱。证属脾虚气陷，清阳不升，以致上睑下垂。拟补中益气，升阳提睑法。处方：黄芪30g，党参18g，白术15g，葛根12g，当归、陈皮、防风各9g，升麻、柴胡、甘草各6g。日1剂，水煎分3次温服。配合针刺鱼腰、丝竹空、内关等穴。服药12剂，上睑下垂减轻。守方服药40剂后，双眼睑下垂明显减轻，能如常人姿态视物。患者更为欣喜的是，久治不愈的10年五更泻竟然同时治愈。

吕按 上睑下垂，《目经大成》称之为"睑废"。多因脾虚气弱所致。用补中益气汤加葛根、防风益气升清。清阳上升，眼睑下垂遂愈。而五更泻同时治愈，一般认为，五更泻是由于肾阳不足，命门火衰，不能温养脾胃所致，四神丸为主治之方。此案以补中益气的方法偶然治愈五更泻表明，五更泻用药除补肾温阳之外，亦应重视补脾升阳之法。

三、不孕症（多囊卵巢综合征）以益肾通经促排汤怀孕生子纪实

唐某某，女性，34岁，2017年3月18日因已婚2年余未育就诊。自去年开始月经后期，至今2个多月未行经。经期腰酸无腹痛，有血块，经色暗。体型肥胖。舌暗红、苔黄微腻，脉沉弦滑。1个月前因感冒后出现咽痛、咳嗽有痰，至今仍咽痛，咳嗽痰多。查体：咽后壁条索状突起，色暗红。2016年4月子宫附件彩超提示：子宫肌瘤，大小约27mm×24mm；卵巢多囊样改变，双侧输卵管通畅。

我在海南省中医院参加规培期间随吕志杰老师出诊，深信吕老的医德、医术，故介绍其请吕老诊治。吕老了解上述病情后说：多囊卵巢及子宫肌瘤导致的不孕症确实难治，但不是不能治，根据妇科专家及名老中医经验，坚持数月治疗，大有希望怀孕。辨证论治，开了两个方子。

处方1（桃红四物汤加减）：桃仁15g　　红花10g　　当归10g　　赤芍10g
川芎10g　　生地20g　　丹皮10g　　茯苓10g
益母草20g　　泽泻10g　　皂角刺10g　　怀牛膝15g
香附10g　　王不留行10g　　水蛭3包（冲服）

7剂，日1剂，水煎服，复煎，合两次药液，早中晚或早晚分次温服。

患者职业是音乐教师，长时间用嗓过度，导致慢性咽喉炎，拟"甘草汤"代茶饮。

处方2（甘草汤）：生甘草20g　　百合10g　　陈皮10g　　玫瑰花10g
金银花10g

用法：7剂，日1剂，代茶饮。

二诊：2017年3月25日。服3月18日处方1之后仍未来月经，精神可，睡眠尚可，后背畏寒好转。服处方2后咽痛，咳嗽痰多均缓解。吕老改方如下。

处方1（益肾通经促排汤）：女贞子30g　　覆盆子10g　　菟丝子10g　　紫河车5g
鹿角霜20g　　当归尾15g　　川牛膝15g　　生地10g
川芎10g　　赤芍10g　　白芍10g　　桃仁10g
红花10g　　益母草15g　　王不留行20g　　路路通20g
白芥子15g　　皂角刺15g　　薏苡仁30g　　瓜蒌30g

用法：7剂，日1剂，水煎服，复煎，合两次药液，早中晚或早晚分次温服。

处方2：大黄䗪虫丸3盒。用法：1丸，一天两次，隔天服。

三诊：2017年4月1日。服药后月经仍未来（近3个月未来月经），精神、睡眠均可，后背畏寒消除，脉沉细缓，舌暗红、少苔薄白。

处方1（下瘀血汤加水蛭）：大黄15g　桃仁30g　虫15g　水蛭2包（分冲）

4剂，日1剂，水煎后去渍，分3次温服，水蛭早晚分冲，月经来潮后停用。

处方2：守益肾通经促排方7剂，日1剂，煎服法同前。与处方1隔日交替服用。

四诊：2017年4月15日。服4月1日处方1第1剂后自感肠鸣，一天解2次稀便，后3剂，一天排便一次，大便偏烂。自觉月经将至，表现为乳房胀痛，面部浮肿，同以往行经前症状相同。脉沉滑，舌暗红、苔微黄而润。

处方1：守益肾通经促排汤4剂，日1剂，煎服法同前。

处方2（温经汤）：桂枝10g　党参10g　　生姜15g　　赤芍10g

川芎10g　当归10g　姜半夏10g　丹皮10g

麦冬15g　吴茱萸5g　红参2包（冲服）

用法：6剂，日1剂，水煎服，月经期间服药。

五诊：2017年4月22日。服4月15日益肾通经促排方两剂后（即4月17日）开始行经，月经量尚可，色暗红，无血块，经期按医嘱服4月15日处方2（温经汤），舌淡红少苔而润，脉沉弦略滑。Bp：120/80mmHg。处方：守益肾通经促排方15剂，煎服法同前。

后期服药过程：吕老因要从海口回河北中医学院工作一段时间，嘱咐若服药平妥，可以守第四诊处方之方案，连续服用三四个月。2017年4月23日经期结束，共行经7天。之后坚持每日服用益肾通经促排方，至2017年5月11日服完15剂。2017年5月17日月经来潮，月经量同前，经行6天。2017年6月15日，月经来潮，月经量少，色暗，经行3天。2017年7月24日子宫彩超提示：宫内妊娠，测值大小约6周2天。欣喜万分！将怀孕喜讯电话告诉吕老。吕老告之注意怀孕卫生，可服寿胎丸以保胎优育。

怀孕期间保胎经过：因长时间站立讲课后自觉腰部酸痛，小腹下坠感。请吕老处方"寿胎丸"：菟丝子300g，桑寄生300g，川续断300g，阿胶200g。上方将前三味扎细为粉，水化阿胶和为小蜜丸，每日2次，每次服10g，间断服用3月余。服后无腰部酸痛、小腹下坠感，坚持工作至产前。2018年3月7日足月剖腹产一女婴，婴儿体重3.15kg，哭声响亮，头发浓密乌黑。现已满月，母子平安。

讨论：患者经期有血块，色暗红，乃血瘀之象；瘀血停滞，经脉不通，可以导致月经后期，甚至闭经。需要注意的是，女子以经血为用，冲为血海，任主胞胎，血常不足，气行不畅是其重要的病理特点，血虚、气滞均可导致血瘀。因此，在妇科病证的治疗方法中，常以养血、行气、活血协调进行。故以桃红四物汤祛瘀为主，辅以养血、行气。期间合用大黄䗪虫丸加强破血逐瘀之功，以催经血下行。月经期改用温经汤温经散寒，益气活血。

罗元恺教授认为："肾气、天癸、冲任与生殖之间关系密切，肾气—天癸—冲任—子宫构成一条轴，成为女性生殖功能与性周期调节的核心。"他提出"肾气盛才促使冲任通盛，故冲任之本在肾。肝位于下焦，其经脉与任脉并行腹里，肝所藏之血，可通过任脉输注于胞中，以调节月经和妊养胎儿。由于冲任与肝肾有着不可分割的联系，故调理冲任主要从调理肝肾着手"。吕老在桃红四物汤的基础上加女贞子、覆盆子、菟丝子、紫河车、鹿角霜等补益肝肾之品，为效法先哲时贤经验。

本医案经前治以活血祛瘀、通经活络，助经血下行。经期温阳养血益气，促进经期血气运行，恢复规律周期。经后血海空虚，再治以温补肝肾、促进排卵，孕育之功。（唐艺芯整理）

吕按 以上案例取得满意疗效而怀孕生子，得益三位现代名医教授、妇科专家的相关经验。为了便于读者学习，说明如下：一是罗元凯教授治疗"不孕不育"经验（罗元恺妇科学讲稿，人民卫生出版社，2011年）。二是田淑霄教授治疗"多囊卵巢综合征"经验（《田淑霄中医妇科五十年求索录》，中国中医药出版社，2013年）。三是当代名医傅再希用温经汤治疗"妇人宫寒不孕"经验（《当代名医临床精华·不孕不育专辑》，中医古籍出版社，1988年）。

四、不孕（子宫腺肌症）以先补后通法怀孕纪实

岑某某，女，33岁。2018年4月20日初诊。

【主诉】痛经、不孕8年。

【现病史】患者于8年前出现经期腹痛，月经周期正常，经前即腹痛，经期加重，为绞痛、胀痛，痛甚则呕吐，汗出，畏寒，腹部喜温喜按，经期7天左右，初起为黑色，夹杂血块。平素白带清、量不多。5年前因反复痛经，经检查诊断为"子宫腺肌症"。3年前因黄体破裂出血做手术治疗。结婚10余年，至今未孕，多方求治，未能如愿，曾做试管婴儿未成功。

【既往史】地中海贫血，10年前行人流术。

【四诊表现】现经期第7天，月经基本干净。体型中等，面色尚可，平时精力、体力均好，饮食、二便皆正常。脉沉涩滞，舌嫩略红苔薄白。

【辨病】痛经（子宫腺肌症）。

【辨证】寒凝血瘀。

【治疗】经期以温经散寒，活血化瘀为主，少腹逐瘀汤治之，痛剧加三七粉、血竭粉；经后期以补肝肾，益阴血为主，左归饮加味；排卵期以左归饮选加补益阳气之品，如党参、仙灵脾、菟丝子、巴戟天、炮附子等；经前期以调气和血方药为主。现正值经后期，故以左归饮加味。

处方：熟地黄20g　　　山萸肉15g　　　山药15g　　　枸杞10g
　　　白茯苓10g　　　炙甘草10g　　　当归10g　　　续断20g
　　　桑寄生20g　　　杜仲10g　　　怀牛膝15g

上方7剂，日1剂，水煎两遍合汁，取400多毫升，分日2~3次温服。

二诊：5月4日。患者因事未如期复诊。服上方后稳妥，无不适，脉沉略弦，舌偏红苔薄白。守前方加减。

处方：熟地黄15g　　　生地黄10g　　　山药20g　　　山萸肉20g
　　　枸杞10g　　　茯苓10g　　　炙甘草10g　　　川芎5g
　　　当归10g　　　党参10g　　　仙灵脾10g　　　菟丝子10g
　　　炮附子5g

上方12剂，煎服法同前。

三诊：5月25日。患者服用上方12剂后停药，5月20日腹部酸痛，5月21日来月经后腹痛，伴明显呕吐，但这次腹痛不是特别厉害，较以前程度减轻。本次经期为5天，经期第3天经量就很少了。脉涩，因我要回故地河北中医学院工作两个月，经患者要求，我给她开了1个月的药，第1个方子是田淑霄教授治子宫腺肌症的经验方，20剂，月经过后至经前服用；第2个方少腹逐瘀汤加味5剂，为经期服用。方药如下：

处方1：当归15g　　　川芎10g　　　炒白芍20g　生地黄10g
　　　桃仁10g　　　红花10g　　　甘草10g　　　干姜5g
　　　桂枝10g　　　元胡15g　　　乌药15g　　　肉桂10g
　　　小茴香5g　　　五灵脂10g　　　蒲黄5g　　　三七粉5g（冲入药汁）
　　　血竭颗粒3g（冲入药汁）
处方2：干姜5g　　　桂枝10g　　　小茴香10g　　　川芎10g

当归15g	赤芍10g	延胡索10g	蒲黄10g
五灵脂10g	没药10g	三七粉5g（冲入药汁）	

血竭颗粒3g（冲入药汁）

四诊： 6月初，即三诊1个月后，患者来电：怀孕了！喜悦激动的心情听得出来。我也喜出望外！真没想到，这么难治的"子宫腺肌症"所致的不孕症，竟然这么快就怀孕了！问其具体情况是：服了第1个方子20剂药后，该来月经了但没有来，也就没又接着服用处方2。又过了七八天，去医院做检查，是怀孕了！赶紧把这特大喜讯告诉我，千恩万谢！我告诉她说：一定要了解怀孕期间的注意事项，可自购关于妊娠期间如何保健之书，自学。

五诊： 7月初的一天：患者打来电话，有点焦急地说："吕医生，我今天发现阴道微量见红，怕是先兆流产，赶紧去某医院找了个妇科专家，看后确诊为'先兆流产'，给开了保胎西药。为了更好地保胎，防止流产，请吕医生给我开个保胎方行吗？"我问过情况，开了《金匮要略》胶艾汤加止血药。两天后说：下面小量出血已经消失。问我有没有常吃的保胎中成药？我说：据我保胎成功而生儿育女的几个案例，保胎良方是名医张锡纯的"寿胎丸"，帮她联系某药店制成"寿胎丸"，大约服用两个月。

六诊： 八月底，患者听说我回到海口——海南省中医院工作，专门来医院看我，一是报平安当面道谢！二是看看脉，是否需要服什么药……

吕按 患者结婚多年，大龄女性，有两点困扰的难题：一是痛经难忍，渴望止痛良方；二是难治的子宫腺肌症而不孕，盼子心切。回顾治疗过程，开始约一个月的一诊、二诊，以补肝肾养血方为主；三诊约一个月，以活血化瘀温经法为主。如此先补后通，为孕育创造了好的基础，故比预料还快地怀孕了，这确与服中药有关。

五、治乳癖验方（罗元凯先生方）应用纪实

陈某某，女，28岁。2018年4月1日初诊。

【主诉】 经前7天乳房胀痛6年。

【现病史】 患者于6年前产后1个月乳房胀痛，经B超检查为乳腺增生。此后每年因经前乳房胀痛明显而复查B超一二次，皆报告提示："双侧乳腺增生结节与囊性增生"，并且双侧腋窝淋巴结稍大（考虑反应性增生）。由于每次月经前乳房胀痛，多次求医，疗效不佳。经亲戚推荐，特来求治。

【四诊表现】面色少华，精神忧郁。月经周期正常，经期四五天，无明显不适。但每到经前7天即双侧乳房胀痛，心烦不安，夜眠不佳，月经来后乳痛消失。平时纳可，便调，寐安。今正值经前乳痛，脉弦略滑，舌淡红苔微黄。

【辨证论治】肝气郁结，气滞血郁。治法：疏肝理气，解郁止痛。柴胡疏肝散加味。

处方：柴胡10g　　　赤白芍各10g　　枳壳10g　　　炙甘草10g

　　　川芎10g　　　香附10g　　　　陈皮10g　　　青皮10g

　　　郁金10g　　　玫瑰花5g

6剂，日1剂，水煎分3次温服。

二诊：4月8日。服上方6剂期间，乳房胀痛略有减轻，今日月经来潮，改用中成药逍遥丸调和肝脾以调经。告之月经过后，再以专方治乳腺增生与囊肿。

我几十年形成了一个习惯，即白天看病，晚上带着问题看书。我主治内科，不善妇科，这就需要多读书，以弥补临床经验之不足。我翻开《罗元恺妇科讲稿》，其中有"乳癖"的辨证论治，便认真读之，看到罗先生有一治乳癖经验方——乳腺散结汤，并说"坚持服用，定可显效"。我分析方药组成，深信先生组方合理，决定试用，以观疗效。

三诊：4月15日。患者月经5天后已净，告之有一个名老中医治乳腺增生良方，但必须坚持服二三个月，才能有良好疗效。病人理解，回答坚持服用。以乳腺散结汤原方治之。

处方：柴胡10g　　　青皮10g　　　郁金10g　　　白芍10g

　　　橘核10　　　　桃红10g　　　浙贝10g　　　海藻15g

　　　丹参10g　　　生牡蛎20g　　生麦芽20g　　薏苡仁30g

6剂，日1剂，水煎两遍合汁，分日二三次温服。服6天停1天。

四诊：4月22日。服上方6剂，病情稳妥，守方15剂（服5天停1天），服至下次月经来潮，再来复诊。

五诊：5月6日。坚持按医嘱服用上方至今，经前乳房胀痛减轻，持续时间缩短，甚为欣喜！昨天月经来了。仍在经期用逍遥丸调经，经后再服上述原方，开了20剂。

六诊：9月10日（笔者6月到8月初回河北两个月）。问其服药经过与疗效。患者说：按您说的服用至7月近3个月，经前乳房胀痛消失，自己与按摩师触摸乳房，都觉得结节明显缩小，故停药了。1个月前复查B超提示：乳腺结节、囊肿略有缩小。停药两个月，经前乳痛无复发。现正值经前，又感乳房轻度胀痛，再守方6剂，告之只在经前乳房胀痛再服用。

吕按 评价医生水平与治疗效果，传统上就凭借患者口述的结果与医者对舌脉等诊察的结果。当今各种理化检查结果，为评价疗效提供了微观标准。面对现实，应传统标准与现代标准并重。不可绝对追求现代标准而过度治疗。我们中医经典《黄帝内经》之《素问·五常政大论》曰："大毒治病，十去其六；常毒治病，十去其七；小毒治病，十去其八；无毒治病，十去其九。谷肉果菜，食养尽之，无使过之，伤其正也。不尽，行复如法。"中医学所谓中药之毒性有两义：一指大辛大热大苦大寒有大毒的药物，这些"虎狼"之药对人体确有危害；一指四气（寒、热、温、凉）五味（辛、甘、酸、苦、咸）之偏性。"狼虎"之药不可轻易应用，偏性之药也不宜久服。"久而增量，物化之常，气增日久，夭之由也"（《素问·至真要大论》）。饮食之偏嗜过多过久，足可致病，更何况药物呢？中药如此，而应用西药更应注意长期服用带来的危害，"药源性疾病"就是警钟。有句话："药补不如食补"，食补要合理，药物更应合理应用。人之生命的载体应善自珍重，医生的天职就是保证人的健康。

六、桂枝汤加味治新产后外感发热案二则分析

"新产"一词，始见于《金匮要略·妇人产后病脉证并治第二十一》。妇人产后一个月内"名曰新产"，详见《女科证治约旨》。以桂枝汤加味治疗产后外感发热案两则，分析如下。

例一： 柯某某，女，23岁。2018年2月5日下午，为足月顺产后第2天，哺乳时自感受寒，出现恶寒发热，流清涕，头痛。舌质淡红、苔薄白，脉浮数。查体：T39.4℃。咽部轻度充血，双侧扁桃体不大。双肺呼吸音清。双乳不胀，泌乳通畅。宫缩好，子宫无压痛。会阴伤口无红肿，恶露不多，无异味。辅助检查：血常规：白细胞计数7.2×10^9/L，血红蛋白108g/L，中性粒细胞比率81.14%。当班医生考虑为外感风寒。中医诊断：产后发热（外感风寒）。西医诊断：①呼吸道感染；②新产后。给以桂枝汤加味（颗粒散剂），并加用"对乙酰氨基酚"口服降温。

处方：桂枝10g   白芍10g   甘草5g   生姜10g

大枣15g   防风10g   柴胡15g   桔梗10g

葛根10g

日1剂，分2次开水泡服。

二诊：2月6日上午10点请畅达主任医师查房：昨日针对外感发热，中西药并用，已经汗出，病情好转，现在恶寒发热，汗出，流清涕，鼻塞，头痛。恶心呕吐，无咳嗽。体温：38.2℃。畅达教授查房后说：患者产后体虚，胞脉空虚，易感病邪，易生瘀滞，加之外感寒邪，邪毒乘虚直犯胞宫，正邪交争，营卫不和，阳气外浮而发热，伴见头痛、汗出、恶风、鼻塞，舌淡红苔白，脉浮缓，当属太阳中风表虚证。《伤寒论》第13条曰："太阳病，头痛、发热、汗出、恶风，桂枝汤主之。"前方已经见效，再予桂枝汤辛温解表，调和营卫，加荆芥、防风助解表之力。方中桂枝、生姜、防风、荆芥解表散寒；白芍益阴敛营，桂枝与白芍合用调和营卫；大枣、炙甘草益气补中，滋脾生津；姜枣合用以调和脾胃之气而调和营卫。

处方：桂枝10g   白芍15g   炙甘草10g   生姜10g

      大枣10g   防风10g   荆芥10g

2剂，日1剂，水煎服。嘱咐其按桂枝汤原文服法，服药后约15分钟喝粥。

2月6日晨起至11点，体温波动在36.8℃~38.8℃。继续服用上方，因个人因素签字出院。

电话随访：2月7日。体温已降至正常，无不适感。（田丹供稿）

吕按 探讨上述案例，首先是辨证，再就是方药。患者为外感风寒，属于《伤寒论》六经病辨证之太阳病。素体健康者，外感风寒应分辨是太阳伤寒表实之麻黄汤证，还是太阳中风表虚之桂枝汤证。两证区别的要点是风寒表证"无汗"者，为麻黄汤证；"有汗"则为桂枝汤证。本案患者产后2日，为虚人外感，虽然无汗为表实，也不宜发汗峻剂之麻黄汤，而适宜解肌祛风的发汗缓剂之桂枝汤。笔者研究认为，桂枝汤是一首"以调为主，以补为辅"的方子，为了加强解表祛邪之功，方中加入柴胡、葛根、防风是对的。求索经方本源，《神农本草经》曰：柴胡"苦，平，无毒。治……寒热邪气"。《名医别录》曰："柴胡微寒，无毒。主除伤寒。"《本经》曰葛根"味甘，平，无毒。治……身大热"。《别录》曰："葛根，无毒。主治伤寒中风头痛，解肌发表出汗，开腠理。"《神农本草经》曰防风"味甘，温，无毒。治大风，头眩痛，恶风，风邪。"可见柴胡、葛根、防风都是解表祛邪药，故以桂枝汤加之，可增强解表发汗祛邪以退热。服用后汗出病轻就是证明。《别录》曰桔梗"主……治喉咽痛"，《本经》《别录》都未论及桔梗有解表之功，故不必加之。畅老查房时根据汗出病轻之情况，改用桂枝汤加荆芥、防风之处方与方解，笔者赞同。

例二：符某某，女，30岁，2018年10月26上午就诊。足月顺产后第17天，自感受凉，出现恶寒发热，发抖，汗出，无流涕、无头痛。便秘硬结。因产后哺乳，顾虑重重，未服用任何退热药物。前来要求口服中药治疗。查体：T38.5℃。咽部无明显充血，双侧扁桃体不大。双肺呼吸音清。双乳不胀，泌乳通畅。宫缩好，子宫无压痛。会阴伤口无红肿，恶露不多，无异味。舌质淡红、苔薄白，脉浮数。血常规：白细胞计数 18.9×10^9/L，中性粒细胞比率88.7%。中医诊断：产后发热，外感风寒。西医诊断：①呼吸道感染；②新产后哺乳期。治法：解肌发表，调和营卫。用桂枝汤加味。

处方：桂枝15g　　　　白芍20g　　　　炙甘草10g　　　　生姜6g

　　　大枣20g　　　　黄芪10g　　　　防风10g　　　　炒白术10g

3剂，日1剂，水煎服。按照桂枝汤原文服法告诉患者，"半日许令三服尽"，啜粥以助药力。当日17点37分，微信告知，午睡后，已无就诊时的发抖不适，体温下降至38℃。18点05分患者说浑身轻松多了。告知继续服用上方，次日，即10月27日，患者告知体温正常，无不适。

分析：笔者跟随畅达教授学习过程中，曾遇见类似病例。也正巧，几天前整理以上例一病案，向吕志杰教授请教，吕老诲人不倦的"较真"精神让我学会了应用桂枝汤。因此，我考虑该患者亦是新产后，正虚是产后的生理特点，卫表不固，外感伤表，正邪交争于表，故恶寒发热而发抖；汗出为产后体虚，营卫失和，"阴弱者汗自出"之机。这符合《伤寒论》第13条所说的"太阳病，头痛，发热，汗出，恶风，桂枝汤主之。"故以桂枝汤调和营卫，解肌发表以祛邪，合用玉屏风散，用黄芪、防风补正气并祛表邪，以助桂枝汤发散风寒之力。患者产后便秘，为硬结便，用炒白术健脾之功，以利恢复脾之运化之力。总之，桂枝汤与玉屏风散合方之法，达到调和营卫而祛邪的目的。（田丹供稿）

吕按　本例医案之辨证理论，理法方药基本准确。案例处方中需要提出来商榷的是"炒白术"问题。先引录《伤寒论》第174条与《金匮要略·痉湿暍病》篇第23条，彼此为基本相同的一条原文，引录之可启发思考。原文曰："伤寒八九日，风湿相搏，身体疼烦，不能自转侧，不呕，不渴，脉浮虚而涩者，桂枝附子汤主之；若其人大便硬（《金匮要略》中作'坚'），小便自利者，去桂枝加白术汤主之。"后世医家受到该条文对"大便坚硬者去桂加术"的启发，重用生白术治虚性便秘，包括产后血虚津亏便秘，取得良效。笔者临床也辨证用生白术（30~90g）治疗许多病、各种年龄之脾虚肠燥便秘，疗效肯定。注意要用"生白术"才有健脾润肠通便的作用，而"炒白术"用于脾虚便溏者佳。都是白术，生用与炒用，功效有别，此中药炮制学之妙也。

再对一个症状加以解读。患者自诉"发抖"，此仲景书所谓"振寒"也。"有一分恶寒，便有一分表证"。伤寒正邪相争于表必恶寒，恶寒者可表现"发抖"，即"振寒"。但必须明白，振寒还可见于热盛于里，正邪交争之病症，如《金匮要略》第七章第12条论肺痈成脓期，热毒壅肺者，证见"振寒脉数"等。因此可知，"振寒"既见于外感风寒者，又见于热邪内盛者，必须四诊合参，明确诊断，谨防误诊误治。

七、多次"人流"引发的病变之证治与反思

魏某某，女，46岁。海口市，家庭主妇。

2018年3月9日初诊：主因泄泻20年，形寒食凉则加重，汗出多等虚弱证候就诊。

【现病史】患者于20年前产后调护不当，以及多次流产而致腹泻，日四五次，甚则便次更多，溏泻则腹中隐痛不适。伴有头昏，颈椎下侧憋闷不适，小腿及足发凉，汗出多，喜温怕凉，喜食生姜等辛热饮食及肉食。曾服用六味地黄丸八九瓶后头痛消失，此后间断服用六味地黄丸上百瓶。面色少华，夜眠可，食欲差，舌暗红少苔薄白，脉弦细。

【月经史】经期始终正常，经期六七天，量多，有血块，无腹痛，近年来经期减少缩短至五六天。

【婚育史】生育两孩，大孩24岁，小孩7岁。22岁结婚当年产第一胎，此后十几年期间意外怀孕做人工流产10次，放节育环三年期间与用避孕套都怀孕。

【辨证论治】诊断：虚劳病。病因：10次流产，损伤身体。病机：脾肾两虚，冲任虚损。治法：健脾益气，佐以温肾、固表。处方：桂枝加附子汤合玉屏风散。

处方：
桂枝10g	肉桂5g	白芍10g	炙甘草15g
炮附子10g	黄芪30g	炒白术30g	防风15g
生姜15g	大枣6枚	生牡蛎20g	生龙骨20g

10剂，日1剂，水煎两遍取药液400多毫升，分3次温服。附子理中丸，按

说明服。

二诊：3月23日。服用上药后约半月，睡眠好转，夜间醒后可继续入睡（既往醒后不能入睡）。后背部的瘀堵、酸胀感较前好转。大便与饮食关系大，受凉后大便溏，服药后大便已经成形。腹部怕凉，周身散、软、乏力。脉沉缓、软，舌偏暗红、苔薄黄。月经正常。辨证分析：患者的舌象为瘀热，脉象为阳气不足，自觉症状属虚证。曾有10次流产史，严重损伤冲任。现排斥性生活。守上方加补肾药。

处方：

桂枝 10g	肉桂 5g	炒白芍 10g	炙甘草 15g
黑顺片 10	黄芪 30g	白术（炒）30g	防风 15g
生牡蛎 20g	生龙骨 20g	鹿角霜 20g	大枣 3枚
生姜 15g			

14剂，煎服同前。

三诊：4月10日。服上方后，睡眠好转，痰少，精神良好，平时易汗出，月经量较多，经后头晕，全身酸软、乏力，每日大便3次。左脉弦虚缓、右脉弦，舌紫、少苔。考虑患者人流10次之多，势必损及于肾，故以肾气丸加减。

处方：

熟地 30g	山药 20g	山茱萸 20g	丹皮 10g
茯苓 10g	炮附子 5g	桂枝 5g	鹿角霜 20g
生牡蛎 20g	生龙骨 20g	五味子 5g	党参 15g
菟丝子 20g			

7剂，煎服法同前。

四诊：4月24日。服上方后背部瘀堵、酸痛减轻，怕风、怕冷改善，睡眠改善了九成，原大便溏，现已成形了，但次数仍为每天2~5次，汗出多较前减轻2成。守方加补骨脂 10g，人参 5g。7剂，煎服法同前。

五诊：5月4日。服用上药后精神较前好转，大便成形，但仍有出汗，前天来月经，尚正常。脉沉弦迟缓少力，舌偏暗红苔白。辨证分析：患者的脉症为阳气不足，卫外不固。治法温阳益气，固表止汗。以附子汤加味。

处方：

黑顺片 30g	茯苓 20g	白术（炒）20g	炒白芍 15g
党参 20g	人参 10g	黄芪 30g	浮小麦 30g
炙甘草 15g	大枣 20g		

7剂，每日1剂，用水先浸泡30分钟，煮开锅后再煎30分钟以上（如此则附子不用先煎），复煎，合并2次煎药液400~500ml，分早中晚3次空腹温服。

六诊：5月15日。服上药后出汗较前减少，睡眠欠佳，睡后易醒（这与温阳药有关），乏力明显减轻。因食凉菜，大便溏稀。告之饮食忌生冷，以保护胃气。患者反映服药后舌尖有麻木感，这很可能是用附子剂量较大的轻度反应。据仲景书记载与名医经验，用乌头、附子之类药物，非得有点反应效果才好。继服原方加生龙牡各20g，取其既镇静，又敛汗。

七诊：5月22日。服上方后出汗少了，睡眠好，大便正常，精神较好。守上方7剂，隔日1剂，巩固治疗。之后用丸剂温补脾肾，即以附子理中丸，晨起服以温脾为主；晚上服肾气丸以着重养肾。（惠慧、及孟协助整理）

〖吕按〗 患者素体强健，但因多次意外怀孕，人工流产达10次之多！这严重损伤了人体的阴精与阳气，导致身体虚损而百病丛生。患者述说身体就像"掏空"一样，周身虚乏，汗出怕风，脏寒腹泻，夜眠不安，性欲冷淡。治病求因，辨证论治，先后治用桂枝加附子汤合玉屏风散、肾气丸化裁、附子汤加味，以及"两个丸剂"巩固治疗，大法是以补益脾肾，偏重温养阳气，诸多证候逐渐消减，身体趋于康复。

此患者多次"人流"引发病变的教训是：妇女在有生育能力期间，切切不可不婚而孕，或婚后孕而不生，轻易人工流产或药物流产，若流产次数越多，身体损伤越重！在生育方面，多次人流不仅损伤身体，且会导致习惯性流产及不孕症等妇科病。如此这般，真想怀孕生子时却难以如愿。这样事例并非少见！劝告欲享受幸福生活的青年人及中年男士妇女，一定要认真对待生育大事，合理安排生活，以享受人生。

八、弱精症辨证论治验案三则疗效分析

例1 王某，男，26岁。2018年3月5日初诊。

【主诉】小便频数，伴有尿痛30天。

【现病史】患者于一月前出现夜间尿频，伴有尿道口灼痛，阴囊有刺痛感。两天前做精液常规检查，精子密度：46×10^6/ml；存活率：17.3%；PR：13.6%；液化时间 > 60min。（正常范围：精子密度 $\geq 15 \times 10^6$/ml；存活率 > 58%；PR $\geq$ 32%；液化时间 $\leq$ 60min）。西医诊断：弱精症，精液不液化。经朋友推荐，特来求治。

【辨证论治】患者结婚两年未育，现有心烦，手心发热，口干，小便夜间频

数，腰膝酸软，尿道口有灼痛感，面色尚可，大便干，舌红苔少有裂纹，脉弦细数，中医诊断：不育症。肾阴亏虚，络脉郁阻证。治法：补肾填精，散结通络。

处方：知母15g　　山萸肉15g　　生地黄15g　　山药30g

茯苓15g　　泽泻15g　　芫蔚子15g　　丹皮15g

锁阳10g　　补骨脂15g　　菟丝子15g　　女贞子15g

皂角刺15g　　连翘15g　　穿山甲6g　　红藤15g

14剂，日1剂，水煎服。

二诊：2018年3月20日。服上方后，心烦减轻，夜间小便次数减少，尿道口灼热感，刺痛感症状消失，口干口苦减轻，房事后腰膝酸软减轻，舌红苔白有裂纹，脉弦细。守原方去皂角刺、穿山甲、连翘，加西洋参15g、麦冬15g，继续服用14天。

三诊：2018年4月5日。服上方诸症均有明显减轻，舌质淡红，苔薄白，脉细。故于上方加枸杞子15g，太子参20g，继续巩固服用7天，并嘱咐夫妻在排卵期同房。患者4月25日早上来电，告知说妻子已怀孕1月余，非常高兴。

按语　首诊患者精子活力低下，故辨病为弱精症。患者心烦，手心发热，口干，皆为阴虚内热之候；虚热上扰心神故心烦；阴虚津液不足，故口干；肾阴亏虚，相火妄行，迫津外泄，故夜间尿频；肾精不足，腰膝失于濡养，故而酸软无力。舌脉也是一派阴虚内热。故处方用六味地黄丸合五子衍宗丸加减，补肾填精，滋阴补虚。皂角刺、连翘、穿山甲、红藤，取其散结通络，清热解毒之功，并且可促使精液液化时间缩短；加锁阳补肾阳，益精血，使阴得阳助则泉源不竭，改善精子活力，提高精子质量。二诊时患者诸症减轻，显然上方有效，辨证准确，此次但凭舌脉考虑为气阴不足，故去苦寒伤阴之品，加西洋参、麦冬，补气养阴，益胃生津，有益于后天之本。三诊时患者基本症状悉除，但观舌、诊脉考虑尚有元气不足，精血不充，故在第二方基础上加枸杞、太子参，补肝肾，益精血，益气健脾，培元固本，起到巩固疗效的作用。弱精症纵然从补肾入手但久病入络，络脉瘀阻，往往是弱精症迁延不愈的关键。所以补肾固本的同时散结通络，方能更切合病情。

例2　李某某，男，32岁，2017年10月23日初诊。

【主诉】射精快伴射精无力3月余。

【现病史】患者于3个月前出现射精快伴射精无力，一天前精液常规检查，精子密度：58×10^6/ml；存活率：13.3%；PR：13.5%；液化时间 < 60min。西医诊断：弱精症。曾在某市中医院治疗，疗效不佳，经亲戚介绍，来求治。

【辨证诊治】现备孕二胎，射精无力，射精快，怕冷，腰膝酸软，尤其房事时加剧，白天神疲乏力，小便频数，大便不成形，舌质淡苔白，脉沉弦。中医诊断：不育症。肾阳亏虚证。治法：补肾助阳，固精缩尿。

处方：

淫羊藿10g	巴戟天10g	山萸肉15g	生地黄15g
山药30g	茯苓15g	泽泻15g	丹皮15g
肉桂12g	附子12g	覆盆子10g	韭菜子10g
蛇床子15g	枸杞15g	锁阳10g	菟丝子15g
五味子15g	益智仁10g		

14剂，日1剂，水煎服。

二诊：2017年11月8日。服上方后上述症状均明显改善，但怕冷大便稀溏仍存在，舌淡苔白，脉沉细，故原方加淫羊藿15g，益智仁15g，增加其温阳之力，兴奋性神经，续服14剂。

三诊：2017年12月10日。服上方上述症状悉除，舌质淡苔白，脉沉，考虑到其阳气略有不足，故嘱其停用汤剂，改服金匮肾气丸两周。2018年1月20日中午来电告知，其妻已孕40天。

按语 首诊该患者精子活力差，西医诊断为弱精症。患者阳气不足，温煦乏源，故怕冷；阳气激发，兴奋不足，推动无力，故神疲乏力；腰为肾之府，阳气不足，故而酸软无力；肾阳虚，膀胱气化功能减弱，故而小便频数。舌脉亦为虚寒之征。这是个很典型的肾阳虚患者，所以用桂附地黄丸合五子衍宗丸加减，桂附地黄丸，取其微微少火以生肾气之意，去桂枝换肉桂引火归元，淫羊藿、巴戟天兴奋性神经，补肾助阳，增加其温肾阳之功。五子衍宗丸补肾益精，使肾气生化有源。覆盆子、菟丝子、五味子、韭菜子，补肝肾且有固精缩尿之功，标本同治；蛇床子入肾，温补肾阳。命门为水火之宅，五脏之阳非此不能发，故全方以大队补阳之品，使肾阳得助，激发有源。二诊时患者症状好转，前方确效，但脾阳虚症状仍在，故加益智仁，暖肾固精缩尿，温脾止泄摄唾。三诊时，患者症状悉除，观舌脉，阳气略不足，故以金匮肾气丸，缓图其本，巩固疗效，以收全功。

例3 余某，男，32岁，2017年10月24日初诊。

【主诉】勃起不坚，伴右阴囊外侧疼痛一周。

【现病史】患者于一周前出现勃起不坚，伴右阴囊外侧疼痛，一天前精液常规检查，精子密度：23.4×10^6/ml，存活率：21.7%，PR：16.2%；液化时间 > 60min。西医诊断：弱精症，精液不液化。曾在某市中医院就诊，疗效不佳，经亲戚介绍来求治。

【辨证诊治】现患者勃起不坚，伴右阴囊外侧疼痛，阴囊潮热，小便热赤涩痛，舌质紫红、苔白腻，脉弦细滑。中医诊断：不育症。湿热阻络证。治法：清热利湿，散结通络。

处方：车前子10g　　黄柏10g　　　生地10g　　　泽泻12g
　　　木通12g　　　甘草梢12g　　山慈菇10g　　蜈蚣2条
　　　山药15g　　　郁金15g　　　肉苁蓉10g　　穿山甲6g
　　　红藤15g　　　皂角刺15g　　蒲公英15g　　黄精30g

14剂，日1剂，水煎服。

二诊：2017年11月8日。服上方后诸症减轻，仍有勃起不坚、阴囊部刺痛感、小便涩痛不畅，舌质紫红，苔白，脉弦细，考虑湿热阻滞，影响膀胱气化，故原方加路路通15g，滑石15g，续服14剂。

三诊：2017年11月23日。服上方诸症均有明显改善。舌质淡紫，苔白腻，考虑为湿邪尚存，为防苦寒败胃，伤及阳气，故原方减去黄柏、生地、甘草梢、山慈菇，加白术10g，砂仁10g，再服14剂，后2017年12月10日早上来电之，症状悉除。

按：首诊时该患者精子活力差，故西医诊断为弱精症；液化时间超过60分钟，为精液不液化。患者勃起不坚，阴囊潮热，宗筋弛软，不通则痛，故阴囊部刺痛、小便热赤涩痛，舌质紫红、苔白腻，脉弦细滑，证属湿热下注，互结交争，湿热阻络。用龙胆泻肝汤加减，清热利湿，导湿热于小便出；山慈菇、红藤、皂角刺、蒲公英，取其清热解毒，散结消肿排脓之功；蜈蚣、穿山甲通络之功著；黄精为脾肺肾均补之品，具有明显改善精液质量的作用；郁金活血行气，清热利湿；《本经》载"肉苁蓉主五劳七伤，补中，养五脏，强阴，益精气，多子，补精血，润肠燥。"二诊时患者症状好转，上方收效，但观其舌脉主诉，考虑为湿热影响膀胱气化，故用路路通利水通经，祛风通络，滑石清热利湿通淋，利六腑之涩结，使留恋之湿热之邪尽除之。三诊时患者湿邪尚存，故加白术、砂仁益气健脾，化湿和胃，鼓舞后天运化，使气血生化有源。清利湿热切不可过剂，苦寒伤阳败胃，当细细审察，以中病为宜。

特此说明：例1、例2方中用穿山甲，为当今国家保护动物，药源缺乏，价格昂贵，有时用水蛭代替，有临床疗效，但未进行大样本比较，有待进一步观察。（陈桂敏主治，张书山整理）

吕按 上述治弱精症验案三则，例1辨证以"六味"合"五子"加散结通络药，服药35剂，达到妻子怀孕之良效。例2辨证以肾气丸合五子加减，服药28剂，继以肾气丸缓缓治之14日，也达妻子怀孕之捷效。例3辨证以龙胆泻肝汤为主方，随证加减变通，服药42剂取得满意疗效。如上所述，只要辨证准确，方法得当，中医药治疗男科病之弱精症确有可靠疗效。关于穿山甲之替代品，有必要研究及观察。

第十二章 儿科病

一、良医张锡纯治儿童外感发热经验之验证

当今科技水平的飞速发展与对疾病预防水平的极大提高，古代难以控制的少儿传染病，在我国现今已基本消失。但是，从古至今，外感病邪所致的发热性疾病常有发生。对此，家长着急，急于救治，认为发热退的越快越好！某些医生为了满足家长要求及其个人某种目的，不计后果的"小题大做"，马上输液加入抗生素，甚至加入激素。如此处理，多是退热效果较快，但常常降后复升，掩盖病情而耽误治疗，并且遗留滥用抗生素与激素带来的后患！明智的家长求治于中医，希望中医在治疗的同时又不伤害幼小的儿童。好的中医肯定能够达到家长的期望。理由是，中医学源远流长，博大精深，古圣先贤积累了治疗儿童病的丰富理论和宝贵经验。中医治病的方药，是苍天厚土恩赐人类的天然药库，随时随地可取，且取之不尽，用之不竭。传承古人精华，用之得当，必有良效而不伤身也。例举治验如下。

笔者的外孙女，1岁，北京人。宝宝天生淳厚，活泼可爱，出生至今，从未患病。临近2015年春节，夜卧蹬被，亲人不知，因而受凉，天明喷嚏，稍有清涕，当日下午，头项发热，体温升高（体温38℃上下），初次患病，爷奶着急，父母惊慌，电话告知，询问是否去医院。我说：夜间受寒，外邪束表，体温必高，不必惊恐，中药可治。疑问：孩子还小，中药难闻，怎么能喝？我说：此药无任何气味，如同开水。又问：此为何药？能退热吗？我说：但信无忧，连服数次盖被微汗，一二日必退无疑。并明确告之，今晚恐怕发热加重，体温增高，坚持服药，明日可降。急问：何等方药？快开急购，尽快服药。

处方2味：生石膏40g（打碎），蝉衣4g，3剂。每剂加入自家大米一小把，用水煎开锅后约20分钟，取200~250ml，分4次温服，每次间隔约两个小时。

取药、煎药后，喝第一次药为傍晚约6点钟，体温有上升之势，将近39℃，父母沉不住气了，急于去医院就诊，我体谅父母爱子之心，不便阻拦，赶紧自行开车去了一家大型医院，查了血常规，个别指标稍有异常；听听心肺，只是心率

较快；问问病因，夜间受凉。医生告之问题不大，开了退热贴（贴头额）与中成药，回家用药，注意护理。回到家后，又测体温，已有所下降，心才有所安定。问如何用药？我建议：继续按说明服中药，外用退热贴，暂不用医院开的药。

清晨问候：昨晚喝中药3次，今晨体温37℃多点。告之将剩的一次药喝了，再煎第2剂，还分4次喝，体温不高，就间隔3个小时服一次，傍晚体温正常了，可停药，注意防护，别再受凉。观察一天，体温未再升高，此后正常如初。

吕按 幼儿受凉，感冒发热，此乃常事。其脏气清灵，反应灵敏，一旦发热，轻则38℃上下，甚者高达40℃，幼儿高热，易发惊风抽搐等，确实令人惊恐。对此，尽快用药，防止热盛发痉。故此，我处方重用生石膏清热透邪以退热，配合应用蝉蜕（气微弱，味淡），功能散风热、宣肺、定痉。二味相合，清透之功更捷，且防止发痉。一岁幼儿，一剂药重用生石膏至40g，底气从何而来？笔者重用石膏有古圣先贤之根据：首先是医圣张仲景之经方，其清热主方白虎汤重用生石膏一斤；第二，近贤张锡纯重用生石膏单味药，或为主药，治小儿伤寒、温病及小儿出疹等都有确切经验。下面选取张锡纯验案4则，读者阅读后，必收获匪浅。

附 张锡纯治疗小儿发热验案四则

1. 伤寒

长子荫潮，七岁时，感冒风寒，四五月间，身大热，舌苔黄而带黑。孺子苦服药，强与之即呕吐不止。遂单用石膏两许，煎服清汤，分三次温饮下，病稍愈。又煎生石膏二两，亦徐徐温饮下，病又见愈。又煎生石膏三两，徐徐饮下如前，病遂痊愈。夫以七岁孺子，约一昼夜间，共用生石膏六两，病愈后饮食有加，毫无寒中之弊，则石膏果大寒乎？抑微寒乎？此系愚初次重用石膏也。故第一次只用一两，且分三次服下，犹未确知石膏之性也。世之不敢重用石膏者，何妨若愚之试验，加多以尽石膏之能力乎？（药物·石膏解）

吕按 幼儿患病，不懂事理，很难服用味苦难闻之药。石膏煎取清汤如水无味，服之不难矣。石膏辛甘而寒（《本经》曰石膏"味辛，微寒"。《名医别录》谓其"味甘，大寒"。笔者以为，石膏是"微寒"，还是"大寒"，这与用量大小有关），善于清透邪热，是治疗"感冒风寒"，入里化热（苔由白变黄）之良药。小儿外感，化热很快，幼体健壮者，外感初起即可用石膏。此案取效的关键是敢于将生石膏用至最佳之大剂量。

2. 发热

直隶盐山孙香荪来函：1924年8月，友人张某某之女，发热甚剧，来询方。为开生石膏一两半，煎汤饮之。其热仍不稍退，又来询方。答以多煎石膏水饮之，必能见愈。张某某购石膏数两，煮汤若干，渴则饮之，数日而愈。（药物·石膏解）

〔吕按〕 患者"发热甚剧"，可想其体温之高也。《名医别录》曰石膏"主除时气……身热，三焦大热，皮肤热"，可知石膏治时气邪热有专功。此案亦证实大量生石膏对高热具有可靠疗效。

3. 温病

直隶盐山李曰纶来函：丁卯中秋，曾治天津傅姓少年，患温证，胃热气逆，无论饮食、药物，下咽即吐出。延医治疗，皆因此束手。弟忽忆《衷中参西录》温病门载治毛姓媪医案，曾用此方以止呕吐，即以清胃府之大热，遂仿而用之。食梨一颗，蘸生石膏细末七钱余，其吐顿止，可以进食。然心中犹觉热，再投以白虎加人参汤，一剂痊愈。（药物·石膏解）

〔吕按〕 此案验证了张锡纯治毛姓媪案例之经验。

4. 小儿出疹

奉天友人朱贡九之子，年五岁。于庚申立夏后，周身壮热，出疹甚稠密，脉甚洪数，舌苔白厚，知其疹而兼瘟也。欲以凉药清解之，因其素有心下作疼之病，出疹后，贪食鲜果，前一日犹觉疼，又不敢投以重剂。遂勉用生石膏、玄参各六钱，薄荷叶、蝉蜕各一钱，连翘二钱。晚间服药，至翌日午后视之，其热益甚，喉疼，气息甚粗，鼻翼煽动，且自鼻中出血少许，有烦躁不安之意。愚不得已，重用生石膏三两，玄参、麦冬（带心）各四钱，仍少佐以薄荷叶、连翘诸药。俾煎汤二茶盅，分三次温饮下。至翌日视之，则诸证皆轻减矣。然余热犹炽，而大便虽下一次，仍系燥粪。询其心犹发热，脉仍有力。遂于凉解药中，仍用生石膏一两，连服两剂，壮热始退。继用凉润清解之剂调之痊愈。（《医方·清疹汤》）

〔吕按〕 此案应领悟四点：①生石膏为治小儿出疹，表里俱热之要药，适当放胆重用之是取效之关键，而"分三四次徐徐温服"是防止其寒凉之诀窍。②以生石膏为主，并应配伍薄荷、连翘、蝉蜕、僵蚕、玄参、麦冬等凉血解毒透疹之品。③出疹者最忌泄泻，恐疹毒因滑泄内陷也，故便泻之人不宜石膏，可用滑石、甘草治之。④"羚羊角最为治疹良药"，故张氏清疹汤（生石膏、知母、羚羊角、金线重楼、薄荷叶、青连翘、蝉蜕、僵蚕）中亦用之。

小结

通读《医学衷中参西录》发现，张锡纯行医生涯最常用、最擅用的药物就是生石膏。他以单味石膏或以石膏为主药的验案很多，集中附录在《石膏解》之后，并且遍布全书之中。张锡纯用石膏积累了丰富的经验，其真知灼见可归纳为四点：①石膏之用绝不可煅，若煅用之则"是变金丹为鸠毒也"。②以石膏治"实热炽盛"必须重用，并适当配合他药。③石膏之功效特点是，既清热于内，又透热于外。④对"热实脉虚"，即邪热伤及气阴者，应"仿白虎加人参汤之义，以人参佐石膏"为宜。⑤用石膏必须"轧细"，这正如《雷公炮炙论》所说："凡使石膏，须石白中捣成粉……"考查经方白虎汤等方用石膏皆注明打"碎"。

总之，笔者治少儿发热之底气，乃源于良医张锡纯之丰富经验。读者同道们，让我们共同传承古圣先贤之思想，发挥中医之优势与特色，以可靠的疗效，解除少儿发热之苦及家长之忧。为中医争光！（惠慧协助整理）

二、桂枝去桂加茯苓白术汤治疗太阳太阴合病案

陈某某，男，1岁1个月。2018年5月3日上午初诊，患儿于3天前出现流涕，并无鼻塞、咳嗽等不适，予桂枝汤原方。昨晚19点左右发热37.6℃，喝温水后稍汗出，今晨体温正常。刻下症见：体温37.0℃，鼻塞明显，流涕，偶咳嗽，无汗，纳可，二便调，不爱饮水（饮水量减少），舌淡红、薄白苔。诊断：太阳太阴合病。以麻黄加术汤加厚朴姜枣（颗粒剂）。

处方：麻黄1包（5g）　桂枝1包（6g）苦杏仁1包（10g）炙甘草1包（3g）
　　　苍术1包（15g）　厚朴1包（6g）　大枣1包（10g）　　生姜1包（3g）

3剂，开水冲，少量频服，先服1剂，若汗出热退则停药，若4小时后仍发热则继续服第2剂。

二诊：5月4日下午。昨日分3次服了第1次，服药后呕吐1次，后2剂未服。今晨37.4℃，现37.9℃，鼻塞流涕，无汗（触摸后背干燥），稍咳嗽，稍音哑，纳差，尿少（小便次数及小便量较平时减少），不爱饮水（饮水量减少），大便成形，舌淡、苔薄白、根稍腻。查体：双肺呼吸音清。诊断：太阳太阴合病。改用桂枝去桂加苓术汤（颗粒剂）。

处方：白芍1包（10g）炙甘草1包（3g）生姜1包（3g）大枣1包（10g）

茯苓1包（10g） 苍术1包（15g）白术1包（10g）

2剂，用法同前。嘱服药后，保持微汗出。

三诊： 5月5日上午。昨日下午服药后精神好转，昨晚安静入睡，夜间持续微汗出，现体温37.0℃，无呕吐，纳食好转，偶咳嗽，尿仍少，大便先成形后稍稀，舌淡红、薄白苔。守方3剂，用法同前。

回访： 5月12日电话询问，回答说：5日晚体温正常，6、7日稍流涕，偶咳嗽，近二三天未见流涕咳嗽等症。

讨论： 辨六经：首诊无效，二诊重新思考，患儿仍发热无汗，鼻塞流涕，乃太阳表证未解。咳嗽，纳差，尿少，舌苔根腻，考虑太阴里虚夹饮证。有声音嘶哑，即孔窍不利，结合纳差（默默不欲饮）及舌苔，可能会考虑半表半里少阳病，但是仔细从症状、治法、方证三方面考虑，可以排除少阳。

辨方证：本案发热无汗、小便不利等，乃外邪内饮，六经辨证乃太阳太阴合病，治疗当表里同治，即解表化饮，如若单纯解表则会激动里饮，造成变证百出。可选用的方证有苓桂术甘汤、小青龙汤、桂枝去桂加苓术汤等等，具体应该选用何方，必须根据患者当前之症状，结合方证、药证，选用最合适的方证。苓桂术甘汤乃表不解，里饮上冲出现"心下逆满，气上冲胸，起则头眩"等症；小青龙汤之里饮较甚，出现咳喘等症，故予干姜细辛半夏化饮；桂枝去桂加苓术汤颇具争议，根据患者症状反应，结合原文，予桂枝去桂加苓术汤原方。通过疗效反馈，说明基本上达到了"方证对应"的要求。

反思：问诊很关键。首诊没有收集到患儿小便情况，可能是医者遗漏，亦可能是家属疏于观察，也可能是确实小便正常。因此，临床当重视问诊，用心听，用心观察。（琼海市中医院吴灿供稿）

吕按 古今医家对《伤寒论》原文"桂枝去桂加茯苓白术汤"之"去桂"争议较多。争议的问题归纳起来有三点主张：有的谨遵原文，即"去桂"；有的认为不应该"去桂"，而是去芍药；有的说既不去桂，也不去芍，应原方加味。笔者认为，学仲景书，既要师其本义，又不应死于句下，必须根据临床所见病情，善于变通用之。中医学辨证论治活的灵魂，就是《伤寒论》第16条讲的那12字真言："观其脉证，知犯何逆，随证治之。"吴灿医师之婴儿案例具有新义，新就新在以经方治小儿病。方中所用剂量较大，笔者认为应慎重考虑，可从小点剂量开始，视病情逐渐加量，总以中病为宜。

三、幼儿针眼（麦粒肿）治验两则讨论

针眼为中医病名，又名土疳、土疡；西医学称之为麦粒肿，又称睑腺炎。针眼是睫毛毛囊附近的皮脂腺或睑板腺之急性化脓性炎症，多见于幼童。笔者以中药为主治疗两例，疗效较好，总结如下：

例1 张某某，女，3岁半，2018年5月20日初诊。患儿自两岁至今，左右两眼睑交替长麦粒肿三四次，发生于上眼睑，或下眼睑，但均较轻，以外用西药（妥布霉素地塞米松眼膏）为主而愈。近又在左眼上眼睑长出针眼，渐如绿豆粒大小，数日不愈，肿势渐大，去北京某儿童医院就诊，给予外用药治疗，医生说若不能消退且肿核化脓，则需行手术治疗。家属惧怕，故咨询于我能否结合中药治疗，免得做手术。幼儿体质很好，很少患病，望其舌红苔薄黄中微腻。参阅《中医儿科学》，给予清热解毒，凉血透邪法，处方以《审视瑶函》之消脾散方（薄荷、升麻、柏子仁、青皮、枳壳、黄芩、陈皮、藿香、防风、石膏等份，甘草减半，共为细末，每服二钱五分，白水煎服）加减。

处方：黄芩5g　　　　赤芍10g　　　　栀子5g　　　　防风5g
　　　　生石膏20g　　　蝉蜕3g　　　　藿香2g　　　　生甘草2g

4剂，每日1剂，水煎取约200ml，分3次温服，可加入少许蜂蜜，改善口感，防止患儿拒之不喝。注意饮食清淡，不吃零食，患眼注意卫生，可用湿巾温敷。并告知按说明外用西药。

二诊：5月25日。服药4剂，内服与外用兼治，麦粒肿肿势变小。效不更方，守方再服4剂，以观疗效。

三诊：6月1日。患儿家属电话告知，再次服完4剂药后，麦粒肿已基本消退，询问还服药否？嘱其再守原方取3剂，改隔日1剂口服，使祛邪务尽，巩固疗效。3个月后随访无复发。

例2 林某，男，3岁。2018年7月22日初诊。患儿是海南省海口市一个朋友之子，电话中说，患儿左眼上下眼睑先后长出麦粒肿，上眼睑1个，下眼睑2个，中药汤剂（请一个年龄较大的中医治疗，麻杏石甘汤加味，服用5剂疗效不佳）与西药外用药治疗一个多月，肿势不减反增大，微信照片示：上下眼睑肿约黄豆粒大小，硬结尚未化脓。西医大夫建议：用药无效，只能考虑手术，说手术需全麻。家属惧怕手术，请求我用中医治疗。笔者有了例1之经验，有点信心，

但又考虑此患儿时间一个多月了，肿核又较大，又缺乏经验，告知可以中药治疗观察，不要停用西药外用药。处方即例1之原方加大黄3g，此为师法《医宗金鉴》之内疏黄连汤方（栀子、连翘、桔梗、黄芩、黄连、大黄、当归、白芍、木香、槟榔、甘草，水煎服）用大黄之义。告知服药后每日大便1~3次，为软便或不成形，此乃取大黄通下泄热，且大黄入血分可活血软坚。

二诊： 7月29日。服上方6剂后，上下眼睑麦粒肿硬结有渐消之势。告知守方再取6剂，服法如上。

三诊： 8月7日。再服药6剂后，上眼睑长的硬结明显消退，下眼睑两个也都逐渐变小了。告知守方再取4剂，服2剂停1天，以观后效。

四诊： 9月8日。三诊过了一个月后，随访疗效结果。家属说三诊服完药后，上眼睑硬结已完全消退，下眼睑的两个硬结也消除大半。因工作忙，孩子喝药又较难，故停药了。微信发来照片：上眼睑硬结已消失，下眼睑仍未全消，眼睑轻度隆起，皮色较暗红。如此状况，没必要手术了。

吕按 我几十年主攻内科，兼治妇人病，很少治小儿科病。必要时在干中学而积累经验。上述两则麦粒肿案例，就是凭借多年治疗内科病的经验为基础，参考《中医儿科学》而治之，疗效当属满意。

幼儿处方用药，首先要考虑的是，药味口感要好，不然患儿拒绝服用。因此，处方用药应避免应用药味难以入口的药物，这就需要对药物的性味要十分明确。例如，笔者用的方药，有的几乎没有气味，如生石膏（虽曰辛甘寒，但煎之口服如白开水。言其辛者，因石膏透邪之功也）、蝉衣；有的虽有味但较微，如赤芍、防风、栀子（栀子"气微，味淡微酸"，因其治疗三焦火热，故曰气味"苦寒"）；有的虽苦，但不甚苦，如黄芩之略苦，不似黄连之极苦而难以下咽；有的味虽较偏，如藿香（气香，浓郁，味微苦而辛），或者极偏，如甘草（乃至甘之品），但用量少则味不重也。

例1患儿所处"八味药"之方，主要是清热解毒，透邪消肿。如此则正好针对麦粒肿之成因，即脏腑之气失调，湿热内蕴，蓄积热毒，上攻于目，壅阻于眼胞而发病。

例2患儿所处"九味药"之方，是在"八味药"之方"清"与"透"的基础上，针对患儿气血瘀滞之"肿"日久成"瘀"者加入大黄，取其攻逐"瘀血……破癥瘕积聚……推陈致新"（《本经》），因其又功能"荡涤肠胃"（《本经》）而通腑，故服之量稍大就会大便频次增多。大黄入气分也入血分，若水煎剂后下之，

煎煮时间短，主要入气分而通里攻下；久煎时间长，则泄下缓和而偏入血分以活血软坚。（及孟协助整理）

四、婴儿顽固性便秘治疗纪实

我女儿在北京工作，她的好朋友田某之二女儿，10个多月，顽固性便秘两个多月，孩子因排便困难而啼哭，全家为之焦急万分！由于外孙女两岁时便秘经我治愈，故经女儿介绍，上述婴儿的妈妈向我求治。诊治过程如下：

便秘求因：该婴儿便秘的病因考虑有二：首先是婴儿在4个多月与5个多月时两次传染感冒，高热不退，先后两次吃了抗生素头孢与阿奇霉素，几天后开始腹泻，此很可能是服用抗生素导致肠道菌群严重失调之故。二是在婴儿6个多月后添加辅食，喂养不当。考虑前者是主因。

便秘实情与专家治疗：该婴儿自8个月至10个月便秘两个多月（2018年3月～4月），日益加重，初起采用食疗无效，尔后找北京儿科专家诊治亦无疗效。便秘需要借助开塞露排便，排出的大便如"打出的炮弹"，大便既粗又硬如成人便，排便困难时带着鲜血，孩子哭闹不止！

便秘笔者诊治过程：笔者几十年来主治内科，兼治妇人病，偶尔应亲朋好友之邀勉强治小儿病。该患儿便秘的诊治，先后用了多种方药，分述如下：

1. 优质大黄以"麻沸汤"泡服通便泻实

笔者曾对大黄有广泛而深入的研究。大黄以麻沸汤泡服，首先是受到《伤寒论》大黄黄连泻心汤（第154条："心下痞，按之濡，其脉关上浮者，大黄黄连泻心汤主之。"）的启发。方中黄连极苦，难以下咽，但用单味优质大黄沸开水泡之待温（约30分钟）服之，微苦如咖啡之味，清气如好茶之香，口感完全可以接受，但不可以久泡几个小时后服之，泡得久了其味变成苦浊而不好喝了。成年人上火、便秘及其相关病症，皆可用优质大黄泡服。婴儿口味特别敏感，稍有点味，即拒绝服之。该患儿10个多月，用量不可大，故用大黄5g沸水泡后，分为3次温服，每次也就1g多。孩子因有点味抗拒喝药，妈妈聪明，用针管去掉针头，少量多次从口角灌注口内法，于4月27日上午9点许与下午4点多各喂了15ml，当日无排便，过了一昼夜24小时后，才第1次便出硬便；4月28日上午与下午又灌了两次大黄水，当日下午13点30分第2次排出硬便，晚上19点40分第3次排便，先硬后软而量多。

2. 以石膏白术汤清润法治便秘

以石膏和白术治便秘是受到古圣先贤的启发。先说白术，医圣张仲景治风湿病的"三个附子汤"之一是：阳虚而风湿相搏于肌表者，桂枝附子汤主之，后文曰："若其人大便硬，小便自利者，去桂加白术汤主之。"受此启发，现代名老中医以大量生白术治虚性习惯性便秘、老年便秘、妇科术后便秘，取得良效。笔者曾重用生白术30~90g为主药治疗成人脾气虚性便秘，以及小儿便秘，皆有疗效好的案例。再说用生石膏治疗便秘，是受到近贤张锡纯的启发。他说："愚从前遇寒温证之当下而脉象数者，恒授以大剂白虎汤，或白虎加人参汤，其大便亦可通下。然石膏必须用至四五两，煎一大碗，分数次温服，大便始可通下……"

该患儿在上述4月27日与28日服用大黄水排便后，于4月29日至5月2日的4天时间，改为每日处方：生石膏30g（打碎），生白术30g，水煎两遍合汁约200ml，分为日3次温服。这两种药，诸家本草虽曰生石膏辛甘性寒，其实味淡无臭，单味煎汤如"白开水一样"。言其辛者，以其功能解肌透热也。生白术虽曰苦温而甘，单味煎之尝一尝，其气味微香、微甜、微辛，略带黏液性。总之，两种药共煎汤，稍有气味。为了让患儿喜欢喝，其妈妈加入了冰糖调味，患儿饮之不拒，还挺爱喝。服药效果：第1、2天均无排便，第3、4天虽有排气，但亦无排便。由于服用4天也未达到排便之预想疗效，只能更改方法了！

3. 再次改用大黄泡水通下泻实与自制蜜煎导塞肛法

承上述，在以石膏白术汤用了4日无效的情况下，急应排便，5月3日再次改用大黄5g沸水泡了80ml，上午喝16ml，中午喝25ml，未排便。考虑用的水多含药量少，晚上将5g大黄砸成碎块，烧开水重新冲泡，色浓，喝25ml（含大黄较多）。晚上孩子用力（脑袋和脸憋的都是红的）排便而拉不出来，赶紧使用了自制的蜜煎导（源于《伤寒论》第233条。患者的做法：蜜熬后，放入冷水中凝固，取出做成枣核样备用），孩子开始使劲，大哭大闹，使劲拉出一团黑色硬便，显然没有拉完，马上使用开塞露，随后拉出两大块黑色大便，又像炮弹一样喷出来，随后拉出黏稠黄色粪便。应该已经排完了。当晚"孩子睡得不踏实，醒了三四次，第二天（5月4日）早上6点排了挺多大便，不是特别稀，色黄而黏稠"，都是昨天吃的消化不好的西红柿、面条、黄苹果。这算"拉空了"，"没有宿便了"。赶紧向爷爷、奶奶、姥姥、姥爷报喜！全家上下以及保姆阿姨，都"欢呼雀跃"！几个月的便秘难题解决了，总算松了一口气！然而这只是"急则治标"取得疗效，如何"缓则治本"，恢复正常的排便，此乃下一步的治法。

4. 以增液汤养阴润肠通便

于5月4日用单味生白术30g，水煎分两次服，当日白天与晚上未再排便。于5月5日改用增液汤：生地黄30g，麦冬15g，玄参10g。3剂，日1剂，水煎取200毫升，分日3次温服。5月5日上午因未排便，于8点30分与9点30分别用蜜煎导，9点30分喝了80ml增液汤，喝药不到一分钟排出很多大便（这应该是蜜煎导的作用）。当日中午1点半第2次排便，有点稀（这是增液汤之功）。两次大便"孩子未哭闹"。不能再用药，应以食疗调养。

5. 二白一黑汤三脏并调通便法

于5月6日与7日以二白一黑汤去了玄参（因其味稍苦，孩子不爱喝），服了两日均未大便。根据自己多年治内科病的经验，更改处方如下。

二白一黑汤：生白术30g，生白芍20g，生地黄20g。4剂，日1剂，水煎取200ml，分3次温服。这三种药：白术如前述，有味而轻微；白芍苦酸微寒，但实际上口尝之，味道微微有点苦和酸；生地黄一般本草上记载气味甘寒，亲尝之口感好，其气微香，味微甜，具有油滴之黏性。总之，三种药煎汤，口感好，无不正之气味，婴儿可口爱喝，免得喂药麻烦。需要说明：生白术健脾润肠通便，许多名医学者的治例已证实，而前述4剂的石膏白术汤未取得通便功用，乃病重（便秘太顽固）药轻之故。白芍、生地黄能通便吗？能，这是多年临证中发现的。临床处方用及白芍或生地黄，用量达30g时，往往便秘者能通便，大便正常者便的次数增多，便溏者会便次更多或大便更稀薄。此患儿就是应用白芍酸苦微寒阴柔之性养血润肠、生地黄甘寒之养阴增液润肠，生白术健脾润肠，三种药协同增效，肝、脾、肾三脏并调，以期达到通便功用。再学习《伤寒论》而深入探讨一下，其第280条曰："太阴为病，脉弱，其人续自便利，设当行大黄、芍药者，宜减之，以其人胃气弱，易动故也。"此承前条（桂枝加芍药汤、桂枝加大黄汤）论述胃肠弱者，当慎用大黄、芍药等克伐药。也就是说，芍药如同大黄，有通便作用。结果：因5月7日、8日两天未解大便，故孩子妈妈于8日上午与晚上各用一次蜜煎导，仍未排便，故我告之将二白一黑汤晚上煎了喝三分之一。于9日早晨大便1次，有点干，量不多。9日8点将上方新煎1剂继续喝，约11点又第2次大便。下午2点与晚上分别喝药1次，未再大便。于10日早晨大便一次，黑色黏黏的。下午2点又大便1次，暂停用药。于11日又喝药1剂，但整日未大便。总之，在8日晚至11日3天多用二白一黑汤，9日与10日每日大便2次，11日未大便。于12日更改下列方药。

6. 三仁汤润便法

三仁汤：火麻仁15g，桃仁5g，炒杏仁15g。5月12日用1剂煎取200毫升，分日3次温服。喝药1剂（孩子不太爱喝，但也喝了），仍一天未便。

7. 大黄水泡服与大黄粉灌服法

5月13日考虑已经两天未便，故改用大黄5g，沸开水泡后分2次灌服。当日早晨灌了一次约30多毫升。傍晚6点仍未大便，改用大黄粉4g，沸水浓泡，温和可口时取3毫升约1g大黄粉（张锡纯说：一钱大黄散剂等于汤剂四钱）。傍晚用了一次蜜导煎，二三分钟后排便一次，成条较硬。

8. 石膏蝉衣汤治感冒发热

5月14日早晨，发现孩子流鼻涕，发热。处方：生石膏30g打碎，蝉衣3g。二味煎取200毫升，分3次服，二三小时服1次。当日早、中、晚大便各1次，前2次较硬，后1次成条不硬（1日大便3次与5月13日用大黄有关）。傍晚体温37℃左右。5月15日早晨体温正常，37℃以下。改方如下：生石膏30g，蝉衣3g，生白术30g，白芍20g。煎取200多毫升，分3次服。傍晚大便1次较干。5月16日大便1次，拉了很多（这与昨日方与前日用大黄综合作用的结果）。近两天晚上睡觉好，排便也未哭闹。

9. 患鹅口疮

近日发现孩子口腔内起白皮，去儿童医院检查后，诊断为"鹅口疮"。医生说这是白色念珠菌感染，与肠道菌群失调有关。给予口腔外用药治疗，看来滥用抗生素，可导致严重便秘等，后患无穷！

10. 后记

患者继续用前述"二白一黑汤"为主调治，必要时用大黄粉灌服治标，注意合理喂养，患儿大便趋于正常。

〔吕按〕 以上治疗纪实，是真真切切的记录，虽有点像"流水账"，但其中有理论支持，有通便疗效之具体观察。笔者不是儿科医生，治儿科病缺少经验。经此例患儿便秘的病因与治疗经过，值得总结的首先是一点警示，随后是四点经验。

一点警示：中医诊治儿科病，早在一千多年前的宋代，儿科名医钱乙就著成《小儿药证直诀》，历代医家有许多儿科病诊治之论述及丰富的经验，内治与外治疗法丰富多彩，疗效可嘉。但是，近半个多世纪以来，治疗儿科病多是用西医西药，输液用抗生素成为"常规"，这难免导致后患！此例患儿顽固便秘病之主要原因，就是感冒发热用抗生素之后果。我并不反对必要时使用抗生素，强烈反对滥用之。

四点经验：①顽固性便秘，以大黄沸水泡服，婴幼儿以大黄粉浓泡灌服（针管注入法），此乃通便治标之良法。②"二白一黑汤"健脾润肠，甘寒增液，肝、脾、肾三脏并调，标本兼治以通便，为可以重复应用之验方。③婴幼儿以及少年儿童外感发热，取石膏蝉衣以清热透邪，无任何气味（像喝白开水），为可口之清凉退热良方。④蜜煎导为医圣之方，首开肛肠外用之药，该药既润肠通便，又有补益之功，功用优于当今常用的"开塞露"，为有待开发之古圣良方。

第十三章　外科病

一、自拟痔疮熏洗方对痔疮术后疼痛的治疗经验

近年来随着人们对痔疮本质及其发生机制认识的不断深入，对痔疮的治疗理念和方法上均发生了很大变化，愈来愈多的学者主张 Ⅰ~Ⅱ 度的内痔应以保守治疗为主，只有 Ⅲ~Ⅳ 度内痔才以手术治疗为主。90% 以上的 Ⅰ~Ⅱ 度有症状的内痔可经保守治疗消除症状而治愈。只有当保守治疗无效，或发展到 Ⅲ~Ⅳ 度内痔时，痔疮周围支持组织已被广泛破坏，无论是病理解剖，还是生理功能已不再具有可逆性，此时才有必要选择手术治疗。

但是无论何种术式，都不可避免造成肛门局部损伤，因局部损伤而引发的一系列术后并发症则难免发生，常见的是术后疼痛。痔疮术后疼痛是手术造成的组织损伤后产生的一系列复杂的伴有不愉快情绪波动的生理反应。由于肛管齿线以下的组织受脊神经支配，神经末梢分布广泛，痛觉极为敏感，手术对其产生损伤，加之术后排便、换药等反复刺激，可产生持久而剧烈的疼痛。其他的如出血、水肿、术后便秘等，都会严重影响痔疮患者术后的康复与生活质量，对患者的生理与心理产生很大的不良影响。

我院肛肠科团队通过大量临床研究，筛选验证行之有效的中药，开发研究中药新制剂，自拟痔疮熏洗方，配合物理治疗中的微波治疗，即中药治疗与微波治疗并用，形成一整套行之有效的痔疮术后疼痛治疗方案。通过临床观察，疗效满意，经济实用，深受广大患者赞誉。如此疗效，把痔疮的术后治疗提升到了一个新的水平，切实提高了患者的生活质量，以下从三个方面进行探讨。

1. 痔疮病因与术后疼痛机理探讨

古人素有"十人九痔"之说。随着人们日常生活水平的提高，肛肠疾病的发病率呈上升趋势。但其手术治疗并未出现质的飞跃，尤其是术后并发的水肿、疼痛等，给患者带来难以忍受的后患。中药辨证施治对痔疮的保守治疗已取得了较好的临床疗效。

中医学认为痔疮的病因很多，诸如外感六淫、内伤七情、饮食不节、虫扰、外

伤等诸多成因，影响于肛门直肠，皆可致病，其基本病机为"湿热下注、瘀血凝滞"。

上述病因病机，古人早有论述，如《仁斋直指方》中指出："凡痔皆因酒面炙煿，蓄热伤血，恶血结聚于下焦，不得疏通，于是下坠而为痔。"《医学传心录》记载："痔者，湿热之气所主，如树生菌物，必由湿热而生。"

西医学认为，术后疼痛是人体在组织受到手术伤害刺激后的一种心理感受，与手术创伤的大小、手术部位及手术时间等因素均有一定的关系。术后疼痛有快痛和慢痛之分：快痛是手术操作时造成的组织和神经损伤等伤害性刺激，经有髓鞘的 A δ 类神经纤维传入中枢而产生的定位准确的刺痛，它在刺激时很快发生，撤除刺激后很快消失。A δ 类神经纤维传导速度较快，与之相连的神经末梢呈网状分布在皮肤的浅表部位，其兴奋阈值低，受到刺激后易产生冲动，且痛觉导入冲动能迅速抵达中枢神经系统。快痛的特点是感觉敏锐，定位明确，发生很快，消失也迅速，一般不伴有明显的情绪变化。慢痛是在伤害性刺激作用于人体 $0.5\sim1.0$ 秒钟才缓慢出现的一种定位不明确的"烧灼痛"，程度较剧且难以忍受。其痛觉信号由外周无髓鞘的 C 类神经纤维传导，C 类神经纤维神经末梢呈枝状分布在较深的部位，兴奋阈值高，传递速度慢，痛觉导入冲动在外周延搁时间较长，痛觉的起始和终止较迟缓，持续时间较长，多伴有植物性和精神性反应。

术后疼痛的病理基础，首先是手术切割时损伤组织和神经，此时即发生所谓的"快痛"，继而是组织损伤所引起的炎性介质（即致痛因子）的释放，由致痛因子所导致的剧烈而持久的"慢痛"。

2. 痔疮熏洗方的组成与方解

上述可知，痔疮术后疼痛的病机可归结为气血瘀结于脉络，淤滞不行，脉络受损，失于温养、濡润而致。故临床治疗时，术后以清热解毒、活血化瘀、促进创面愈合为基本治疗原则。

痔疮熏洗方为针对以上病因病机设计的外用方法。方药组成为：野菊花15g，槐花15g，金银花15g，黄连10g，五倍子10g，诃子10g，元胡10g，乌梅10g，明矾3g。下面根据古人论述与现代药理研究，对方药组成加以分析。

野菊花，苦，辛，微寒。归肝、肺、心经。功效：清热解毒，清肝平肝。本品辛散苦降，为治疗外科热毒疮痈之良药。煎汤外洗可用治湿疹、湿疮、风湿痒痛等。《本草汇言》记载："破血疏肝，解疔散毒。主妇人腹内宿血，解天行火毒丹疔"。现代药理学研究表明：野菊花具有显著的抗炎作用。

槐花，苦，微寒。归肝、大肠经。功能：凉血止血。凡血热所致的各种出血证，均可应用。因其归大肠经，善清泻大肠之火热而止血，故对痔血、便血等下部出血最为适宜。《本草正》说槐花"凉大肠，杀疳虫。治痈疽疮毒，阴疮湿痒，痔漏，解杨梅恶疮，下疳伏毒"。《医学启蒙》记载治疮疡用"槐花二合，金银花五钱。酒二碗煎服之，取汗。"现代药理学研究表明：槐花所含芸香苷及其苷元槲皮素能保持毛细血管的正常张力，降低其通透性，可使脆性增加而出血的毛细血管恢复正常弹性。槐花具有抗炎、解痉和抗溃疡作用，并对细菌、病毒和真菌均有抑制作用。

金银花，辛，微苦，寒。归肺、心、胃、大肠经。功效：清热解毒，疏散风热。《本草纲目》记载金银花治"一切风湿气，及诸肿痛、痈疽疥癣、杨梅诸恶疮，散热解毒"。现代药理学研究表明：金银花煎剂能促进白细胞的吞噬作用，有明显的抗炎及解热作用。

黄连，苦，寒。归心、胃、大肠、肝经。功效：清热燥湿，泻火解毒。其清热解毒之功力胜于黄芩、黄柏，为治疗皮肤、疮痈等外科热毒证的常用之品。如《医宗金鉴》黄连膏，其与黄柏等药制为软膏，外涂患处。现代药理学研究表明：黄连煎剂、黄连素对多种致病菌均有抑制作用，并能抗炎、解热、镇静、抗腹泻、抗溃疡、健胃及增强白细胞的吞噬能力。

五倍子，味酸、涩，性寒。归肺、大肠、肾经。功效：清热杀虫，收湿敛疮，可涩肠、止血、解毒、敛湿。《本草纲目》称其"消肿痛，收脱肛，子肠坠下"。《本草求真》载其"外以治肤熏洗，则能祛风除湿杀虫"。现代药理学研究表明：五倍子对金黄色葡萄球菌、链球菌、肺炎球菌以及伤寒、副伤寒、痢疾、炭疽、白喉、铜绿甲单胞菌等均具有明显的抑制或杀菌作用。

明矾，亦称白矾，味酸、涩，寒，有毒。归肺、脾、肝、大肠、膀胱经。功效：清热解毒，燥湿杀虫，止血敛汗，煅用燥湿之力尤著。《吴普本草》："矾石，生河西或陇西，或武都石门。采无时。"现代药理学研究表明：明矾对金黄色葡萄球菌和变形杆菌有抑制作用（试管法）。对大肠杆菌、铜绿甲单胞菌、炭疽杆菌、痢疾杆菌（弗氏、志贺氏）、伤寒杆菌、副伤寒甲杆菌、变形杆菌，以及葡萄球菌、白色念珠菌等亦有明显的抑制效力（纸碟、平板法）。

诃子，古称诃黎勒，苦、酸、涩，平。归肺、大肠经。功效：涩肠止泻，敛肺止咳，降火利咽。用于久泻久痢，便血脱肛，肺虚喘咳，久嗽不止，咽痛音哑。《本草经疏》："诃黎勒，其味苦涩，其气温而无毒。苦所以泄，涩所以收，温所以通，惟敛故能主冷气，心腹胀满；惟温故下食。甄权用以止水道，萧炳用以止肠澼久泄，苏颂用以疗肠风泻血、带下，朱震亨用以实大肠，无非苦涩收敛，治标之功也。"现代药理学研究表明：诃子所含鞣质有收敛作用，提取所得的诃子素有罂粟碱样的解痉作用。

元胡，又名延胡索、玄胡，性温，味辛苦，入心、脾、肝、肺经，是活血化瘀、行气止痛之妙品，尤以止痛之功效而著称于世。李时珍在《本草纲目》中归纳元胡有"活血，利气，止痛，通小便"四大功效，并推崇元胡"能行血中气滞，气中血滞，故专治一身上下诸痛"。元胡辛散、苦泄、温通，既入血分，又入气分，既能行血中之气，又能行气中之血，气畅血行，通则不痛。现代药理学研究表明：元胡中可分离出15种生物碱，其中延胡索甲素、乙素、丑素、癸素均有镇痛作用，尤以延胡索乙素的镇痛、镇静作用最为显著。

乌梅，酸，涩，平。归肝、脾、肺、大肠经。外敷能消疮毒，可治胬肉外突等。《神农本草经》谓其治"死肌，去青黑痣，恶疾"。《峰时锦囊·药性》曰其"蚀恶肉。"现代用乌梅枯痔注射液治疗各种痔疮及息肉。

以上诸药合用，共奏清热解毒、活血化瘀、凉血止血、行气止痛之功效，从而加快术后创面愈合。

3. 痔疮熏洗方与微波疗法在术后的具体应用

痔疮熏洗方煮沸后用中火煎煮20分钟后，取药液100ml，装袋后用机器塑封备用。使用方法：将药液稀释于100℃ 1000ml开水中，先熏后洗，熏20分钟，待水温凉至38℃，当肛周皮肤可以耐受时，改为坐在溶液中坐浴20分钟，坐浴过程中，嘱患者做提肛运动，即随着呼吸节律不断地收缩、扩张肛门。于术后第2天开始采用上述方法，每日晨起大便后和睡前各一次。

微波治疗，术后第3天开始，熏洗坐浴结束后30分钟进行。将微波输出功率调至35~40W，微波探头移至肛门创面处，距离皮肤0.2~0.3cm，持续15分钟，每日2次。利用微波独特的热效应与非热效应，具有杀菌速度快、加热均匀、穿透性好等特点，使局部组织温度升高，血管扩张，促进血液和淋巴循环，消除和改善局部组织瘀血和缺氧状态，减轻水肿，缓解括约肌痉挛、减轻疼痛，促进创面愈合。微波的作用又可促进局部药物吸收，从而充分发挥药效。

痔疮非手术治疗者也可采用上述方法。

小结

中药煎剂熏洗坐浴疗法是治疗肛门疾病的传统方法，早在《外科正宗》中就认为熏洗能使气血得疏、瘀滞得通、毒气得解、疼痛得减。熏洗坐浴疗法能使肛门患部血管扩张，通过促进局部和全身血液循环及淋巴循环，消除末梢神经恶性刺激而提高疗效。

中药痔疮熏洗方配合微波治疗，具有以下三个优点：一可直接作用于肛周局部，药物有效成分透过皮肤或创面组织吸收而发挥作用；二可让药物借助热力，湿润肛周，促进血运，以增强局部组织的修复能力，使局部功能改善和恢复；三可保持局部清洁，减少刺激，促进修复愈合。

痔疮熏洗方对皮肤没有刺激性、毒性小，适合于创面止痛，加之微波治疗的物理治疗作用，能促进创面血液循环，加速新生肉芽组织生长，使创面快速填充修复，明显减轻痔疮患者的术后痛苦，缩短术口愈合时间，提高患者生活质量，供同道参考应用。（琼海市中医院闫海金、牛婧供稿）

吕按 前后二阴之熏洗疗法，仲景书早有记载，简要引述归纳如下：《金匮要略》第二篇狐惑病的外治法，对"蚀于下部（指男子、妇人前阴部位）……苦参汤洗之"；"蚀于肛者，雄黄熏之"。《金匮要略》第二十二篇对妇人杂病之"阴中（指妇人前阴部位）蚀疮烂者，狼牙汤洗之"。此外，仲景还有外治法五方：对妇人湿热所致带下，用矾石丸纳入妇人阴道之中；对妇人寒湿所致阴痒，用蛇床子散锦裹纳入阴中。对内科杂病津伤便秘，用蜜煎导纳入肛门，或用猪胆汁灌入肛门（《伤寒论》第233条）。上述医圣张仲景对前后二阴之病变所采用的熏法、洗法及导法，都值得我们学习，深入思考，触发灵感，发挥运用，以弥补内治法之不足，并可内治法与外治法结合应用，以提高疗效。

以上闫海金、牛婧两位医师，针对痔疮术后疼痛采用自拟痔疮熏洗方，就是对古圣先师疗法的灵活运用。

二、柴胡桂枝干姜汤合当归芍药散治疗顽固性湿疹案

王某某，男，14岁。2016年4月3日初诊：全身皮肤瘙痒5年，日晒后加重，春冬加重。2016年3月5日院外专家到本院义诊，考虑湿疹（浸淫疮）处方（颗粒剂）：苍术10g、陈皮10g、茯苓皮15g、醋鸡内10g、六神曲10g、苍耳子10g、当归10g、白花蛇舌草15g、牡丹皮10g、赤芍10g、全蝎6g、珍珠母30g、连翘

10g、赤小豆10g、生地黄10g、大黄3g，共14剂。用法：开水冲服，每日2次，每次1/2剂。因专家返回内地，经朋友介绍来诊。

【现症】全身皮肤瘙痒，尤其夜间加重，奇痒难耐，每次抓破皮才缓，前胸后背抓痕累累，夜间鼻塞鼻痒眼睛痒，口干不苦，喜凉饮，饮水多则剑突下如囊裹水，纳差，吃一点就饱胀，但过一会又饥饿感明显，手足心汗出，四末不温，大便3~4天一次，干结，睡眠差（瘙痒严重影响睡眠），舌略红、白苔根腻，脉缓。

【辨证论治】太阳厥阴病兼血虚水盛。以柴胡桂枝干姜汤合当归芍药散加味（颗粒剂）。

处方：柴胡1包（6g）　黄芩1包（10g）　天花粉（10g）　龙骨1包（20g）
　　　牡蛎1包（20g）　桂枝1包（6g）　干姜1包（3g）　当归1包（10g）
　　　白芍1包（10g）　川芎1包（6g）　茯苓1包（10g）　苍术1包（15g）
　　　泽泻1包（10g）　炙甘草1包（3g）　荆芥1包（10g）　刺蒺藜1包（10g）
5剂，一天2次，每次1/2剂，开水冲服。

二诊：2016年4月10日。服上方5剂皮肤瘙痒稍微改善。近3天咽痛，咽痒咳嗽，鼻塞流涕，口干喜凉饮，不苦，纳差，仍便干，舌脉同前。诊断：太阳少阳阳明合病夹饮。急则治标，先治新感。处方：小柴胡汤合半夏厚朴汤加石膏桔术薏仁（颗粒剂）。7剂，服法同前。

三诊：2016年4月17日。咳嗽明显缓解，前天饮食不当后腹痛、腹泻，经静脉滴注治疗后治愈。现皮肤瘙痒稍缓，身热，心烦气急，口干渴，不苦，纳差，手足心汗出，四末不温，睡眠可，大便2~3日一次，舌淡红、白苔厚腻，脉沉细。仍诊断为厥阴病兼血虚水盛。再守初诊方柴胡桂枝干姜汤合当归芍药散加味（颗粒剂），加陈皮2包（12g），石膏1包（15g）。7剂，用法同前。

四诊：2016年4月24日。皮肤瘙痒继续好转，皮肤抓痕明显减少，夜间睡眠好转，自己感觉上半身热，下半身凉，口干凉饮，不苦，食欲转好，大便2~3日一次，睡眠较前好转，舌略红、白苔厚腻，脉沉缓。左颈部淋巴结肿大。守三诊处方去刺蒺藜加吴茱萸1包（3g），麻黄1包（5g）。7剂，用法同前。

五诊：2016年4月30日。鼻塞流涕明显，倒吸痰，无咳嗽，近期夜间皮肤瘙痒同前，口干渴，喜凉饮，四末不温缓解，食欲转好，大便2天一次，舌脉同前。诊断：太阳阳明合病夹饮夹瘀。改拟大青龙汤合赤豆当归散加味（颗粒剂）。

处方：麻黄1包（5g）　　石膏3包（45g）苦杏仁1包（10g）　桂枝1包（6g）

炙甘草1包（3g）　　生姜1包（3g）　　大枣1包（10g）　　桔梗1包（10g）

赤小豆2包（20g）　　苍术1包（15g）　　当归1包（10g）　　薏苡仁2包（30g）

败酱草1包（15g）　陈皮2包（12g）

6剂，用法同前。

六诊： 2016年5月8日。4天前发热，经治而愈。现皮肤瘙痒继续好转，口稍干，咽痒咯痰，偶咳嗽，鼻塞缓解，纳食好转，手足汗稍凉，大便2~3天一次，睡眠好转（夜间瘙痒明显减轻），舌淡红、薄白苔，脉缓。诊断：外邪内饮夹瘀。处方：半夏厚朴汤加味（颗粒剂）。5剂，用法同前。

七诊： 2016年5月15日。皮肤瘙痒明显改善，虽有瘙痒，但不用抓破皮，夜间瘙痒明显减轻，纳差，大便稍干2~3天一次，睡眠好转，足凉缓解，舌略红、根微黄苔，脉缓。处方：四逆散合外台茯苓饮加味（颗粒剂）。5剂，用法同前。

回访： 2017年9月16日，患者因其他疾病就诊时，得知皮肤瘙痒未发作。2018年7月3日无意间在加油站遇见患者母亲，得知自从治疗后湿疹未再复发。

讨论： 本案自2016年4月3日初诊予柴胡桂枝干姜汤合当归芍药散，至5月15日间断服药47剂，其中两次感冒咳嗽等，随证治之。但是，总体上说患者是上热下寒兼血虚水盛，处方以柴胡桂枝干姜汤合当归芍药散为主方，取得满意疗效。治疗过程分析如下：

患者主诉为皮肤瘙痒，只能说病变所在的部位在体表皮肤，但不一定为表证，因为皮肤瘙痒症可以是表证，也可能是里证，或者半表半里证，进一步说六经皆可见皮肤瘙痒。胡希恕先生强调先辨六经析八纲，再辨方证，辨六经必须根据机体邪正交争所反应出来的症状进行综合判断，依据就是六经提纲以及辅助提纲，辨清六经八纲，再进一步辨方证。患者皮肤瘙痒、鼻塞鼻痒、眼睛痒，乃表证；但口干喜凉饮、手足心汗出，为热证；纳差、手足不温、白苔根腻，为寒证。总之，乃上热下寒半表半里之厥阴病。此处便秘非阳明病里热，而是太阴里虚寒之寒秘，因为虽有口干喜凉饮，但纳差胃脘饱胀、白苔根腻之里虚寒，治疗不可苦寒攻下，而是清上热温下寒。正如326条曰："厥阴之为病，消渴，气上撞心，心中疼热，饥而不欲食，食则吐蛔，下之利不止。"柴胡桂枝干姜汤由小柴胡汤化裁而来，加天花粉清上热，去生姜加干姜温下寒等，而且胡老认为本方善治大便微结，此正与本案合拍。因瘙痒难耐，乃风邪作祟，"治风先治血，血行风自灭"，兼见里虚夹饮，故合用当归芍药散养血利水，加荆芥、蒺藜配合桂枝解未尽之表邪。

第二诊鼻塞流涕、皮肤瘙痒，乃太阳表证，纳差、默默不欲饮食，乃少阳病，咽痛、口干喜凉饮，乃阳明里热也。经过首诊后，患者机体反应由三阴病的半表半里之厥阴病，转变为三阳病的半表半里之少阳病。关于阳证，胡希恕先生说："人如患了病，未有不影响机体的功能改变的，尤其是代谢功能的改变，而其改变不是较正常为太过，便是较正常为不及，如其太过，则患病机体亦必相应要有亢进的、发扬的、兴奋的等这类太过的病证反应，即称之为阳证。"此处患者三阳合病治从少阳，处方小柴胡汤，加石膏、薏苡仁清热，因有咳嗽，合用半夏厚朴汤祛痰止咳等。

第五诊时患者鼻塞流涕明显，后鼻道有痰（倒吸痰），食欲好转，说明机体邪正斗争的战场由半表半里出体表，表现为表证为主，兼见阳明里热，治疗予大青龙汤解表清里，加薏苡仁、败酱草清里热，合用赤豆当归散加苍术陈皮，养血利湿等。

总之，本案在"辨六经、析八纲、辨方证"经方思维指导下，有是证用是方，取得比较满意的疗效。（琼海市中医院吴灿供稿）

吕按 上述案例，疗效确却，毋容置疑。本案治愈5年湿疹之顽疾，其成功的要点是明析病机，根据复杂之病情，采取了将经方合用之大法，适当加味，以更加切合病情。熟读《伤寒论》者都知道，合方之法始于经方之麻黄桂枝各半汤、桂枝二麻黄一汤、桂枝二越婢一汤及柴胡桂枝汤等4方。这4方示人以灵活运用经方之大法，如此则拓展了经方的应用，以应付千变万化之病情。临证依照4方合方之大法，举一反三，触类旁通，将经方用得出神入化，才为善师善用之良医也。以上吴灿医师之验案，可谓善用经方合方之法之一例矣。

如何撰写中医药论文与论著

应海南省中医院领导之邀，笔者曾进行过一次"中医药论文与论著写作"的讲座。当时在座的大多是中医药医务工作者，有一定的中医药专业知识功底，在临床和基础理论方面都取得了一定成绩，由于工作的需要，晋级、晋职考核的要求，常常需要撰写中医药论文，到全国各级中医药刊物发表，以取得社会的公认。但由于不大熟悉撰写论文的相关知识和某些技巧，致使自己的临床经验和理论研究成果丧失了发表机会，这确实很遗憾！为了帮助大家提高写作水平，增强论文在发表机遇上的竞争能力，现将讲座内容整理如下。

一、中医药论文的写作概述

（一）中医药论文的定义和特点

1. 定义

"论文"是议论文的简称，议论文应包含三个要素，即论点、论据和结论。中医药论文是以中医理论和实践为研究对象，将中医科研实践中获得的感性材料，经过理性思维，上升为具有一定学术水平的文章。这类文章是在中医药学术某种已知原理的基础上，在自己的临床实践与理论探索中取得新进展的科学总结。

从中医药论文的定义可以看出，作为一篇中医药学术论文必须具备三个条件：

第一，研究对象必须是中医药的理论或实践。比如一篇天文学方面的论文，尽管其学术水平很高，学术价值很大，但因其与中医药无关，故不能称其为中医药学术论文。

第二，必须是某种理性知识。那种只简单地记述了一种现象或感性材料的东西，是不能称其为中医药学术论文的。中医药学术论文不同于一般的心得体会，它是对某一中医学术问题有一定深度和广度的研究成果的书面总结，是具有一定学术价值和意义的文章。

第三，必须有新观点或新认识。中医学术论文不同于一般的"记录"和"总结"。它不是对前人工作的简单重复、模仿和抄袭，也不是一般的工作"记录"和"总结"，而是在前人工作的基础上，自己在中医药理论、实践以及利用现代科研方法取得的新发现、新发明、新创造之严谨的总结。

总之，凡是述而不作、有实无论或议论一般化的文章，均不属于中医药学术论文的范畴。

2. 特点

（1）一般学术论文的三大特点：学术性、科学性、创造性。

第一，学术性。所谓学术性，有人又称之为理论性，是指它总是抽象、概括地论述，进行严密地论证和分析，其基本内容是事物发展的内在本质和发展变化的规律，具有很强的理论色彩。学术性是一切学术论文的共性。文章是否具有一定的学术水平和科学意义，是评价学术论文质量的重要指标。了解和熟悉学术论文的学术性特征，有利于提高论文的写作质量。在中医药论文的写作过程中，作者应坚持材料与观点相统一的原则，通过对有关感性材料的科学分析，从中概括出有价值、有意义的新学说、新理论，避免把中医药学术论文写成一篇简单的工作记录、实验报告或科普宣传材料。

第二，科学性。所谓科学性，有人又称之为客观性，是指论文具有正确记录科学发现，真实反映作者水平的特性。中医药论文质量的高低，可以反映出作者的治学态度、工作作风、专业知识和解决问题的能力。论文一旦发表，便成为不可更改的记录。它既记录作者的成绩和贡献，又反映出作者当时的水平。因此，既不能在工作已经成熟的时候，错过首先发表的机会，又不能在工作尚不成熟的时候，粗制滥造，只顾数量，不顾质量。二者都有损于作者的声誉。

第三，创造性。所谓创造性，有人又称之为信息性，是指论文所具有的及时迅速反映最新科研成果的特性。创造性是学术论文的生命，没有创造性，就称不上学术论文。学术论文与教科书不同，后者是知识的汇合，不强调创造性。有人撰写的所谓"论文"，几乎是教科书的翻版，是不能称为学术论文的。学术论文与科研报告也有所不同，后者以告知科研工作的经过和结果为目的，不一定要阐述科学见解。中医药论文是及时反映中医药科研最新成果，进行中医药学术交流，推动中医药学术的发展，并且有确认科研发明优先权的重要作用。因此，自己的科研成果一旦成熟，应不失时机地成文，早日发表。否则被别人占了先，悔之晚矣！

（2）中医药论文的三大特性：即独特性、继承性和实践性。

第一，独特性。所谓独特性，是指中医药学术论文所独具的不同于其他学科学术论文的特点。这一特性的主要表现，就是中医药学术论文的撰写过程，离不开中医学理论的指导。中医学是一门具有悠久的历史、丰富的经验和独特的理论体系的医学科学。一项中医科研，必须体现中医药特色，不能离开独具特色、自成体系的中医药理论作指导。不发挥中医优势，不体现中医特色的论文，不能被认为是一篇优秀的中医药学术论文。

第二，继承性。所谓继承性，是指中医药论文具有吸取前人之所长，以充实和丰富自身内容的特性。这一特性，是一切学术论文的共性特征。在自然科学中，中医药学术论文的这一特征，显得比其他学科更为突出。中医人必须明白：远在秦汉时期的古圣先贤们就以他们超常的智慧，创造了中医药学无与伦比、基本完善的学术思想体系。随后的隋、唐、宋、金、元、明、清等历代医家，在前人奠定的学术思想体系的基础上，经过长达一千多年的学术探索、学术争鸣过程中，不断产生了许多新学说、新理论。但是，任何中医新学说、新理论，都没有、也不可能否定或取代前人学说。因为，这些新学说、新理论，都是不同的学者，在不同的条件下，从不同的侧面，对前人某一学说或某一学术问题的某一侧面的补充和发展。由此可见，中医学术这种时代跨度大、理论淘汰率低的特点，也决定了继承性在中医科研工作中的重要地位。由此可知，中医药学术论文比其他学科具有更为显著的继承性特征。

第三，实践性。中医药学是一门实践性很强的科学。中医药论文的形成源于实践，依赖于实践。了解和熟悉中医药论文的实践性特征，有助于确立论文选题，有利于论文写作的成功。多实践、带着问题多看书、勤于思考、善于总结，是撰写优秀论文的四个要素，其首要的一点是实践性。

以上就是中医药论文的定义和特点。下面讲第二点，即撰写中医药论文的意义。

（二）撰写中医药论文的意义

撰写中医药论文，是每一个中医药工作者的一项十分重要的基本功。例如：总结推广老中医经验要写论文；临床工作者传播自己的心得体会要写论文；理论研究者探讨理论问题要写论文；大学生毕业、研究生申请学位要写论文；一项科研成果最终必须靠论文来体现；中医药要振兴、中医药学术要走向世界，也要靠标准规范的中医论文来实现。总之，一门学科发表论文数量的多少和水平的高低，是衡量这个学科人才多少和业务水平高低的重要标志之一。撰写中医药论文的意义，分而言之，约有如下六项。

1. 成果的载体

就是将新的中医药研究成果用文字记录下来，收藏入人类的科学宝库，丰富人类的科学知识。例如，中医学"四大经典"之一的《黄帝内经》就是古圣先贤集体成果的积累；《伤寒杂病论》是医圣张仲景"勤求古训，博采众方"，联系实践而撰集的垂训千古之杰作；历代许多医家的不朽名著无不是他们终其一生凝练而成的成果。

2. 学术交流之必须

学术交流，即信息的传递，这是学术繁荣的体现。一个人的经验、体会、创新和科技成果，如果不写论文，进入信息传递网络，则其传播的范围和社会效益是非常有限的。如果写成论文，进入信息传递网络，就能传之久远，在更大的范围和更长的时间内发挥作用。这些论文包含的信息，通过各种渠道，可以很快地传遍全国乃至全世界，成为人类的共同财富。

3. 科研总结的必要

撰写论文是科研成果的最后和不可少的阶段。作者在研究工作告一段落，着手撰写论文时，必须对此项研究工作进行全面的总结和回顾。此时往往会发现有些材料和论据不足，尚须作必要的补充。这样才可以使科研工作更为完善。通过撰写论文的思考，亦可明确下一步研究的方向，开拓新的研究课题的领域。

4. 晋级、晋职考核的需要

学术论文反映了作者的专业知识程度和学术水平。因此，这是目前我国晋升制度考核的标准之一。曾经听杂志编辑部的人士说，他们经常收到一些为了晋升的需要，而急急忙忙写来的论文，这些论文大部分都比较粗糙，选中的机会很少。如果他们平时注意成果的积累、加强写作能力的锻炼，就可避免"渴而穿井""斗而铸兵"之被动局面了。

5. 申请学位的需要

目前，我国实行三级学位制度，即学士、硕士和博士。在取得学位前，都必须向有关部门递交学位论文。所谓学位论文，就是申请学位的学术论文。只有在学位论文通过答辩以后，才能授予有关学位。目前，全国大城市重点医院与学校对学历要求越来越高，攻读硕士乃至博士是迈进高等殿堂的"通行证"，而这个证件的"底色"就是高水平的论文。中医如此，从事教育、科研、文化等部门的工作者亦如此。

6. 争取首先发表权

当前，科学技术发展的速度非常快，科研工作处在激烈的竞争状态，具有很强的时间性。谁先发表研究成果，谁就可优先取得发明权、专利权。有时仅仅是一夜之差，将使后来者丧失发明权、专利权。所以，一旦科研成果成熟，就应力求抢先发表论文，而力求发表的基础是撰写论文的水平。

以上就是撰写中医药论文的主要意义。下面讲第三个问题，中医药论文的分类。

（三）中医药论文的分类

以下按写作目的、论文体裁、研究方法三条标准，对中医论文的分类作一比较系统的整理和总结。

1. 按写作目的分类

（1）学术会议交流论文：这类论文，主要是为了在中医药同行中进行交流，在学术会议上进行宣读或书面交流。这类论文，大多是对某一科研专题的书面总结，具有一定的先进性、科学性和实践性。因为学术会议往往是针对某一专题而进行，所以学术会议的交流论文专指性强。

（2）学术刊物发表论文：这类论文，主要是为了在刊物上发表，从而得到社会的公认，其时间性强，具有较大的信息量。这类论文，力求规范精炼，学术性强，必须有新义，必须对中医学术的发展有重要的推动作用。

（3）学位论文：学位论文是大学本科生与研究生，或具有同等学历的人员，根据自己从事中医药研究取得的成果撰写而成，标志着其相应的学识水平。学位论文除了具有一般中医药学术论文的普遍性以外，尚具有作者单一、篇幅不大受限制以及有明确的导师三大特点。

2. 按论文体裁分类

（1）理论著述：这类论文，主要是对中医药的某一个理论进行探讨，论点明确，论据充足，结论肯定。这类论文说理性强，逻辑严密，无论对理论的发展还是指导实践，都有意义。如我撰写的"人参宜忌论"（《北京中医学院报》）、"医圣治学方法思辨论"(《中医教育》)、"研究《金匮要略》的四条途径"(《中国医药学报》)、"四诊全参，舍舌从脉从症论"(《河北中医学院学报》)、"用好经方的三个原则"(《中医杂志》)、"补阴还五汤'治未病'探讨"(《中医杂志》)、"《伤寒论》中有温病论"(《北京中医药大学学报》)等论文，都属于此类。

（2）临床报道：这类论文，主要是对中医临床观察之总结和报告。这些论文乃是对传统的经方、时方之临床应用心得，或是对古代的简、便、廉、验方之挖掘利用心得，或者反映某种中医新的方药、新的制剂、新的疗法、新的技术或新的诊疗工具之实际效果，或者是对名老中医经验以及自己有价值的临床经验之回顾性总结。如我撰写的"降压延寿汤治疗高血压病87例临床观察"(《新中医》)、"补阳还五汤在治疗高血压病中的应用"(《浙江中医学院学报》)、"抗栓防风丹治疗中风先兆的临床研究"(《中医药学报》)、"炙甘草汤治疗心病临证心得"(《中华中医药杂志》)等论文，即属此类。

（3）学术争鸣：此类论文，辩论性强，针对性强，逻辑性强，排他性强，文笔犀利，措辞激烈，容易吸引和感动读者。撰写此类论文，一定要避免答非所问或者人身攻击，要时时记住：在学术观点上虽然是对立面，但其目的只有一个，都是为了中医药事业的发展；在学术争鸣过程中，既要敢于坚持真理，又要勇于承认错误。否则，即使在争鸣中获胜，恶劣的学风也将损害其在读者中的形象。我撰写的"大柴胡汤证是少阳腑证辩"(《仲景学术研究与临床》)、"《金匮要略·胸痹心病短气病》篇第3条脉象辨疑"(《国医论坛》)、"《金匮要略》'但臂不遂'属中风辩"(《国医论坛》)等论文，皆属此类。

（4）文献综述：文献综述又可分为三类：①简单综述。其只是把收聚到的资料进行一下简单的分类而已，并无自己的看法和见解，实际上只能起到汇集资料的作用，此类综述价值不大。②一般综述。此类综述在简单综述的基础上，加入了自己的分析和看法，有启发性，具有一定的意义和价值。③高级综述或者叫述评。此类综述多为某一方面的学科带头人或权威所作，其站得高，看得远，不仅总结了现有的研究进展，而且指出了存在的问题和今后的研究方向，有很大的学术价值。有人不承认综述是一种论文，显然是不妥当的，述评性综述，不仅是一种论文，而且是一种比较高级的论文。我撰写的"本草十八反的源流、临床应用与实验研究概述"(《河北中医学院学报》)、"高血压病中西医诊治概述"(《河北中医学院学报》)、"肾气丸制方本义与历代医家的变通应用"(《中医杂志》增刊)等，皆属综述类。

（5）调查报告：调查报告不同于一般的临床报告，而是对中医药学术有关问题调查研究的总结。进行如此调查研究，要运用中医学观点，去探寻和揭示人体内、外环境因素变化对人体生理、病理的影响，为正确制定中医防治疾病的方略，提供科学的依据。这类论文的常见类型有：关于人与自然关系的调查报告；关于中医病症的病因与发病规律的调查报告；关于人体体质与健康和疾病关系的调查报告等。如此调查报告，古代有，常见于医家著作及实例中简要论述，但多是缺乏系统性。现代如"从一个自然村落的宗谱对人体出生节律的调查""中国近五百年旱涝气候对运气学说的验证"等论文，即属此类。我撰写的"现代97位名老中医治学纲要"（《中医教育》）、"中风先兆临证探微"（《中医药学刊》）可归属此类。

（6）文献考证：中医文献学已逐渐形成一门独立的中医分支学科，撰写此类论文，必须具有中医文献学的基本知识、具有扎实的医古文基础以及渊博的历史知识。如我撰写的"细辛用量考究"（《河北中医学院学报》）、"古今处方遣药剂量研究"（《国医论坛》）、《黄帝内经·厥论》关于心病与五脏六腑相关论"（《中国中医基础医学杂志》）等论文，即属此类。

（7）老中医经验：此类论文是中医药学术界比较独特的一种论文体裁，其对于发扬老中医经验，继承民间的中医药独特疗法或经验具有特殊的意义。撰写此类论文，一定要注意经验的独特性，并非每一个老中医的一般经验都可作为老中医经验进行发表，必须抓其"绝招"。其写法比较灵活。如"赵绍琴教授应用宣肺展气法治疗湿热证的经验""李阳光老中医治毒蛇咬伤经验"等论文，即属此类。我撰写的"田乃庚教授治疗冠心病的经验"（《新中医》）、"李兰生老中医谈久病从瘀论治的经验"（《新中医》）等，亦属此类。

（8）医案医话：按一般理解，医案和医话是两种文体，但在中医药学术界，两者很难分开。此类论文，多短少精炼，形式活泼，行文流畅，所述案例多为奇、难、疑杂病，意含深刻的医理，具有启发性。如"治疗脱发话祛瘀""临症问诊偶拾"等论文，皆属此类。我撰写的"小方治验三则"（《四川中医》）、"肾结石治验"（《四川中医》）、"通腑调胃治胃痛"（《四川中医》）、"治此愈彼案三则"（《实用中医药杂志》）等，亦属此类。

3. 按研究方法分类

（1）文献研究类论文：此类论文，侧重于对中医经典著作或中医基本理论的探讨，它一般不要求现代仪器的实验和临床的调查，而突出通过搜集古今中外的大量文献资料，通过逻辑推理，去粗取精，推陈出新，得出自己的独到见解，从而发展或修正原有的某些理论，或者提出某种假说。此类论文，取材于中医学古今中外文献之著作或专题论文，是继承、发掘、整理、提高传统中医理论的研究成果，是现今题材最广、数量最多和最具中医特色的学术论文。具体而言，这类论文可分为古代与现代。对于中医古代文献研究论文包括：有关基本概念的研究；有关病因病机的研究；有关诊疗理法的研究；有关病证传变及辨证论治规律的研究；有关前人学说的质疑；有关前人经验的剖析；有关前人学说的阐释和发挥；有关前人学术经验和学术思想的系统评价；有关医学史实和文献的考证等。关于现代中医文献研究的论文，多属于综述或述评一类论文，这类论文或综合报道某一中医科研专题的进展，或评价以前工作的成绩与不足，预测今后的研究方向等。前面第2点说过的"文献综述""文献考证"也就是此类。

（2）实验研究类论文：这类论文主要是通过使用现代化仪器的实验观察，发现新现象，寻找新的规律，验证某种中医理论或假说。总之，该类论文是以实验结果作为自己的主要成果。具体而言，这类论文包括：对中医学理论本质的实验研究；对中医药作用原理的实验研究；对中医防治措施的实验研究；对中药药理毒理的研究；对中药有效成分的研究。例如："按照肾气发育周期因时抗衰的实验研究"；"纹党化学成分的研究"；"血清中铜、锌含量对冠心病中医辨证意义的探讨"等论文皆属此类。我撰写的"制川乌的毒性实验研究"（《中国中医药科技》）、"百灵丹治疗高脂血症的临床与实验研究"（《中国中医药信息杂志》）亦属此类。

（3）临床研究类论文：这类论文，主要是通过医疗实践，收集大量的临床资料，解决中医临床的某些实际问题，前面所说的"临床报道""医案医话""老中医经验"等方面的论文多属于此类。

（4）调查报告类论文：前面谈"论文体裁分类"已涉及此类论文。

中医药论文的体裁多种多样，不论哪一种分类方法，都难以恰当地全部包括其中。就发展规律而言，是先有各种具体论文，后有分类的，比如，"实验研究类论文"就不可能出现在古代。上述分类是为了学习方便而分。下面接着讲第四个问题，中医药论文的撰写过程。

（四）中医药论文的撰写过程

中医药论文的撰写过程，大致可分为四个阶段，即选题、取材、写作、修改。

1. 选题

选题，就是选择论文题目，这对于撰写中医药论文至关重要。题选得好，可以"一路顺风"，有利于出成果；题选得不好，则在写作道路上前进困难，甚至导致写作失败。因此，为了保证写出好的论文，作者动用自己的全部知识贮备，充分发挥自己的聪明才智，努力把选题这个工作环节抓好。归纳一下，选题应注意如下四个方面：

（1）选题要新颖：中医药学术论文的特点之一就是创造性，这种创造性除了在文章中体现出来以外，也要在论文题目上能"画龙点睛"，得到充分表现。因为，文题是读者对论文的第一印象，文题新颖，能吸引人非读不可；文题陈旧，给人的第一印象是老生常谈，此种文章是不想读的。一般来说，理论探讨性文章可从如下四点考虑：①前人未曾探讨而你探讨了，并撰写成颇有新义的论文。如"试论高原清气不足"。②别人探讨过，但理论深度与广度不够，你在其基础上前进了一步，提出了更深入的见解。如"三焦新论"。③前人已有定论，但是你在学习和工作实践中，发现原有结论不够准确或不能成立，经过认真研究，找到了新的结论。如我撰写的"三因学说新论"（《新中医》）。④针对一篇文章，你有不同看法，提出争鸣。如我撰写的"撰次仲景遗论的王叔和是魏太医令论"（《仲景医学心悟八十论》）。

临床论文要想选题新颖，可以从四方面考虑：①病种罕见，临床报道极少。如"舌体奇痒治验"。②对疑难重症，提出较理想的诊疗方法。如我撰写的"哕病预后论"（《仲景医学心悟八十论》）。③病种虽然是常见病、多发病，但治疗方法与一般常法不同，且疗效好，费用低廉。如"重用苍耳子治疗鼻渊病77例"。④失误的教训，报道可引起重视，为同行提供借鉴。如我之临床上"诊治得失案"（《经方新论·经方医案》）。

请记住：要想使自己的论文题目新颖，就得平时多查文献资料，多读书，多临证，勤思考，除此之外，绝无捷径。

大家评判一下，"黄芪建中汤治疗胃溃疡"一文是不是题目新颖？作者自以为是摸索十几年才取得的独特经验，本想够新颖的了，其实他并不知道，这个题目及其内容已为医家悉知之常识，自然难以发表。为了避免出现这种问题，在确定了文题以后，一定要到图书馆去查阅文献检索，或者向有水平的同道咨询，一旦发现选题陈旧，没有发表价值，即应果断地易题改辙。

（2）文题应大小适中：文题不可大，亦不可过小。对初学者来说，宁可小题大做，不要大题小做。题目选得小一点，做得深一些，容易取得新的见解。题目太大，难于深入，既没有深度，也没有广度，蜻蜓点水，势必泛泛而谈，无新的见解，难免失败。例如，"试论人与自然的关系"，就显得太大，很难完成好。我撰写的"仲景医学与《黄帝内经》关系论""与《八十一难经》关系论""与《神农本草经》关系论""与《汤液经法》关系论"等四文都文题较大，写好了不容易。而我撰写的"大黄'推陈致新'论""重用生白术治虚性便秘论""乌头（附子）减毒论""妊娠病用附子论""半夏动胎论""白术、茯苓为'安胎要药'论"等，这些"经方用药心悟"都属于选题较小者。（上述10文皆见《仲景医学心悟八十论》）

（3）文题要有可行性：一个好的文题，并非任何人都可以完成。例如，要写一篇"地黄饮子在截瘫病人中的应用"，如果作者没有临床条件，那就无法完成。又如想写一篇关于"小柴胡汤的应用进展"，如果作者是基层医生，单位图书资料缺乏，又不会上网，那就难以写成。这就是文题的可行性问题。一般来说，文题要选与作者自己的工作密切相关，且有切身体会、深入认识的文题。总之，要发挥自己的优势，扬长避短。

（4）选题要目的明确：论文写成具有不同的用处，或去参加学术会议，或拿到专业刊物发表，或为了申请学位等。因此，在选题时就要明确其将来的"出路"。

2. 取材

选题确定以后就要取材。所谓取材，就是选取材料。正如盖房子一样，要准备砖、瓦、木料。

中医药论文的材料，主要有以下三个来源：

（1）文献资料：所谓文献，是指以文字、图像、符号、声频、视频等手段记录下来的一切知识载体，即包括图书、期刊、报纸及各种视听资料，如胶片、录音带、录像带、幻灯片、影片等，都属于文献的范围。这里主要指传统的图书资料。文献资料是做任何一类论文都必不可少的资料。怎样才能尽快地找到所需要的资料呢？这里有一个技巧，即利用检索工具。检索工具包括三种：①索引，如《中国医学文献索引》《中医期刊索引》《针灸文献索引》等。②目录，如《三百种医籍录》《中医图书联合目录》《中国医籍提要》等。③文摘，如《中医文摘》。当今最简便、最快捷、最常用的检索是上网。但上网不能完全替代传统的检索工具。

（2）临床资料：主要包括一般病例资料、治疗方法、治疗结果、典型病例等。临床资料的获得主要靠对病例的系统观察与平时积累。

（3）实验室资料：中医药实验研究类论文，其材料都来源于实验结果，离开实验室资料，这些论文根本就不能成立。

3. 写作

在研究的基础上写成论文，绝不是实验数据和现象的简单罗列，也不是临床一般病例的叙述，更不是文献资料的堆集，而是从感性认识上升到理性认识之"去粗取精"的升华过程。所以，从选题、取材到写作，对作者来说是一个创造的过程，也是一个不断提高的过程。写作的基本程序因人而异，这要视作者的习惯而定。对于初学者来说，一般是分成三步：

第一步，先打腹稿。就是在动笔之前，先在头脑中构思出这篇文章的大概框架结构。

第二步，列出提纲。写作的次序应安排妥当，先写什么，后写什么，都要认真考虑。

第三步，撰写成文。论文体裁不同，撰写技巧各异，要想写出好的论文，应学习相关写作知识，但勤写多练很重要，熟能生巧，功到自然成。

4. 修改

论文写成以后，不要急于投稿，应当做一下"冷处理"，先把它放在一边，一方面再去查阅一下有关资料，把遗漏的有价值的东西补充进去；一方面要让大脑松弛一下，注意力有所转移，反而可能发现文章的不足之处。如此"冷处理"后再进行修改。修改的方法，一般要注意如下几个方面：

第一，要突出主题。一篇数千言的文章让人读完以后，却不知其所言为何？这就是没有突出主题。还有的文章内容不错，但文题不符，也是不突出主题的表现。造成此种毛病的主要原因，是作者对材料不会取舍，或者对辛辛苦苦搜集来的材料舍不得割爱，如此离题太远或扣题不紧乃是一篇文章的致命弱点而很难被发表。如果收集到的材料确实十分丰富，而又与本文之主题不符，不妨另写一篇论文，千万不可在一篇文章中搞"内耗"。

第二，要统一观点。在撰写论文过程中，由于考虑问题片面，或者论文材料准备得不仔细，或者撰写的不严谨等，都可能造成观点前后矛盾，甚至混乱，这是一篇论文绝对不允许的，必须妥善处理，加以修正。

第三，要注意调换例证。一篇文章如果论据无说服力，或病例不典型等情况，势必影响文章的科学价值，一经发现，应果断更换新的论据或更好的病例。

第四，要推敲概念，锤炼语言。中医药学中有很多概念是一字多义的，如

"气"用在不同的地方，有不同的含义。因此，在撰写论文过程中，千万要注意概念的准确性和同一性。特别是争鸣性论文，一定要认真推敲。中医药论文应使用专业术语，在遣词造句中追求节律美和逻辑美，修辞风格追求严谨、准确、凝练、畅达，要以理服人，不求以情动人。

（五）中医药论文的基本要求

中医药论文的基本要求，应有以下五个方面：

1. 先进性

中医药论文的先进性是由其创造性决定的。一篇论文是否具有先进性，决定着其是否具有发表的价值。所谓先进性，是指所撰述的中医药学术论文在科研选题上是否有创新，其科研设计、实验方法、结果或结论与当前国内外同期水平相比是否有独到之处，理论观点是否新颖（即所谓新理论、新技术、新方法、新成果）。总之，论文的内容和文题都要力图有先进性，也就是说要"有所发现、有所发明、有所创造、有所前进"，这是衡量一篇论文价值的根本标准。

2. 达理性

中医药论文的达理性是由其科学性和学术性决定的。所谓达理性，就是要言之成理。一篇学术论文的价值在其先进性，但如果只强调其先进性，却不能言之成理，即不能应用目前大家已承认的公理进行论述和说理，其先进性也就无法体现。再就是要注意，若文章的所谓"先进性"，在大家看来只不过是标新立异，这种论文也是得不到社会承认的。

3. 真实性

所谓真实性，是指文章要以事实为依据，说理要有充分的客观依据，论点要符合实际，合乎逻辑思维，而不是主观臆测，更不能为了使文章追求先进性而胡编乱造。例如，本来只观察30例病人，却硬要标上"80例"或更多，甚至为了论点的需要而随意改变观察的方药、数据、疗程、方法、结果等，这种自欺欺人、极不严肃的做法，是学术论文所绝对不允许的。这种做法无异于谋财害命，是极不道德的。

4. 可读性

所谓可读性，是指所撰写的学术论文要朴实易懂，行文流畅，概念准确，文辞精炼，结构合理，前后呼应，论证严谨，是非分明，思维清楚，论点明确，逻辑性强。从而使读者越读越爱读，爱不释手，读后留有深刻的印象，获得收益。

5. 规范性

论文格式要符合规范，其图标设计、计量单位、各种数据处理，以及标题、行文、引文、参考文献格式等，都要符合国家规定的有关标准或符合国际惯例，以利于国内外交流。

总之，论文必须符合先进性、达理性、真实性、可读性、规范性等五个基本要求，才能算是一篇好的学术论文。

二、中医药论文的自我评估

大家可能有这样的体会，当你自己刚刚写完一篇文稿的时候，由于写作成功欣慰的心理和自豪，根本看不出毛病，甚至连错别字也检查不出来。须知不论是一般的作者，还是写作名家，他所完成了一部文稿，一定要在心绪平静之后，即论文完成后放上几天，再审视一下自己的文稿，那时以清醒的头脑去阅读自己的文稿，才能发现问题，认真修改之后才有望完善，如此才有希望投稿成功。作为一名作者，必须对自己的论文具有自我评估的能力，才有利于投稿成功。下面就我多年来撰写论文、论著的经历，谈谈在自我评估论文、论著时应注重的十个方面。

（一）立意是否新颖

一篇论文写完以后，自我评估时，首先要考虑的是该文有无新意，在哪些方面有多少新意？因为，一篇论文如果缺乏独创性，便无先进性可言，没有先进性，便失去了发表的价值。文稿缺乏新意，主要表现在选题不新、取材不新、结论缺乏个人独创性见解，或者与教材内容完全相同。

造成文章缺乏新意的原因很多，主要的可能有两点：其一是手头资料不全，书籍缺乏，不知道所要讨论的问题当前的研究进展情况；其二是为写作而写作，如面临晋升关头，急于需要发表一篇文章。克服的办法也有两点：其一是文章写完之后，不要以为就万事大吉了，匆匆忙忙投寄出去，而要再去翻阅一些最新资料，进一步确认其先进性；其二是最好请熟悉的老师、同事，如有可能最好请该方面的专家审阅一下，以保证其先进性。

这里顺便说明一下，"先进性"并不等于"肯定性"，并不是说只有肯定的结论才是先进，而否定的结论也可以是先进的。如对于一些中医理论中的假说，证明之是一种进步，证伪之也是一种贡献，这二者都是具有先进性的。

（二）标题是否贴切

一篇文章的标题可以起到"画龙点睛"的作用，也是给读者第一印象好坏的关键，故必须认真推敲才是。简而言之，题目的要求是四个字：新颖、简明。所谓"新颖"，就是在内容新的基础上把题目搞新颖。如一篇谈"补中益气汤治疗胃下垂"的文章，你怎样挖空心思，标题也是新颖不了的。所谓"简明"，就是标题要简单明了。有人提出，标题应避免"一空二高三分离"的毛病，这是很正确的。剖析如下：

所谓"空"，是指内容空疏，没有点明所研究的课题之要点。如"介绍一种大有前途的草药"，此文没有写出草药的名称及所研讨的项目。内容不具体，点题亦不直接。

所谓"高"，是拟题过高。不是实事求是地按文章内容定题，而是过于拔高，故作惊人之笔，虚张声势。如只有几个病例的文稿，却定题为"××病的发病规律和治疗规律"。

所谓"分离"，是指"文不对题两层皮"。标题概括不了文章的内容，而内容又不符合标题的范围。如内容为中西医结合及非药物疗法为主治疗高血压病，却拟了"天麻钩藤饮治疗高血压病78例"的标题。

总之，写文章必须重视标题的拟定。文章写完以后，在自我评估时，也要反复掂量标题是否贴切。

（三）概念是否清楚

写文章必须要进行判断，进行判断又必须首先确定概念。因此，撰写文章必须首先弄清楚要探讨的概念的内涵和外延。常见的概念不清之表现有三点：一是概念模糊；二是中西医概念混淆；三是常识错误。如五更泻和晨泻，中医界有不同看法，有人认为两者是相同的，有人则认为二者是不同的。如"五更泻之探讨"一文，作者把"五更泻"的概念定义限定为："五更泻是一种慢性、反复发作性黎明时强迫性腹泻。"具体而言，诊断"五更泻"这种病的必要条件是：①每日黎明时出现难忍的便意，必须排便。根据临床观察，时间一般在4~6时，夏季时间靠前，冬季靠后。②泻下物为溏便或稀水样便，但绝无脓血，也无里急后重。③多数患者在黎明时仅排便一次，少数可连续排便2~3次，但其他时间绝不排便。

如上所述，就明确地规定了五更泻的特点，如此表现不同于那些"什么时候

起床什么时候就得大便"和"偶然一次黎明腹泻"者。如此概念明确了，则不会
发生误解。

（四）论据是否充分

论据是论文中用来证实论点在理论上或是临床上的依据，必须确凿和充分，
言之成理，才能使读者坚信不疑。论据不充分主要表现在两方面：一是理论，若
论据的说服力或针对性不强，只是把一些尚有争议的观点作为论据，这样就会使
文章的说服力大为逊色，甚至影响到论点是否能够成立。再就是临床，如果将病
例作为论文的依据，那么，对案例就必须进行认真核对，保证其真实性。例如，
一篇"治疗类风湿关节炎107例的临床报告"，治愈率达80.5%，有效率达95%，因
无诊断标准和疗效标准，其疗效缺失可信性。还有，就是临床报道中常见的"典
型病例"不典型。所选"典型病例"，不是整个样本中一般的病例，而是疗效最好
的病例，这就不能代表整个样本的一般情况。类似以上的情况都应该在自我评估
时引起重视。

（五）论证是否严密

具备了明确的论点和充分而可靠的论据后，必须通过论证，使论点和论据统
一起来，阐明它们之间的内在联系。论证不严密的常见问题为逻辑混乱，在论证
过程不自觉地变换命题。中医药学论文中逻辑混乱现象归纳如下：

（1）主方与用药不一。例如，一篇论述"当归补血汤治疗再障"的文章，其
一方面应用当归和黄芪为等量，这有失制方本义，另一方面又加了熟地、鹿角胶、
枸杞等许多益肾添精药，如此完全改变了当归补血汤的性质，所获疗效，也并非
当归补血汤起的主要作用。又如一篇论"甘麦大枣汤治疗脏躁"的报道，方中加
了七八味的养血安神药，也属同类情况。

（2）理法与方药不一。论证不严密的另一种情况是理法方药不一致，辨证与
治法脱节，如辨证为"气虚血瘀"，治法却仅为活血化瘀，并未言及补气法；或者
是治法与方药不合，表现为处方用药不支持治法，治法不能统帅用药，如治法为
"活血化瘀"，处方却为补阳还五汤，忽略了补阳还五汤益气活血与单纯活血化瘀
的不同。

（3）论证以偏概全。论证不严密的再一种表现就是判断以偏概全。观察问
题不深刻，仅根据一点局限性片断材料，就概括出全面性的结论。如从诊治有

限的病例中，就得出"五更泻皆为肾阳虚所致"的结论，这显然是以偏概全之错误。

（4）"预期理由"之错误。一篇论文如果把未经证明的假说作为正确的前提进行判断和推理，或者用目前既不能肯定，也不能否定的学说去反对另一种学说，或者把作者自己规定的未被公认、未经证明的概念作前提去进行论证中的判断和推理等，这都是犯了逻辑学上"预期理由"之错误。

此外，还有前后矛盾、循环论证等错误。上述逻辑学上的混乱都削弱了文章的说服力，都应在自我评估时加以修改。

（六）评价是否客观

评价是作者对所论述的问题或结论之个人见解。中医学以哲学为基础，其论文的评价一定要文以载道，要用词严谨，实事求是，恰如其分，如此才能体现论文的客观性。常见的评价不客观现象有二：

一是轻率地下结论。例如，仅从少数病例的疗效观察，就作出很广泛的疗效结论；或者不设对照组，只凭主观臆测就说这种疗法高于另一种疗法；或者不作具体分析，随便从他人文章中取一疗效百分率，与自己的结果作比较，以说明自己的"疗效高"。

二是滥用夸大词语。不根据具体事实去选用适当的词语，而轻易地说什么"罕见病例""疗效卓著""功效宏大""桴鼓之效""覆杯而愈"等等。乱用这些不切实际词语，其结果往往适得其反，给编者和读者一种虚假的感觉，甚至会造成一种反感心理。当然，在切合实际的基础上，运用简练的形容词是可以的。

此外，应注意在评价某一学术观点时，不要因作者是名人、熟人或不同观点者而褒贬失实，应维护学术的科学性。

（七）表格是否简明

中医学论文，特别是临床报告和实验研究类论文中，经常要用到表格，表格能更直观、更清晰地反映资料数据，但如果表格用得不好，也会削弱论文的水平。杂志社对表格和图像有明确要求，而"无论何种文稿，凡用文字能够说明的问题，尽量不用表和图。如果用表和图，则文中不需重复其数据，只要强调或摘述其主要发现和结果。表和图的设计应正确、合理、易懂，使每张表和图都能'自明'。"常见的表格毛病有三种：

一是缺少表题，或表题与表内的主要内容不吻合。

二是主宾辞颠倒。一般来说，表格应主辞（被说明的事物）在前，宾辞（观察指标）在后。

三是表线使用不当。作者应知道，现在一般都不用"田"字表，而是用"干"字表。

此外，在表格使用上还存在三种倾向：①该用表格的不用，把繁杂的数字列在字里行间，不容易作比较，很难看出数字之间的逻辑关系；②该用几个表格的只用一个，把几个表格的内容挤在一个表格内，使表格变得非常复杂，看起来头痛；③有一种现象是不该用表格的也要凑一二个出来，似乎想给人一种"满腹经纶"的感觉，这也实在没有必要。

总之，在表格的使用上，要根据具体情况，既要充分发挥表格的优势，又不要滥用。

（八）行文是否流畅

一篇行文流畅的文章，读完以后能给人一种欣慰感。但有些文章却颇使读者头痛，甚至令人心烦而读不下去了！这样的文章，尽管有新的见解或深刻含义，却难以被编辑人员选中，因为文章无可读性。行文不流畅的原因，主要表现在用词不妥当、不注意语法和修辞、语句重复、语气不连贯、文意表达含糊，或者滥用文言，或者泛用方言及口语，使人读起来生硬费劲。再就是用字不规范，滥用繁体字、异体字，甚至乱造"简化字"，或者错别字连篇。还有，不正确使用标点符号，逗顿不分，或一逗到底，甚至乱用或错用标点符号，造成句子发生歧义和误解的情况。上述问题都将影响一篇论文的质量，也是作者自我评估时不可忽视的。

（九）作者署名是否适当

论文写完以后，作者署名本来是非常简单的事情，似乎也无需多说，但事实上却常常遇到这方面的麻烦。据说有的论文、论著刊发以后，为署名问题争执，甚至反目为仇，这实在是不该发生的遗憾！故作者应把署名处理好，该署名的不要遗漏，不该署名的不要硬上，对论文做过一些工作和帮助的，可以在文章最后的鸣谢中致意。对于署名问题，杂志在"投稿须知"中有明确要求，应有所了解，适当署名。

（十）参考文献是否规范

一般来说，任何新论都是在继承基础上的发展。要继承就势必要引用古人或他人的成就或结论，如此论文就要有"参考文献"。参考文献出错是来稿中最常见的毛病之一，也是许多作者最不重视的问题。其实他们不知道有经验的老编辑在初审稿件时，往往一看标题、前言、后语和参考文献就能判断文稿的价值，从而决定取舍。所以，参考文献看似小事，其实关系重大。常见的参考文献之毛病有四：

一是参考文献不准确。参考文献包括作者、文题、发表刊物名、年、卷、期、页等内容，最容易出错的是作者名和发表刊物的年、卷、期、页，因为这些无内在联系。因此，文章一定要认真修改，反复核对，避免错误。

二是参考文献过繁过多。有人以为参考文献越多越好，似乎这能够显示作者知识渊博，读书广泛，其实不然。对参考文献的要求一定要适当，如果类似文献有数种，要选有代表性的，把那些可有可无的文献一律删除。

三是参考文献过少或缺如。有的作者可能手头无第一手资料，该列的文献不列，这也不妥，特别是那些涉及到方法、重要结论的文献是要列的，因为这关系到论文的可信性和实用性问题。

四是所列文献无意义。参考文献的一个重要作用，就是方便读者去追溯原始资料。因此，所列的参考文献必须是一般读者可以找到的，如果所列参考文献是"内部资料"和"会议资料"，读者很难找到，那么，这样的参考文献就是没有意义的。

必须说明，有些资料未作为"参考文献"在文后单独列出，而是采取在文内标明引文之出处的方式，这在中医论文中较常见，如引用经典著作或名人的言论作为论据。如此"文内标明引文"的方式，可视为中医学论文特殊的参考文献方式。尚需指出，引文最常见的毛病是堆砌引文、引论脱节、断章取义和引用平庸，这也应引起作者的重视。

总之，在作者自我评估过程中，如果注意了以上十个方面，并且感到比较满意了，一般就可以考虑投寄出去了。在选择投寄何种刊物的时候，作者仍应下一番功夫。我们经常发现这样一种事实，即有的文稿被某刊物退了，另寄其他刊物，却被某杂志刊登了，甚至安排在重要版面。这就说明，由于每种刊物的办刊宗旨不同，作者群不同，读者对象不同，编辑的知识结构和素质不同，在具体稿件的选择标准上也就不同，从而形成了某种刊物的特色，故在投寄文稿时一定要首先研究一下各种刊物的情况，所谓"知己知彼，百战不殆"。只要有价值的好文章，再选择最可能录用的刊物投寄，就一定有希望被录用。

三、中医药论著的撰写概要

（一）论文与论著的异同

相同点：前面第一部分"中医药论文的写作概述"之五个方面，即论文的定义和特点、撰写的意义、撰写的分类、过程、基本要求等，以及第二部分"中医药论文的自我评述"之十个方面，对于撰写论著基本相同。

不同点：论文内容单纯，篇幅小，少而精；论著内容广泛，篇幅大，多而博。而对于有的论文和论著来说，论文是精减、缩小了的论著；论著是拓展、放大了的论文。例如，我撰写的《仲景送学心悟八十论》是笔者几十年来在理论上、临床上研究《伤寒论》与《金匮要略》的论文集。此书合之为论著，分之即论文。

（二）论著的三种不同体裁

根据我自己近30年来独自编著与主编论著的经历，我认为论著的体裁不外三种：编、编著、著。

所谓编，是指将古代、或现代、或古今兼备的某些中医药文献适当编辑而成。属于只述不作，但编辑的科学合理，对中医事业的继承与发展是有学术价值的。

所谓编著，属于既编又著，即在上述编辑文献的同时，夹叙作者的见解，以及发挥性的议论等。这些"著"的内容，目前多以"编者按"等方式夹叙于编辑的文献之中，这属于既述又作。

所谓著，则是学贯古今，在继承前人学术成果的基础上，融汇贯通之，独立思考之，以别具一格的体例、创新的思想、独特的经验而精心撰著而成。其学术价值极高，对中医事业的发展意义极大。但这样的著作历代皆少矣。

（三）我的主要著作分类

根据我所读过的古今中医药文献可知，在历代中医药论著中，纯编者少，纯著者少，而既编又著者为多数。纯编者，如明代的《医部全录》；纯著者，如医圣张仲景《伤寒杂病论》与创建温病学第一人叶天士《外感温热篇》；既编又著者，如《内经》《难经》《神农本草经》等经典著作，金元四大家的著作，明代李时珍之《本草纲目》，清代温病四大家中的薛生白、吴鞠通、王孟英之著作，都属于或以编为主，或以著为主之编著类著作，历代其他医家的编著类著作难以尽数。

中医药学以既编又著的编著类著作为多，原因在于中医药学之继承性与创新性两大特点。这是因为，中国医药学源远流长、博大精深，故从事中医事业，首先要继承古人的珍贵遗产，这是第一要务。但任何一门科学，包括社会科学与自然科学，都必须在历代发展过程中有所创新，没有创新就缺乏活力，就难以长久地生存下去。"要接受新事物，研究新问题"，这强调了创新的必要性。总之，继承与创新是中医药学独立生存，不断发展的必由之路和长盛不衰之路。古圣先贤们就是沿着这条正确的道路一路走来，我们这些炎黄子孙的后来人，也应该沿着古人走过的成功之路继续走下去。不然，偏离了方向，走入了歧途，则中医之前途危矣！

我自信是"铁杆中医"，并信守"衷中参西"的理念，故坚持走古人成功之路：重在继承，力图创新。我大学毕业40年来，在不断学习，勤于临床，努力教学，注重写作的过程中，逐渐形成了自己的创作思维。近20多年来，独自或为主撰写而出版的著作有十三部，这些著作，多是编著类著作，或以编为主，或以著为主，或编与著并重。分述如下：

（1）以编为主的有3部：《大黄实用研究》《中医经典名医心悟选粹》《大黄治百病辑要》《古代脉学名著与名医案选注》。

（2）以著为主的有4部：《中医新生入门》《经方新论》《仲景医学心悟八十论》《经方用药法律》。

（3）编与著并重的有6部：《金匮杂病论治全书》《张仲景方剂学》《仲景方药古今应用》《金匮要略注释》《伤寒杂病论研究大成》《张锡纯活用经方论》。

上述13部著作中，《古今应用》与《研究大成》二部皆是一百六七十万字的大部头，其他十几部，少者二三十万字，多者五六十万字，全部字数约800万字。这些论著及发表的上百篇论文，都是在临床和教学工作之余，夜以继日坚持几十年撰写而成。

（四）我几十年来撰写论文、论著的心得

我几十年来的不懈写作，积累了一些撰写论文、论著的心得。在撰写心得之

前，我再次阅读了多年前读过的《写作通论》之"绪论"，并引录了其中名言警句，这就使我的写作心得具有了古今中外写作"大师"的风采。我的写作心得，可概括为以下三点：

1. 攻克"写作关"必须做到"四多"

要想写出好文章，确实有许多难"关"要闯过。要闯过难关，首先要达到下面三条要求：

第一，文字的基本功要好。这里说的文字"基本功"包括：行款格式的书写（如题目、段落的合理安排）；标点符号的正确使用（标点符号除了使文章的文义清楚而便于阅读之外，还反映着文章思想内容的情绪、节奏、韵律和色彩，是很细微、精妙的）；文字的规范（正确使用正式公布的"简化字"，避免错别字）等。一个人对上述的"基本功"不扎实，这类所谓的"小毛病"在文章中不断出现，那么，你也就没有闯过写作关的第一关。

第二，要能够写出通顺、像样的文章。写文章能做到"通顺"，并非轻而易举。韩愈提出的"文从字顺各识职"之要求，应该说是写作"合格"的一个重要标志。"文从字顺"就"通顺"。所谓"通"，是说写的文章思路贯通，通乎"情"，达呼"理"，能和读者"心心相印"而心灵沟通。所谓"顺"，是说你写的文章要有条理，顺顺当当，语言通顺，用词妥贴。文章写得"通顺"了，也就大体上"像样"了。至于说文章写得"好"，有望成为"传世"之作，那是终生奋斗的目标。

第三，要有一定的"文体感"。所谓"文体"，就是文章的归类，归类的依据就是其体裁。这在前面第一大部分之"中医药论文的分类"中已作了详细说明，不再重复。

总之，通过认真、刻苦的学习，文字的基本功扎实了，文字"通顺""像样"了，也具有一定的"文体感"了，就可以说具备了一定的写作能力和水平，而真正闯过中医药论文、论著的"写作关"，写出好文章，还必须做到"四多"。四多分解如下：

（1）多谈书：杜甫说"读书破万卷，下笔如有神"。杨雄说"大抵能读千赋，则就为之"。俗话说"熟读《唐诗三百首》，不会作诗也会吟"。总之，古人一贯重视"读万卷书"对写作的重要性。现代著名作家冰心、巴金等，都讲到他们的写作成就得益于主动多读书。对我们学中医来说，精读秦汉经典，博览历代医家名著，是撰写高水平论文、论著的理论基础。

（2）多临证：从事文学创作，必须深入生活，即得力于深厚的生活积累，古人把这叫做"行万里路"，也就是要广闻博见，阅历丰富。对我们从事中医工作的来说，就得多临证，常看病。看再多的书，不看病，一面对病人，也会心慌"傻眼"，"摸不着头脑"。这就是古人说的："熟读王叔和，不如临证多。"因此，多临证是撰写高水平论文、论著的实践基础。

（3）多动脑：上面讲了多读书、多临证，乃是写作的理论基础与实践基础，而读书与临证之后，必须要多动脑，勤于思考。孟子曰："心之官则思。"若读书后不思考，临证后不思考，就等于吃了饭后不消化，这岂能吸收营养，丰富自己呢？因此，读书与临证之后，一定要多动脑，勤于思考。

（4）多动笔：鲁迅说："文章应该怎么做，我说不出来，因为自己的作文，是由于多看和练习。"欧阳修说："无他求，惟勤读书而多为之，自工。"所谓"多为之"即指"多练习"；"自工"乃指具备了写作的能力和水平。

总之，上述"四多"是闯过"写作关"的必由之路。

2. 以弘扬中医事业的使命感从事写作

"我作为一名从事中医临床、教学、科研几十年的工作者，作为一名中医事业的忠诚战士，可以负责任地说：每一位有志青年，您选择中医没有错。因为，中医是一门科学，一门博大精深的科学，一门具有永久魅力的科学；中医是一种事业，一种崇高的事业，一种众人依赖、万人尊重的事业。自从有了人类就有了疾病，有了疾病就需要医生。中医药学为中华民族的繁衍昌盛乃至世界人民的健康做出了不朽的功绩。中国人民需要中医，世界人民需要中医。过去需要，现在需要，将来还需要。人民的需要和时代的召唤就是有志青年的志向！

立足神州，放眼全球，近几十年来世界性的中医热方兴未艾，越来越热。面对现实，我们要有这样的忧患意识，我们自己不去学习、研究、继承、发展中医，外国人却在学习中医，并且'有墙内生根、开花，墙外结果'之势。如果我们丢了中医，外国人却拾起来了，那么，我们将如何面对我们的祖宗，面对我们的人民？

作为中医，一定要坚守自己的'根据地'，要发挥自己的优势与特色，要与时俱进。人们对于真理的认识是没有穷尽的。科学随着人类社会的进步而发展，中医也要随着科学的发展而发展。一言以蔽之，科学在进步，中医要发展。"

将当代中医药事业发展的成果加以总结，或论文，或论著，传播神州大地，远播海外，使中医药事业发扬光大，居功伟矣。

3. 以"心血"和"生命"换取写作成果，使生命与中医事业共生

一代宗师鲁迅先生说：自己写的文章，哪怕是极短小的杂文，都是"绞尽了脑汁"，用"血"和"生命"所换来的东西。这是极其实在的自白。

学习写作，从事创作，需要一种旺盛的写作热情，这种热情是巨大的推动力，有了这股子力量，废寝忘食，魂牵梦绕，乐在其中。如此"精神专一，奋斗几十年，神将相之，鬼将告之，人将启之，物将发之"（郑板桥）。功到自然成，天道也酬勤，勤奋结出了硕果，写出了优秀作品，成为"传世"之作，那么，您的生命将与事业共生！如此功在当代，利于千秋，造福人类之贡献，此生足矣。